AF329989

RECUEIL

D'OBSERVATIONS PHYSIOLOGIQUES ET CLINIQUES

SUR

LES EAUX MINÉRALES

DE

VALS

(Ardèche)

PARIS. — IMP. VICTOR GOUPY ET JOURDAN, RUE DE RENNES, 71.

RECUEIL

D'OBSERVATIONS PHYSIOLOGIQUES ET CLINIQUES

SUR

LES EAUX MINÉRALES

DE

VALS

(Ardèche)

PAR M. LE DOCTEUR CLERMONT (DE LYON)

Médecin consultant à Vals

SUIVI

D'UNE NOTE GÉOLOGIQUE ET PALÉONTOLOGIQUE SUR VALS ET SES ENVIRONS

PAR M. LE DOCTEUR JOURDAN,

DIRECTEUR DU MUSÉUM D'HISTOIRE NATURELLE ET DOYEN DE LA FACULTÉ DES SCIENCES DE LYON

> Δεῖ δὲ καὶ τῶν ὑδάτων ἐνθυμέεσθαι τάς
> δυνάμιας; ὥσπερ γὰρ ἐν τῷ στόματι διαφέρουσι
> καὶ ἐν τῷ σταθμῷ, οὕτω καὶ ἡ δύναμις διαφέρει
> πουλὺ ἑκάστου.
>
> Il est nécessaire aussi de connaitre la qualité
> des Eaux qui, si elles diffèrent par la saveur
> et par le poids, ne diffèrent pas moins par leurs
> propriétés.
>
> (HIPPOCRATE, *Des Airs, des Eaux*, etc.)

PARIS

J.-B. BAILLIÈRE ET FILS

LIBRAIRES DE L'ACADÉMIE NATIONALE DE MÉDECINE,
Rue Hautefeuille, 19, près le boulevard Saint-Germain.

LONDRES	NEW-YORK
Hipp. BAILLIÈRE, 219, Regent street.	Ch. BAILLIÈRE, 440, Broadway.

MADRID, C. BAILLY-BAILLIÈRE, PLAZA DEL PRINCIPE ALFONSO, 8

1870.

AVANT-PROPOS

But du Livre. — Utilité des Eaux Minérales en général.
Impossibilité de les obtenir par procédé de fabrication.
Du Traitement par les Eaux transportées.
Du Traitement par les Eaux prises sur place.
De la véritable Saison thermale.
Théories des anciens Auteurs qui ont écrit sur Vals.
Division de l'Ouvrage.

« J'ai lu avec intérêt vos petits articles sur Vals, nous dit
« un jour un de nos excellents confrères, mais vous devriez
« les réunir, et en former ainsi un petit corps de doctrine.
« Voyez ! Toute feuille s'envole ; Pascal et Lafontaine, ces
« hommes supérieurs, n'eussent laissé eux-mêmes de leurs
« pensées qu'une trace fugitive par leurs petites lettres et
« leurs petites fables, si elles n'eussent vu le jour que dans
« des feuilles périodiques, essentiellement éphémères de leur
« nature. On conserve un livre, on le relit parfois, quand il
« est utile. Sa valeur ne se mesure pas au nombre de ses
« pages, mais à l'importance des services qu'il peut rendre ».
Il ajouta :

« Médecin militant pendant 26 ans, au milieu d'une popu-
« lation nombreuse, agitée, laborieuse, disposée à profiter,
« même aux dépens de sa santé, de toute espérance de gain ;
« dans une ville aux étés souvent torrides, aux hivers longs,
« parfois glacés, parfois humides et pluvieux, vous avez vu
« passer et repasser sous vos yeux, vous avez cherché à
« guérir par les moyens de la thérapeutique et de l'hygiène

« tous les genres de lésions : ceux qu'engendrent les décep-
« tions, le luxe, les excès, les intempéries et l'insalubrité des
« habitations. Cette expérience, formée par tant de luttes
« contre la maladie, redressée, quand il le fallait, par le
« contact journalier de médecins de premier ordre, jeunes
« ou vieux, vous pouvez la rendre profitable aux malades et
« à vous-même, à vos confrères et à vos amis, parce que,
« vieilli dans l'exercice de notre art, vous pouvez tirer un
« excellent parti de vos observations, et sans indifférence
« comme sans enthousiasme, nous faire apprécier au juste,
« sans les exagérer, les propriétés curatives des Eaux de
« Vals et en rendre l'usage plus familier et plus fécond. »

C'était prêcher un converti :

Aussi, nonobstant les excellents ouvrages publiés par nos savants confrères, comme le public ne perd rien à la diffusion et au rappel des mêmes vérités, nous entreprîmes de réunir ces notes. On nous en pardonnera aisément la publication, si l'on veut bien tenir compte du peu de prétentions qu'elles comportent et surtout du but que nous nous sommes proposé : celui d'être utile aux malades.

Avant d'aborder notre principal sujet, c'est-à-dire, l'examen des phénomènes physiologiques produits sur l'économie humaine par les éléments minéraux contenus dans les Eaux de Vals, et l'application de ces dernières à la thérapeutique, il est, nous semble-t-il, convenable de rappeler le développement remarquable pris tout à coup par notre station thermale, l'utilité des eaux médicinales naturelles en général, l'impossibilité où l'on est de les imiter ou de les remplacer par d'autres médicaments, la nécessité où nous sommes d'insister sur les propriétés électives de nos principales sources ; enfin nous voulons indiquer la division que nous avons cru devoir donner à ce recueil.

Si les rapports qui nous ont été faits sont exacts, la saison thermale qui vient de s'accomplir, n'a pas été aussi favorable que les précédentes au plus grand nombre de nos établissements hydrothermes.

La cause doit en être attribuée, selon les uns, à la crise

commerciale et aux perturbations de la politique ; selon les autres, aux variations atmosphériques et à la fréquence des pluies de l'été dernier.

Cependant la station de Vals a suivi, comme depuis 6 ou 7 ans, la progression ascendante, et du 15 juin au 15 août, l'affluence des baigneurs y était telle que les logements étaient très rares, malgré de nombreuses et importantes constructions nouvelles.

La quantité de l'eau minérale transportée a aussi dépassé de beaucoup les limites ordinaires.

La faveur marquée et toujours croissante du public et surtout du corps médical pour nos eaux minérales, ne tient pas seulement à la clémence de notre climat ; elle tient encore moins aux faibles distractions que l'on s'attend à trouver sur les bords de la Volane. C'est bien, il faut en convenir, les vertus médicatrices de ses eaux qui ont mérité à Vals la confiance des médecins et des plus célèbres. .

On verra plus loin dans les observations que nous donnerons de quelques maladies traitées par nos eaux, que si cette confiance grandit chaque jour, c'est qu'elle a son point d'appui dans les convictions de praticiens zélés et consciencieux.

Nous voudrions pouvoir consigner un plus grand nombre d'observations prises aux sources mêmes ; mais il serait bien long et peut-être fastidieux de relater les guérisons remarquables ou les heureuses modifications que nos honorés confrères et nous, avons obtenues cette année dans les diverses affections justiciables de nos thermes.

Notre but, nous l'avons fait pressentir, n'est pas de faire une apologie, mais bien de rendre plus familier et plus vulgaire l'emploi de nos eaux minérales, ou en d'autres mots, de faciliter à chacun la solution du problème suivant :

« Etant donnée une lésion morbide, susceptible d'être « guérie ou amendée par les Eaux de Vals, à quelle source « doit-on donner la préférence ? »

Un petit nombre d'exemples choisis pourront, espérons-le, suffire à notre tâche.

L'expérience de chaque jour enseigne que les Eaux minérales exercent sur le corps de l'homme une influence remarquable et salutaire, même après que tous les remèdes pharmaceutiques ont sur lui épuisé leur action ; aussi n'est-il pas
surprenant que, parmi les médecins, ceux qui prescrivent le
plus souvent les cures thermales, sont les plus répandus
et les plus mûris dans la pratique de notre art.

Lors même qu'il n'y aurait qu'un seul principe médicinal
uni à l'eau par la nature, dans ce grand et mystérieux laboratoire, comme disent les hydrologues, la manière d'agir de
cette eau, malgré son extrême simplicité, serait déjà sur
l'économie tout autre que celle d'un médicament préparé
dans une officine (Eau gazeuse et Eau de Seltz, par exemple).

Mais cette différence est bien plus évidente quand il s'agit
d'eaux minérales complexes comme celles de Vals.

En effet, les modifications qu'elles apportent dans l'organisme ne tiennent pas seulement à l'influence particulière de
chacun des éléments qu'elles contiennent, mais aussi à l'action combinée, atténuée ou augmentée de ces mêmes substances, lesquelles, considérées comme des forces, ont une
résultante médicatrice à la manière des préparations magistrales qui en sont comme des imitations incomplètes et
moins assimilables. Ainsi, au jeune médecin qui a dû s'occuper nécessairement beaucoup plus des maladies aiguës et
des moyens de les combattre, c'est-à-dire, de la matière
médicale pharmaceutique, plutôt que de l'hydrologie, il peut
être utile de rappeler les services importants que lui ren-
dront les eaux minérales qu'aucun autre remède n'est capable de remplacer.

Les autres praticiens ne savent que trop combien de fois,
à bout de ressources, ils n'ont trouvé de soulagement pour
leurs malades qu'en les envoyant se retremper dans les eaux
minérales, et combien de fois aussi, les voyant pâles, amaigris, débilités, consumés lentement et en proie depuis des
mois ou des années à de longues souffrances, ils ont employé
leur autorité morale pour les obliger à partir ; et enfin, ils
savent avec quelle satisfaction ils les ont vus revenir un mois

environ plus tard, frais, joyeux, réconfortés et l'âme ouverte à la douce espérance.

Les circonstances hygiéniques et toutes favorables qui enveloppent le malade de toutes parts dans une station thermale, ne sont pas, à coup sûr, la cause unique de ces étranges et surprenantes résurrections, et lorsqu'ils vont aux eaux, abandonnés aux derniers ravages des maladies chroniques, les gens pauvres eux-mêmes ne craignent pas de s'imposer les plus dures privations pour demander non au paysage, mais à la source bienfaisante une nouvelle vie.

Presque toujours alors, les lourds sacrifices que toute une famille supporte pour conserver un de ses membres, ont l'heureux résultat de modifier en bien, des affections devenues rebelles à toute autre médication.

Voyez ces chevaux atteints de phthisie dont parle Bertrand du Mont-Dore et qui ont été guéris en buvant l'eau de ces thermes célèbres. Voyez ces immenses quantités d'eaux minérales transportées au loin, et notamment celles de Vals ; il est avéré qu'elles procurent chaque jour, sous les yeux des praticiens, et, pour ainsi dire instantanément, de remarquables soulagements aux malades, lors même que déjà dégoûtés de tous remèdes, ils semblent près de tomber entre les mains des médicastres, ou résignés à subir l'arrêt de leur mauvais destin.

Les énormes tumeurs, les engorgements du foie et de la rate ne se résolvent pas par l'hygiène, ni par la vue d'un paysage nouveau.

Ne nions pas l'influence d'un milieu sain et riant ; mais n'attribuons donc pas à ces causes extérieures, comme l'ont fait des auteurs irréfléchis, une action thérapeutique que l'on irait volontiers demander à des voyages agréables et lointains si l'influence thérapeutique et directe des eaux minérales n'était pas indispensable au premier chef.

Puisque le rôle important des eaux salines naturelles dans le traitement des maladies ne peut être identiquement rempli par les autres agents de la thérapeutique, il le sera moins encore par des eaux artificiellement fabriquées.

On a réussi à faire de l'alcool, de l'urée, même du beurre et d'autres substances organiques; on a échoué pour les eaux minérales.

L'industrie, en effet, qui tire parti de tout, des bonnes comme des mauvaises choses, n'a pas manqué de chercher à remplacer ces produits de la nature par des eaux minérales d'imitation. Vains efforts, d'autant moins réussis et d'autant mieux restés à l'état d'ébauches, qu'il s'agissait d'introduire dans l'eau factice un plus grand nombre de principes minéraux.

Comment contrefaire celles de Vals, si riches et si variées en substances médicamenteuses ?

Ces appréciations généralement admises, même du public, ont déjà fait abandonner presque entièrement l'usage de l'eau de Seltz artificielle, la plus facile à imiter, et sont reconnues pour être tellement justes, que nous pouvons nous dispenser de les appuyer par une plus longue digression.

Ainsi dirigé vers cet ordre d'idées, l'esprit doit ensuite se demander lesquelles il faut préférer des eaux naturelles transportées ou de ces eaux employées sur place aux sources mêmes.

Un seul mobile, la vérité, inspirera notre réponse, puisque c'est l'unique moyen de servir l'intérêt du malade, placé sous la sauvegarde de notre indépendance.

Avant d'écrire ces lignes, nous avons fait déboucher devant plusieurs personnes, une bouteille de l'eau de la source *Rigolette*, restée au fond d'une armoire durant l'espace de 18 mois ; nul de nous n'a pu y constater le plus léger dépôt. Elle était claire, limpide et gazeuse, comme au sortir de la fontaine de Vals.

Ce fait probant, et que chacun peut vérifier aisément, vient confirmer ce que nos honorables confrères ont déjà dit en parlant d'autres sources alcalines de Vals et ce qui constitue, selon nous, la véritable solution de cette difficulté.

Quand une eau minérale peut être conservée longtemps sans altération, et malgré les transports les plus lointains, on est en droit, à quelque distance des sources qu'on la prenne, d'en attendre d'aussi bons effets qu'à la station thermale même.

L'épreuve pour les eaux de Vals n'est pas à faire. Des caisses de bouteilles ont été expédiées par centaines en Californie, aux Antilles, etc., — et les rapports qui ont suivi, ne laissent aucun doute sur l'inaltérabilité des eaux de Vals.

Nous savons bien que toutes les eaux minérales ne possèdent pas une aussi complète aptitude à être conservées et qu'elles s'altèrent assez vite par l'effet de la moindre quantité d'air restée dans la bouteille, de la chaleur, de la lumière, de l'agitation qui leur est imprimée pendant le voyage. Mais les Eaux de Vals recueillies à une température de 14 ou 15° centigrades, ne subissent pas la précipitation de leurs sels qui accompagne le refroidissement brusque et inévitable d'une eau minérale chaude.

Celui qui connaît les propriétés antiseptiques de l'acide carbonique s'explique aisément l'immunité de préservation des eaux carbo-sodiques gazeuses de Vals. La petite atmosphère aérienne comprise entre la surface du liquide et le bouchon est bientôt envahie, puis neutralisée dans ses effets altérants par le gaz carbonique, dont les qualités antiputrides réagissent aussi sur l'eau, où il est contenu en si grande proportion.

Mentionnons encore, parmi les avantages des eaux minérales transportées, celui d'être en tout temps au service des malades, chez les diathésiques surtout, alors que le traitement doit être lent et le remède pris à petites doses. Elles sont aussi, pour la même raison, d'un grand secours pour s'opposer aux rechutes.

Enfin, il existe encore une considération qui a bien aussi son importance. La saison thermale n'est en réalité que de trois mois, du 1er juin à la fin d'août. On peut la commencer quelques jours plus tôt, et la prolonger quelques jours plus tard, mais c'est toujours à ses périls et risques. Au mois de mai, dont la température est si changeante, et pendant celui de septembre, les pluies sont d'un froid pénétrant et souvent de longue durée. La position de Vals est à la vérité quasiméridionale, mais elle ne l'exempte pas des accidents climatériques propres aux pays de montagnes, et quand il pleut, le séjour y est, comme partout à la campagne, triste et monotone. L'humidité qui vous envahit de tous côtés, attiédit le zèle des malades pour leur traitement qu'ils négligent ou ne suivent qu'à demi. Si d'aventure les ondées redoublent, on les voit faire leurs préparatifs de départ au plus vite, mécontents d'eux-mêmes, et tout prêts à accuser leurs médecins de l'insuccès de leur démarche. Pendant de longues années nous avons envoyé de nombreux clients aux eaux minérales, dans toutes les directions. Au Mont-Dore, c'était ordinairement du 1er juillet au 15 août; ailleurs, du 1er juin au 1er septembre ; et quelquefois, pour avoir précipité ou retardé le départ des malades en dehors de ces limites, nous les avons bientôt vus revenir plus souffrants et pleins de découragement. Aussi sommes-nous restés incrédules à l'endroit des stations d'eaux minérales d'hiver, et persisterons-nous dans ce sentiment, tant que nous ne les aurons vues réussir que dans les prospectus.

Or, comme les affections, même celles à forme chronique, réclament des soins que l'on ne saurait ajourner pendant des mois, sans porter préjudice aux malades, quoi de plus rationnel que de les traiter par les Eaux minérales transportées, lorsqu'elles ont, comme celles de Vals, l'heureuse propriété de se conserver indéfiniment avec leurs vertus médicinales.

De ce que nous venons de dire en toute sincérité, il ne dérive pas que le séjour du malade aux thermes et son traitement sur place n'aient pas des avantages considérables pour lui.

Il est de notre devoir, et en définitive de notre intérêt de les faire apprécier à leur juste valeur.

Analyser une Eau minérale loin de sa source, disait Bordeu, c'est agir sur un cadavre (1). Or si l'assertion du célèbre

(1) Bordeu parlait des Eaux sulfureuses. Chacun sait que les Eaux de cette nature sont sensibles à ce point, que les rayons solaires en troublent l'économie. Rien de semblable n'a lieu pour les Eaux sodiques en général et pour celles de Vals en particulier.

médecin était vraie, l'exportation des Eaux serait sapée par sa base.

Par bonheur, l'énoncé de cette opinion n'est pas un aphorisme, et l'eau transportée dans les conditions exposées plus haut, contient tous les principes fixes qu'elle possédait dans les conduits souterrains qui lui ont livré passage.

Quant aux fluides impondérables et incompressibles, quant à l'électricité, au calorique, quant aux agents électro-dynamiques désagrégeant et activant la dilution des minéraux, et en réalité composant l'eau saline, y restent-ils emprisonnés comme dans une bouteille de Leyde ?...Evidemment non ! Et fût-il même certain que l'Eau minérale n'abandonne pas tous ses fluides impondérables aux corps conducteurs avec lesquels elle est en contact, les procédés d'analyse en auraient bientôt fait disparaître ou dénaturé les restes.

Ainsi donc, aux forces électro-motrices qui trouvent à s'échapper avant que l'Eau ne tombe dans le verre, accordons une action très probable sur le fait de leur minéralisation, mais une action très contestable et nullement prouvée pour les effets thérapeutiques !

Heureusement pour nous, médecin aux Eaux, d'autres considérations plus positives porteront toujours les malades à venir, en temps opportun, réclamer l'influence heureuse, prédominante et plus complète de la cure thermale, dont le principal avantage est de réunir toutes les conditions favorables, morales, hygiéniques et médicales, de les faire s'entr'aider et agir toutes ensemble dans un temps donné.

Dans une station thermale à sources nombreuses et variées, il est souvent nécessaire de faire passer le malade de l'une à l'autre, et il ne saurait être mieux placé que dans leur voisinage, pour en changer selon les conseils du médecin qui en dirige l'emploi, praticien que la grande connaissance des eaux, la spécialité des études et la multiplicité des observations faites sur ce sujet, ont rendu plus apte qu'un autre, toutes choses égales d'ailleurs, à retirer des eaux, au profit du malade, tous les bienfaits possibles.

La présence de médecins expérimentés, aux abords d'une

station thermale en rend le séjour d'autant plus profitable aux personnes souffrantes que, au traitement par les Boissons, on doit adjoindre les bains, les douches et les autres moyens hydrothérapiques, de manière à rendre les chances de guérison plus nombreuses et plus décisives.

Dans plusieurs articles précédemment publiés par la GAZETTE DES HÔPITAUX et quelques autres journaux de médecine, nous avons cherché à fixer l'attention de nos confrères sur les rapports qui existent entre les éléments minéralisateurs de nos eaux et leurs effets physiologiques et curatifs, c'est-à-dire sur leur *action spéciale* et sur leurs diverses *actions électives*. Nous rappellerons, en les appropriant au sujet, quelques-unes de ces explications théoriques mises en présence des faits chimiques.

Il eût été peut-être plus prudent de nous tenir dans le cadre de l'observation, laissant à chacun le soin de tirer des faits exposés les déductions qu'il croirait les plus logiques : mais c'était rentrer dans les errements du passé, respecter le domaine de l'empirisme, et le recueil que nous publions n'avait plus sa raison d'être.

D'ailleurs, n'y a-t-il pas une certaine utilité à ce qu'un écrit reflète les idées de l'époque où il parait, et celles de son auteur.

Le *Post hoc, ergo propter hoc* ressemble beaucoup à l'*Ultima ratio regum*, et tranche les questions un peu brutalement, tandis qu'une hypothèse, une théorie, dût-elle un jour ou l'autre être rejetée, et avec elle ses conséquences légitimes, concourt encore à l'enfantement de nouvelles explications plus larges, plus rationnelles, plus vraies et sert le progrès ; puis, d'ailleurs, tout médecin n'est pas arrivé ; il en est qui nous suivent, et quant à ceux qui, parvenus à l'apogée de leur renommée, ne s'occupent plus guère aujourd'hui des errements de l'école, il peut ne pas leur déplaire de se redire une fois encore : « *Olim meminisse juvabit!!* »

Pour compléter cet exposé préliminaire, nous dirons quelques mots de la manière dont on a étudié jusqu'à ce jour les Eaux de Vals, en vue des modifications importantes qu'elles produisent dans l'économie.

L'examen de cette question assez vaste et complexe, est en réalité ce qui nous a poussé et soutenu dans l'entreprise de cette publication. Nous avons cru apercevoir dans tout ce qui a été écrit jusqu'à ce jour sur nos sources, quelques lacunes à l'explication des phénomènes physiologiques et curatifs auxquels les malades doivent leur guérison lorsqu'ils font usage des Eaux de Vals. L'esprit est naturellement porté à la recherche du *pourquoi*, et combler autant qu'on le peut ces *desiderata*, c'est diminuer d'autant le domaine de la médecine empirique, c'est donner des bases plus solides aux inductions du praticien qui aime à se rendre compte de ce qu'il fait.

Tous les médecins qui se sont occupés de l'hydrologie appliquée à l'art de guérir, ont reconnu aux diverses eaux minérales une action générale sur l'économie, dite *action spéciale*, mais en outre, très souvent aussi, une ou plusieurs *actions électives* sur un organe ou sur un système d'organes, en un mot sur une fonction.

Ces dernières actions méritent d'autant plus d'être étudiées avec soin et indiquées avec précision, pour les Eaux de Vals, que notre station thermale a des sources multiples, différentes entre elles, par la proportion des éléments minéraux communs à toutes, mais mieux encore par la présence de quelques substances médicamenteuses départies aux unes et non aux autres.

Dans les articles publiés par nous à diverses époques dans la presse médicale, et dont nous parlions plus haut, nous avons déjà cherché à insister sur les actions électives de nos principales sources et à montrer que, dans un état morbide donné, il y avait tout avantage à savoir diriger son choix. Ce point nous a semblé tellement important que, lui seul, croyons-nous, étant bien établi, peut mettre nos eaux carbo-sodiques hors de toute comparaison avec leurs analogues de France ou d'Allemagne. C'est sur cette légitime prétention que nous aurions désiré voir insister davantage les écrits publiés jusqu'à ce jour sur nos thermes.

L'action spéciale elle-même n'a peut-être pas non

plus été assez largement indiquée. Ainsi, par exemple, ce n'est pas parce que le bicarbonate de soude neutralise les acides de l'estomac, comme on le disait avant les dernières expériences de M. C. Bernard, ni parce que l'acide carbonique titille la muqueuse de cet organe, ni par tous les phénomènes locaux qu'on voudra leur assigner, que les eaux sodiques rétablissent la santé. Partout on peut se procurer des alcalins et des stimulants, et en définitive on n'en obtiendra qu'une digestion meilleure pour une fois. Mais si l'on fait intervenir les effets consécutifs du bicarbonate de soude sur le sang, et mieux encore ceux du gaz carbonique sur la moelle épinière et sur le système nerveux qu'il excite et ranime à la manière des décharges d'un appareil électrique, on agrandit singulièrement le cercle d'activité spéciale de nos eaux carbo-sodiques et on touche presque au doigt le secret de leur précieuse influence sur les constitutions et les lésions atoniques.

Un fait dont sera frappé celui qui voudra parcourir la plupart des ouvrages d'hydrologie médicale, c'est d'y trouver rarement quelques efforts tentés pour rendre compte des phénomènes physiologiques produits par les eaux ou par leurs éléments minéraux ; souvent il semble que l'on se soit presque interdit la moindre question sur ce sujet.

Pour les eaux de Vals, que voyons-nous dans le passé (nous ne parlons pas des dix dernières années) ? Rien que des assertions souvent écrites avec un lyrique enthousiasme, mais pas de théorie à l'appui.

A la vérité, il ne pouvait guère en être autrement avant les connaissances en chimie et en physiologie, telles que nous les devons aux savants de la génération présente. Une très courte revue rétrospective va confirmer ce que nous venons de dire.

En 1657, l'un des premiers médecins qui se soient occupés des Eaux de Vals (A. Fabre), leur attribue dans leurs résultats ultimes toutes les propriétés curatives possibles, et à cette occasion, parmi bien d'autres assertions, il affirme et prendrait volontiers les dieux à témoin qu'elles sont le vrai grand remède contre les obstructions du foie, la jaunisse, les calculs vésicaux et les autres maladies de l'appareil urinaire.

La digestion, par les mêmes eaux, est rendue plus facile et meilleure ; l'embonpoint et les forces se rétablissent, l'aménorrhée, la stérilité même sont efficacement combattues. Rien ne résiste, selon A. Fabre, aux Eaux de Vals. Il raconte tous les faits qui se sont passés sous ses yeux en un style pittoresque et imagé ; ces effets merveilleux, il les accepte comme un don de la Providence et jamais le principe de causalité ne lui procura un quart d'heure d'insomnie.

En 1774, François Raulin dit que l'eau de la source Dominique est antipériodique, sans donner d'autre raison du fait que celle du fait constaté.

Les médecins, qui ont écrit postérieurement à Fabre, sont plus tempérés dans leur langage ; ils racontent, sans hyperbole, les guérisons que les Eaux de Vals opèrent sous leurs yeux et concluent toujours par de simples affirmations.

Dupasquier est le premier qui rompt avec cette méthode simple et trop facile ; il reconnaît que nos eaux sont puissantes à ranimer l'action physiologique de l'estomac, à détruire les engorgements des organes abdominaux, qu'elles sont éminemment diurétiques, et que toutes ces propriétés, elles les doivent à l'acide carbonique, au bicarbonate de soude et à quelques sels neutres. Il dit encore que le bicarbonate de fer qu'elles contiennent, les rend très propres à combattre la débilité générale et à faire disparaitre les troubles morbides qui retardent ou empêchent le flux utérin cataménial.

Tous ces faits sont vrais, et si on regrette que l'action des modificateurs ne soit pas plus détaillée, il faut reconnaître qu'il y a ici un grand pas de fait, et que le savant professeur de chimie de Lyon donne un commencement d'appréciation des propriétés électives de nos eaux minérales. Il en nie une cependant et des plus importantes, lorsqu'il ajoute : « Le sulfate de soude et les autres sels neutres y sont en trop petite quantité pour lui communiquer une action purgative. »

Toutefois nous serions injuste pour la mémoire de Dupasquier qui a tànt fait pour l'avenir de Vals et dont nous avons pratiqué la douce et franche amitié, si nous n'ajoutions pas:

L'ingénieux médecin qui fit entrer l'iodure de fer dans la thérapeutique ne pouvait pas avoir connaissance, il y a vingt ans, de tout ce qui a été expérimenté et écrit de nos jours sur les éléments minéralisateurs de nos eaux. Puis, lors de sa mémorable visite à Vals en 1845, à l'occasion d'une heureuse découverte, celle d'une source d'un débit assez considérable pour permettre l'établissement de bains, et jeter ainsi les fondements d'une station thermale complète, le pays n'était pas, comme aujourd'hui, doté d'un grand nombre de sources d'eaux minérales : il n'y en existait alors que six et Dupasquier ne porta ses investigations que sur deux, nullement magnésiennes.

Il aurait modifié son opinion s'il avait examiné l'eau des sources *Désirée* et *Précieuse* et ajoutons, s'il en avait fait usage.

Vers la même époque, Ruel, en bon observateur, constate les faits, admet les propriétés reconstituantes de nos Eaux minérales, mais ne cherche pas à pénétrer plus avant dans l'appréciation des modifications physiologiques tirées de leurs éléments.

Nous voici parvenus au moment où la réputation de nos thermes commence à s'étendre au loin. Quand le progrès s'établit lentement, il est plus durable, dit-on : acceptons-en l'augure, et sans pousser à l'extrême l'hyperbole, ajoutons que plus l'organisme est long à se développer, plus aussi on peut compter sur sa longévité.

De ce qui va suivre, nous tâcherons de faire ressortir toute l'importance des Eaux minérales de Vals, considérées comme moyen de traitement. Mais, avant d'entrer plus avant dans notre sujet, il est convenable d'indiquer d'abord la division de ce recueil.

1° La première partie sera une esquisse du pays de Vals ; nous imiterons en cela le plus grand nombre des écrivains qui se sont occupés d'hydrothérapie minérale ; car il est bon de faire connaître aux médecins et aux malades les conditions physiques et morales avec lesquelles ces derniers vont se trouver en rapport pendant toute la durée de leur traitement.

2° Passant ensuite à l'histoire de nos Eaux minérales, nous établirons en premier lieu que la nature les a divisées en deux genres bien différents. — En effet, l'universalité des sources, *moins une*, a pour base un principe minéralisateur commun, le bicarbonate de soude. Elles forment le premier genre (EAUX ALCALINES ou bicarbonatées sodiques) qui sera l'objet de la deuxième partie.

3° La source qui fait exception, la *source Dominique*, déjà bien connue, donne une eau à réaction acide ; elle contient de l'acide sulfurique, des sels de fer et d'arsenic ; à elle seule elle constitue le 2° genre (EAU ACIDE), et son histoire fera l'objet de la troisième partie de ce livre.

PREMIÈRE PARTIE

DU PAYS DE VALS EN GÉNÉRAL

Topographie. — Climat. — Règne organique.
Mœurs et Industrie.
Station thermale. — Causes d'arrêts et causes de progrès.
Quelques conseils aux malades.

Hippocrate, dans son immortel traité de l'*air*, des *lieux* et des *eaux*, commence par s'occuper du climat et des sites. Il est en effet d'une saine logique, d'apprendre à connaître l'atmosphère d'un pays, puis ensuite le sol avant d'en étudier les eaux qui en dérivent, le fécondent et le vivifient Pour suivre de loin, soit dit en toute humilité, ce grand maître, nous parlerons de Vals, en commençant par sa situation topographique, sa constitution géologique, son climat.

Ces questions de géographie physique nous conduiront naturellement à jeter un coup d'œil rapide sur les principaux caractères du règne organique de la contrée et enfin à dire quelques mots des commencements de Vals, comme station thermale, des causes qui ont retardé, et plus tard accéléré son développement, puis, en dernier lieu, de ce qu'il est aujourd'hui.

Nous ne ferons qu'effleurer ces différents sujets, non parce que les vallées, les montagnes, les régions physiques présentent dans ce pays, comme dans tout le département de l'Ardèche, au dire de Malte-Brun, des formes irrégulières et difficiles à décrire, mais pour ne pas nous écarter trop du but principal de ce livre, qui est, répétons-le, d'attirer l'attention de nos confrères d'une manière toute particulière sur les propriétés physiologiques et curatives des eaux minérales de Vals, et, autant que nous en serons capable, d'aider à déterminer, en insistant sur les différences de minéralisation de nos sources, la meilleure application qu'on en peut faire à la thérapeutique.

Celui qui se dispose à aller passer quelques jours de la belle saison dans le département de l'Ardèche, dans le centre surtout, ne doit pas s'attendre à y trouver les plantureuses vallées de la Saône, de la Limagne d'Auvergne, de la Savoie ou du Dauphiné. Il n'y verra pas ces fertiles et molles prairies, ces longues files de peupliers, ces nombreux arbres chevelus et fourrés, ces larges et paisibles eaux, ces splendides châteaux, ces vastes domaines, produits des arts, de l'industrie et des grandes fortunes.

Mais son âme s'épanouira néanmoins sous l'impression d'une surprise agréable, et dans un doux ravissement, à la vue d'un paysage inaccoutumé, de montagnes heurtées, de vallées étroites et profondes, de torrents tantôt larges et impétueux, tantôt mugissant au fond de leur lit raviné.

Elle s'étonnera encore à l'aspect d'une verdure éblouissante à reflets métalliques et chatoyants, surtout quand un soleil vivifiant vient empourprer les vignes et les bois plantés jusque sur les pentes les plus ardues et les plus rapides.

C'est qu'en effet la physionomie de ce département lui a été imprimée par les anciennes et violentes conflagrations volcaniques, dont il fut le théâtre dans les premiers âges du monde. Toutes ces montagnes dues à des soulèvements brusques, ou à des éjections ignées, ne sont pas isolées, ainsi qu'on le voit souvent dans les massifs de formation plutonienne ; mais elles constituent de larges groupes de masses granitiques, à forme généralement conique, s'adossant les unes aux autres, recouvertes pour la plupart de végétation, et formant d'immenses amphithéâtres de dômes verts qui se superposent par gradation et dont les derniers découpent gracieusement leur silhouette sur un horizon lointain.

De jolies et nombreuses vallées, où courent les eaux d'une multitude de sources et de petits ruisseaux qui y entretiennent une douce fraîcheur et une végétation presque luxuriante, séparent ces montagnes de deuxième ordre sur lesquelles le roc se montre rarement dans sa triste nudité, si ce n'est cependant sur les sommets tronqués des cônes volcaniques les plus récemment éteints, et dont les cendres, les laves ou les scories, qu'on dirait encore tièdes, reflètent des teintes diverses de gris-brun, de jaune pâle ou de rouge.

Parmi ces vallées, l'une des plus riantes, l'une des plus accessibles, et que, selon l'expression de De Saussure, on peut qualifier de longitudinale, s'étend, du midi au nord, d'Aubenas à la Viole, sur un parcours de vingt kilomètres environ. Souvent très resserrée, offrant aussi quelques évasements de deux à trois cents mètres, elle est frayée dans une très grande partie de sa longueur par une rivière torrentueuse, appelée jadis le *Volan* (Malte-Brun) et aujourd'hui la *Volane*, nom qui vise apparemment à exprimer un phénomène de ses crues impétueuses et soudaines, alors qu'elle semble faire voler les objets qu'elle entraine, et notamment des galets d'énormes dimensions, roulés avec fracas dans ses flots en fureur.

C'est dans cette vallée, c'est au cœur d'un groupe de ces montagnes pittoresques et verdoyantes, que se trouve, entourée pour ainsi dire des volcans de Jaujac, de Thueyt et d'Entraigues, à cinq kilomètres d'Aubenas, à 5 ou 6 minutes du pont de la Bégude sur l'Ardèche, la petite ville de VALS déjà célèbre par son industrie séricicole, mais plus encore par ses sources d'eaux minérales. Elle affecte dans sa construction la forme d'une longue rue, bâtie sur la rive droite de la Volane ; du côté occidental, elle s'appuie contre une petite montagne d'assiette oblongue, au sommet de laquelle se voient les ruines d'une sorte d'Acropole démantelée, emplacement du manoir de ses anciens seigneurs féodaux, et plus au sud, un Calvaire de création récente, et d'où l'œil jouit d'un panorama magnifique. De ce point élevé, les blanches maisons de la ville, ses hôtels, ses manufactures, les fermes éparses çà et là sur les pentes des monts qui bordent la Volane, se détachent du milieu des arbres comme d'un nid de verdure.

Deux ponts en pierre mettent Vals en communication avec la rive gauche de la rivière. Le plus vieux, établi en amont, relie la partie nord de la ville à quelques maisons, et fait dévier de la rive droite sur la gauche la route d'Aubenas à Entraigues.

Le nouveau, appelé *pont de la Saint-Jean* (car il débouche à l'Orient, près du joli parc où la source de ce nom est située), établi en aval, au sud du bourg, est un solide viaduc submersible, et qui ne manque pas d'élégance. Il a été bâti en 1866, d'après les plans et sous la direction de M. l'ingénieur Cavaggia, agent-voyer en chef du département, et ouvre un accès facile pour se rendre sur le terrain des sources, toutes situées, à l'exception d'une seule, sur la rive gauche de la rivière, et la plupart au point d'intersection d'un charmant petit vallon transversal qui vient déboucher près de la Volane, et qui est fermé à l'Orient par de hautes montagnes.

Nous venons de nommer les volcans dont la vallée de Vals est pour ainsi dire entourée, surtout au nord et à l'occident. Nous avons indiqué l'emplacement des sources des eaux minérales. Avant d'aller plus loin, jetons un coup d'œil rapide sur la croûte solide, sur la constitution minéralogique du pays.

Si, par la pensée, on veut faire abstraction de la couche de terre végétale, on se trouve en présence d'une vaste étendue de roche granitique, dont le gneiss-schisteux forme la base et qui renferme abondamment du mica et du feldspath, celui-ci composé, comme d'ordinaire, de silice, de soude et de potasse.

Cette large masse rocheuse, dont la surface a été profondément tourmentée par des soulèvements irréguliers, présente de hautes montagnes, laissant entre elles des crevasses plus ou moins larges et formant autant de vallées.

On y entrevoit quelques bandes de quartz, mais ce sont surtout les pierres micacées qui constituent les grandes masses et qui leur donnent diverses couleurs suivant les substances, oxydes métalliques ou autres, avec lesquelles elles sont mélangées. Leur aspect est le plus souvent d'un gris-noirâtre, mais parfois il est blanc, pailleté de petites lamelles brillantes. On trouve assez souvent le mica-schiste de Vals, rougeâtre ou jaunâtre, ainsi nuancé par la quantité variable d'oxyde de fer qu'il contient. Nous en avons parfois rencontré de verdâtre dont nous parlerons plus tard, en nous occupant de l'eau de la source Dominique.

Cette croûte solide est, en de nombreux endroits, perforée de fissures dont les unes livrent passage aux eaux minérales presque toutes accompagnées d'acide carbonique, tandis que par d'autres pertuis, le gaz tout seul s'échappe constamment. On peut en constater le dégagement sous forme de petites bulles, dans les parties que la Volane a dénudées de terre végétale, et, quand, après une pluie, il s'y établit momentanément des flaques d'eau. Mais c'est particulièrement dans le lit de la rivière, encombré de galets calcaires ou de fragments de lapillis ou basaltes roulés, que l'on voit l'eau bouillonner par l'échappement des bulles gazeuses, lorsque l'étiage en est très bas.

A Prade, village situé à 4 ou 5 kilomètres de Vals, existent des mines de houille ; mais une chose qui intéresse aussi le minéralogiste et qui fait l'admiration des touristes, ce sont les magnifiques colonnes de feldspath pyroxène, ou basaltes, grises, noires ou d'un jaune rosé, qui, produites par la matière granitique en fusion, représentent le résultat d'une espèce de coulée en grand refroidie dans la terre, où elle s'est cristallisée en prismes verticaux.

Ces masses de colonnes rapprochées, ayant de 4 à 5 mètres de hauteur et qui ont une certaine ressemblance de position avec les tuyaux d'un jeu d'orgues, supportent de grandes quantités de terre amoncelées peu à peu depuis les âges les plus reculés.

On voit de ces réunions de roches basaltiques, sur la route

de Vals à Entraigues et sur les deux versants qui bordent la Volane. Près du pont de Bridou, une large rangée de ces colonnes prismatiques a reçu le nom de *Chaussée des Géants*, parce qu'elle rappelle celle de même dénomination, située sur la côte septentrionale de l'Irlande près du cap Férhéad et citée pour la beauté de ses immenses colonnes.

Quoique sa croûte solide donne à la surface du pays une configuration bouleversée, elle n'en est pas moins recouverte d'une couche assez épaisse de bonne terre végétale ; et comme le flanc des montagnes recèle et laisse échapper de nombreux cours d'eau, on comprend pourquoi, depuis l'humble gazon, jusqu'aux arbres de haute dimension, toutes les plantes sont presque toujours ornées de leur brillante parure, et pourquoi leur verdure, malgré sa précocité remarquable au printemps, se maintient vive et riante, sans une feuille morte, jusqu'aux derniers jours de l'automne.

La douceur de la température peut revendiquer une bonne part de ce phénomène ; car le soleil comme la pluie ou les amas d'eau souterrains, comme le sol et les vents et toutes les causes en un mot qui concourent simultanément à la constitution climatérique d'une contrée, offrent à Vals les conditions les plus favorables à la salubrité.

On y sent déjà le soleil du midi, réchauffant pendant l'hiver, vivifiant durant l'été.

La chaleur y serait même un peu incommode dans le mois de juillet, si elle n'était tempérée par l'ombre des grands arbres, des mûriers, des châtaigniers et autres, qui abondent dans la campagne, emmagasinant le calorique solaire pendant le jour, et durant la nuit, retenant une partie des rosées et des vapeurs aqueuses de l'atmosphère.

En outre, la hauteur des montagnes qui bordent la Volane abrège d'environ deux ou trois heures le temps pendant lequel les rayons solaires pénètrent dans la vallée ; elle produit, en conséquence, des crépuscules plus longs, des soirées et des matinées d'une agréable fraîcheur.

Ici le sol est sain, comme la roche feldspathique sur laquelle il repose, et presque partout déclive, il ne permet pas à l'eau de s'y amasser sous forme de lac, d'étangs ou de marais ; qu'elle vienne des sources ou des ruisseaux, elle s'écoule rapidement pour se jeter dans la Volane, elle aussi sans flaques ni méandres.

Quant aux pluies, un de nos honorables collègues a constaté que, si elles surviennent tout aussi souvent qu'ailleurs, c'est par ondées brusques et de courte durée, comme cela est fréquent dans les contrées méridionales, mais aussi sans grand inconvénient : celui d'un simple arrosage.

La vallée est protégée, dans toute sa longueur, des vents d'est et d'ouest par les deux chaines de montagnes qui cotoient la rivière ; elle l'est du vent du nord par les élévations coniques ou monts volcaniques recouverts d'arbres et qui ne laissent entre eux, au septentrion, qu'un étroit passage. Enfin le vent du sud, que sa tiédeur rend peu dangereux, ne pénètre dans la vallée que sous les allures d'une brise agréable et déjà ralentie par les hauteurs qui bordent les deux rives de l'Ardèche depuis Aubenas.

L'air que l'on respire dans ce riant pays, y est aussi pur et aussi doux que celui de la Limagne d'Auvergne ou de la Suisse française, dont il est un spécimen par les tableaux vifs, enchanteurs et saisissants que présentent ses bois, ses cascades, ses vallons touffus et ombreux, mais dont il diffère cependant par ses roches basaltiques et par les profils pittoresques de quelques-unes de ses montagnes, en forme de cônes tronqués, arides et rougeâtres vers leurs sommets, vestiges muets de ses volcans éteints.

En résumé, si la température de Vals est un peu chaude l'été, durant le milieu du jour, elle ne l'est que juste assez pour rendre les eaux minérales plus attrayantes et pour donner au traitement thermal toute son activité médicatrice.

Cette quiétude de l'atmosphère rend le séjour de notre pays favorable, surtout aux convalescents ; car d'expérience on sait qu'à mesure qu'on relève d'une longue et douloureuse maladie, alors que le système nerveux tend à reprendre de la force, le caractère varié du paysage, l'aspect des végétaux qui l'animent et l'embellissent, donnent à notre âme des impressions plus tendres et plus douces. C'est alors aussi que l'étude des plantes, dans de lentes et agréables promenades, peut, à celui qui en a le goût, procurer à la fois des distractions utiles et un retour plus prompt à une santé parfaite.

Nous avons dit précédemment que, par de nombreuses fissures existant dans la masse granitique ou base solide du sol, il s'échappait, comme par de véritables solfatares, de l'acide carbonique en assez grande quantité. C'est à tort que l'on attribuerait à ce fait une influence délétère sur l'organisme animal; car, de même que l'oxygène, l'acide carbonique a de grandes relations avec la nutrition des plantes, et l'air en est bientôt épuré et suffisamment débarrassé par l'entretien de la vie végétale à laquelle il donne cette exubérance de vigueur si remarquable dans les parties boisées, surtout au pied des montagnes volcaniques de Jaujac, de Thueyt et d'Entraigues.

Nous verrons même plus tard que, si ce composé d'oxygène et de carbone respiré pur produit l'asphyxie, il a au contraire une action salutaire sur la santé, lorsqu'il est mêlé à l'air, dans une proportion un peu plus élevée que dans l'atmosphère aérienne normale.

Le propriétaire ne manque pas de tirer parti de ce luxe de sève, et de tous côtés on voit des coins de terre, ayant seulement quelques mètres carrés de superficie, couverts de cultures productives.

Dans les parties moyennes et inclinées des montagnes le mieux exposées au soleil, on cultive la vigne, le châtaignier couronne le faîte des hauteurs, et de très beaux mûriers sont plantés dans le fond de la vallée.

Tous les arbres à fruits, le noyer, le prunier, le pommier, le figuier, sont en abondance dans la campagne de Vals, et même sur la route d'Aubenas on remarque déjà l'olivier, l'arbre des pays méridionaux.

Les espèces forestières de la France centrale se retrouvent

aussi dans les bois, où nous avons distingué avec plaisir de magnifiques ilex ou chênes verts.

Le pays parait plus fertile encore au Nord et le long de la chaîne de montagnes qui borde la rive gauche de la Volane; là, en effet, sont des sources nombreuses ou des prises d'eau partant de la rivière.

Elles donnent à la verdure des teintes plus vives, et rendent les prairies constamment émaillées de fleurs. Le chant des oiseaux mêlé au léger murmure des eaux courant dans d'étroits ruisseaux ou tombant en petites cascades, y porte l'âme aux plus douces rêveries.

La flore de Vals est des plus riches, et il faudrait un livre entier pour décrire toutes les espèces de plantes qui la composent. Le botaniste pourra donc y faire une ample moisson de fleurs, surtout si, poussant jusqu'au Gerbier des Joncs ou au Mézenc son ardeur exploratrice, il veut voir des champs entiers de magnifiques renoncules, de pensées, de fleurs d'arnica et des plus beaux représentants de la famille des liliacés. Toutes ces plantes y sont douées d'un coloris plus vif et plus brillant que celui qu'elles possèdent dans les jardins où elles sont le mieux cultivées.

Qu'il borne ses excursions à la campagne de Vals ou qu'il visite les montagnes situées à l'ouest de cette ville, depuis le commencement de mai jusqu'à la fin de septembre, le naturaliste sera amplement récompensé de ses peines, et le temps pour lui aura été trop court.

La faune de ce pays, au contraire, n'offre rien de remarquable, si ce n'est une espèce de genette, que nous a signalée M. le professeur Jourdan, de Lyon.

Un travail qui ne serait pas purement médical devrait néanmoins insister sur ce sujet, et au risque de ne parler que d'animaux bien connus et communs à la France centrale, devrait en rappeler au moins la nomenclature.

Le chasseur s'intéresse au gibier : disons pour lui qu'il est abondant sur les montagnes voisines de Vals; mais faisons-lui observer que la saison thermale finit presque au moment de l'ouverture des chasses, que les grandes fatigues sont pour l'ordinaire interdites avec raison aux malades, et enfin que le traitement thermal par les eaux minérales prises en boisson absorbe une très grande partie de la journée.

Si la zoologie vivante n'offre pas à Vals des types originaux et dignes de fixer l'attention du naturaliste, il n'en est pas de même sous le rapport de la zoologie fossile. Jadis d'énormes pachydermes et de monstrueux sauriens, dans d'immenses forêts de fougères gigantesques, ont pu, dans le petit bassin géologique que traverse la Volane, éclairer leur marche nocturne ou leurs combats sanglants à la sinistre lueur de nombreux volcans en ignition.

On en a conquis le témoignage par la découverte de fragments d'os fossiles appartenant à ces animaux, et on possède aussi d'autres échantillons d'espèces antédiluviennes de vertébrés, de coquilles, etc. On a trouvé également des empreintes de grandes fougères et d'autres végétaux dans les carrières de houille de Prade, comme dans d'autres terrains de la chaîne du Coiron, et de diverses localités très voisines de notre station thermale et faisant partie du même bassin.

Nous eussions aimé donner ici au lecteur quelques détails précis sur les richesses minéralogiques et sur la paléontologie de la contrée accidentée et pittoresque comprise entre Lescriné et le Mézenc, en insérant une note que nous devons à l'amitié de M. le professeur Jourdan, doyen de la faculté des sciences de l'Académie de Lyon. Mais cette note, n'étant pas terminée au moment où on imprimait cette feuille, force nous a été de la reporter à la fin du recueil. Elle dédommagera amplement le lecteur des lacunes qu'il aura rencontrées dans notre exposé topographique de Vals.

Le milieu dans lequel vivent les êtres organisés influe sur leur constitution ; mais il faut souvent plusieurs degrés géographiques pour imprimer des différences sensibles aux plantes et aux animaux. Les hommes au contraire varient souvent d'allures, de mœurs et d'habitudes, quoique vivant dans des contrées limitrophes. Un coup d'œil sur le paysan du pays qui nous occupe, peut donc offrir ici un léger intérêt;

et disons d'abord que les conditions favorables d'une contrée se réfléchissent sur les habitants et souvent, d'une manière plus marquée, sur les malades qui en éprouvent promptement les meilleurs effets pour leur santé.

La transparence, la pureté du ciel de Vals si rarement troublé, la douceur de sa température, sa végétation vigoureuse ornée d'une si belle parure, tout ici tend à ranimer et à équilibrer les fonctions vitales ; car à notre insu, comme le fait remarquer l'illustre de Humboldt, nous sommes à l'unisson des forces mystérieuses de la nature.

Aussi la population de Vals est-elle généralement saine et vigoureuse : il n'existe aucun de ces types variés de crétinisme que l'on rencontre à chaque pas dans les vallées de la Suisse, de la Savoie et d'Allevard, et dont l'aspect contriste le voyageur, autant que peut le faire le double tableau d'un abaissement physique et d'une déchéance morale.

Si on y voit quelques cas rares d'ostéo-malaxie dans la classe ouvrière, ce sont des exceptions tenant à ce que l'on envoie aux fabriques l'enfant chétif que ses parents jugent impropre aux rudes labeurs des campagnes, sorte de conseil de révision tenu par la famille en faveur de la culture des champs à laquelle elle destine les bons rejetons, et au détriment du travail de l'industrie qui ne recrute que les faibles.

Les exemples de rachitisme ou de scrofules y seraient bien plus rares encore, si les habitants savaient se servir du trésor médical que la Providence a mis à leur portée : l'eau de la source *Dominique,* l'un des moyens les plus puissants contre les aberrations de la nutrition ; mais là, comme dans presque toutes les stations thermales, les plus intéressés à se guérir semblent fermer les yeux à l'évidence et ne pas connaître l'efficacité du secours que la nature a placé sous leur main, et, comme dans bien des circonstances de la vie, vont chercher au loin ce qui est si près d'eux.

La topographie médicale de cette vallée n'a guère à enregistrer que des affections aiguës, conséquences d'un travail sans trêve ou de l'imprudence d'un moment : mais pas de fièvres intermittentes, peu de maladies des organes digestifs, pas de gravelle, ni d'autres lésions de l'appareil génito-urinaire : car un grand nombre d'habitants font usage toute l'année des sources alcalines en boisson, notamment de celle de la *Saint-Jean*.

Le paysan de Vals et des environs, quoique d'une taille moyenne, se fait remarquer par ses épaules larges et carrément taillées, signes caractéristiques de travail et de force.

Pour se faire une idée vraie des difficultés qu'il lui a fallu vaincre, de l'obstination et de l'énergie qu'il a dû mettre en œuvre pour dompter la sauvage fécondité du sol, il n'y a qu'à jeter les yeux sur ces terrains en pente, ravinés et offrant des escarpements à de grandes hauteurs : ici ni le bœuf, ni le cheval, ni autre quadrupède ne peut être utilement employé ; et sans autre aide que sa robuste volonté, le cultivateur doit porter à dos d'hommes les engrais, et chaque année remonter une partie des terres que les pluies ont entraînées.

Il faut, dit-on, avoir longtemps vécu avec les hommes pour en connaître le caractère moral ; cependant si l'adage *sana mens in corpore sano* a quelque vérité, on peut, d'une population saine et robuste, tirer des inductions favorables à son intelligence et à ses mœurs.

Le législateur et le juré savent, en effet, que presque toujours les désordres moraux sont la suite de l'impuissance ou de l'incapacité physique, qui amènent après elles la déchéance intellectuelle, laquelle devient à son tour la cause de désordres matériels.

Ne voulant pas donner à ce sujet de longs développements, nous citerons un fait qui vient à l'appui de ces considérations physiologiques et morales.

Il y a quelques années, un habitant de Vals, pour une cause inutile à rappeler, fut emmené au loin et y demeura deux ans ; sa maison était restée ouverte et son cellier contenait d'excellent vin en bouteilles. Ces détails étaient connus de la population ; néanmoins, lorsqu'il revint, nous disait l'honorable médecin de Vals, rien, absolument rien n'avait été dérobé chez lui !...

Combien de pays feraient contraste avec celui-ci, et pour l'âpreté au gain, et pour le peu de respect porté au bien d'autrui. Puisse la civilisation qui pénètre à grands pas dans ces paisibles régions, n'en pas chasser cette honnêteté native, laquelle jointe à une bonté naturelle, à une grande disposition à rendre service, peut constituer à leurs habitants un caractère distinctif qui a bien son prix.

Ce progrès civilisateur incessant n'a heureusement pas encore transformé assez le pays pour lui enlever sa physionomie pittoresque, et de même que toutes les villes thermales placées dans les vallées ou les gorges profondes des montagnes, Vals n'offre que les rudiments informes d'une véritable cité.

Naguère encore, l'unique rue dont elle est, à peu de maisons près, composée aujourd'hui, était tellement étroite sur quelques points, qu'une voiture y passait à peine. La ville d'Aubenas ayant obtenu l'autorisation de se pourvoir d'eau à une belle source d'Entraigues, fut obligée de faire passer les tuyaux conducteurs par la rue de Vals, ce qui nécessita la démolition d'un grand nombre de vieilles maisons, rebâties plus tard dans un style moderne, et permit une rectification importante de cette artère de viabilité.

Quelques anciennes maisons sont encore étroites, mesquines et d'un ton gris noir ; mais elles sont en petit nombre, relativement à l'ensemble des constructions récentes, soit de beaux hôtels, soit de maisons particulières dans lesquelles les malades peuvent trouver à se loger très confortablement.

Il existe aussi de beaux établissements pour l'industrie des soies sur les bords de la Volane, et parmi ceux-ci, nous citerons pour leur importance ceux de MM. Galimard, Gouy, Gaucherand et des frères Champanhet-Sargeas.

L'un de ces derniers, maire de la ville, a compris toute la valeur que donne à cette intéressante vallée non seulement la mise en œuvre des produits de la sériciculture, mais aussi l'importance peut-être plus grande encore que lui procure déjà la renommée des Eaux minérales de Vals. Nul doute qu'il ne s'efforce, dans sa sphère d'action, de donner à la commune qu'il administre, une situation de plus en plus en rapport avec les goûts et les besoins des nombreux malades, que l'on y voit affluer de tous côtés pendant la saison des eaux.

Luxeuil, comme bien d'autres localités pourvues d'eaux minérales dont l'exploitation des sources n'est pas sous l'action gouvernementale directe, en ont donné l'exemple. Depuis, les étrangers y jettent des trésors.

C'est pourquoi, sans méconnaitre le prix des améliorations que le pays doit aux soins d'une édilité intelligente et bien intentionnée, est-il permis d'en attendre encore quelques efforts ; car cette administration sait parfaitement que pour tout ce qui peut être vraiment utile à la commune de Vals, l'appui bienveillant de M. le Préfet de l'Ardèche ne lui fera jamais défaut.

Les eaux fondent les villes : *Urbes aquæ condunt*, a dit Pline et ont répété presque tous les *hydrographes*. Le naturaliste romain entendait parler des eaux potables ou capables de servir à la navigation. Aujourd'hui on peut en dire presque autant des eaux minérales, et pour donner une idée des avantages qui naissent nécessairement de leur exploitation, de la valeur que celle-ci donne aux propriétés, ou du numéraire qu'elle jette dans un pays, il nous suffira de citer le fait suivant: en 1860, le bureau de poste de Vals percevait 4,000 francs environ ; actuellement la somme encaissée annuelle est de 31,500 fr. Ces chiffres en disent assez pour qu'il soit inutile de parler des salaires des nombreux ouvriers employés dans les établissements thermaux, dans les hôtels, dans les constructions et dans les travaux d'embellissements.

On ne peut douter, en voyant l'activité déployée dans ce pays, pendant la saison thermale qu'il ne s'y crée bientôt de nouvelles fortunes et de celles que l'on peut avouer avec honneur ; car elles seront le fruit du travail, de services rendus, et ne coûteront de larmes à personne.

Aux eaux de Vals, en effet, on peut en vérité appliquer ces paroles du docteur Allard, lorsqu'il disait en parlant des établissements thermaux en général : « *Sources de santé et de richesses à la fois, les eaux minérales mériten toute l'attention et toute la sollicitude du médecin, du malade et de l'économiste.*

Quelques stations thermales font parade de leur antiquité, mais toutes les naïades sont à peu de chose près du même âge, et comme toutes les eaux minérales de la France centrale, celles de Vals ont dû faire leur apparition et commencer à couler à l'époque où les volcans dont elles étaient entourées de toutes parts se sont éteints, et que le sol a été suffisamment refroidi.

Si les Romains, si les premiers habitants de cette contrée n'y ont pas élevé d'établissement pour le traitement des malades, la cause en est facilement expliquée par l'ignorance dans laquelle ils étaient des propriétés médicinales, tant du bicarbonate de soude que des autres agents minéralisateurs des sources de Vals.

Leurs connaissances en chimie étaient peu avancées, et en conséquence ils n'attachaient un grand prix qu'aux eaux fortement thermalisées.

Un peu plus, un peu moins de substances salines, dont ils soupçonnaient à peine la présence dans une eau minérale, importait peu jadis aux médecins et aux malades, et, frappés seulement par le fait du calorique de certaines eaux souvent très pauvres en matières médicamenteuses, ils passaient indifférents près des sources de Vals comme près de celles de Bonnes, d'Uriage, d'Allevard et de tant d'autres.

Heureusement le progrès accompli depuis quelques années dans les sciences physiques et physiologiques est venu donner aux produits des sources minérales leur véritable valeur. Aussi, que de stations thermales échangeraient aujourd'hui leurs vestiges de vieux temples et de bains romains, même leurs traditions plus ou moins nébuleuses, contre la possession d'une source d'eau carbo-sodique gazeuse comme l'eau de la source *Magdeleine*, ou d'une eau sulfo-ferro-arsenicale comme celle de notre source *Dominique* !....

D'ailleurs cette question d'antiquité des eaux thermales

est un peu oiseuse selon nous ; car si pour l'homme, le poète
a pu dire sans conteste :

« Qui sert bien son pays n'a pas besoin d'aïeux ! »

N'en est-il pas de même pour les objets matériels ? Et le
premier qui mit la main sur le magnifique diamant appelé
le *Régent*, lui demanda-t-il son acte de naissance ?

De même, aux unes et aux autres de nos sources, nous ne
chercherons pas de titres de noblesse, lesquels parfois, s'ils
rappellent à l'esprit d'antiques vertus, couvrent aussi trop
souvent des débris et des misères.

En hydrologie minérale, ce qui véritablement mérite d'intéresser un médecin, c'est d'abord la constitution physique
et chimique des eaux, puis leur mode d'agir sur l'économie,
et non le vain étalage de leurs vertus mystérieuses d'autrefois et de leurs célébrités passées.

Néanmoins, comme beaucoup de personnes se plaisent au
récit de ce qui n'existe plus, et quoique l'historique et les traditions n'aient dans un pareil sujet qu'un intérêt de curiosité,
nous donnerons un court aperçu des évolutions lentes, mais
progressives de notre station thermale, des ressources qu'elle
offre aux malades, et nous terminerons cette première partie
de notre travail par quelques avertissements aux baigneurs.

D'après un discours écrit par le Mâconnais Bugnyon, avo-
cat au présidial de Lyon et conseiller au parlement des Dom-
bes, sur les propriétés et les vertus d'une nouvelle source
minérale, trouvée près d'Aubenas en 1583, on voit que depuis près de trois siècles l'Eau minérale de Vals est employée au soulagement ou à la guérison des maladies.

Ce n'est cependant qu'à partir de 1606 que Vals commence
à faire un peu de bruit pour l'excellence de ses eaux minérales, auxquelles on attribue des cures surprenantes et dont
on fait même une panacée universelle.

Si le docte abbé Greppo vivait encore, nous l'aurions prié
de découvrir à Vals une origine romaine, ce qui lui aurait
été moins impossible qu'à tout autre ; par prudence, nous
nous abstiendrons !.....

Les enfants de la Louve, a dit le docteur Roubaud, *sont les grands étuvistes et les grands baigneurs de l'antiquité.* Cela est vrai; mais on nous permettra d'ajouter que les Romains faisaient de l'hydrothérapie, rien de plus; ils ont apprécié la température et quelquefois la saveur des eaux : mais toute leur science thermale s'est bornée à se tremper dans de l'eau salée ou dans de l'eau douce, dans de l'eau chaude ou froide.

Les vertus médicatrices des sources de Vals leur étant cachées et ne pouvant être révélées, comme nous l'avons dit plus haut, qu'à des chimistes, il serait fort étonnant, pour ne pas dire incroyable, que les Romains en eussent consacré l'usage par la création d'un établissement thermal quelconque.

Le plus sage est donc de renoncer de bonne grâce à la gloire d'une origine antique ; sacrifice de bon goût et qui ne nous coûte guère ; car il nous évite la peine de dire, comme Félix Mornand à ses lecteurs : *Pardon de l'archéologie* !

Ainsi il demeure entendu que la station minérale de Vals est relativement moderne. Est-il vrai que Brun-Martin, pêcheur de profession, ait fait en 1602, par hasard, la première découverte des propriétés médicales de l'eau de Vals? on nous permettra d'en douter, d'autant que le mémoire de Bugnyon en fait remonter l'origine à une date bien antérieure.

C'en est assez toutefois pour affirmer que notre station minérale date, comme celle de Vichy, du xvie siècle et non du xviie siècle.

En 1609, le président delphinal Claude Expilly, trouva sa guérison à Vals et lui paya sa dette de reconnaissance en deux pièces de vers.

En 1639, Reinet, apothicaire d'Aubenas, dédia ses observations sur les fontaines minérales de Vals à la puissante dame Marie de Montlaur, baronne d'Aubenas, marquise de Maubec.

Enfin, en 1657, parut le travail, devenu classique, d'Antoine Fabre, sur les eaux minérales du Vivarais : Vals y occupe la place d'honneur.

Serrier publia, en 1673, deux études magistrales sur le même sujet.

En 1676, madame de Sévigné, qui connaissait très bien Vals, puisqu'elle en parle comme d'un objectif de curiosité pour les Parisiens, décrit Vichy et néglige Vals ; mais à quelques nuances près, le fond du tableau restant le même, la description *par trop exacte* de l'illustre dame peut s'appliquer aux deux stations rivales.

Nous nous consolerons volontiers de cette omission partiale ; il y a peu de plaisir à connaître l'emploi de la matinée de ce moment solennel où l'on PREND et où l'on REND ses eaux.

Ainsi dirions-nous également des « *dégognades* des danseuses de Vichy, *où les curés trouvaient à redire.* »

A Vals, rien de semblable : l'eau n'y est pas bouillante et ne sent pas le salpêtre, comme s'en plaignait madame de Sévigné à Vichy ; elle est fraîche et buvable. Il n'y a jamais eu de *dégognades*, et il n'y en aura jamais !

Bref, la station minérale de Vals est en prospérité, contemporaine des beaux jours de Louis XIV.

Comme titres de noblesse, il en est de moins respectables et de moins authentiques.

Versailles a consommé des quantités énormes d'eaux de Vals, et bien que les douze bouteilles y coûtassent 71 livres 2 sols sous Louis XIV, la demande était incessante. Le cardinal de Fleury, le comte de Cossé, le marquis de Rouillé, en usaient personnellement.

C'est (à n'en pas douter), après en avoir goûté à la source, que ces hauts personnages ont adopté l'eau de Vals comme boisson à domicile.

La médecine a, comme l'histoire, ses légendes fabuleuses ; il ne nous convient pas d'analyser les merveilleux récits de la panacée universelle. Restons dans le positif, qui est le vrai.

Si, depuis le XVIe siècle, l'écho de Vals reste parfois muet, on l'entend de temps à autre redire des guérisons remarquables, absolument la même chose que ce qui se passait pour Vichy. Tout à coup, vers la fin du siècle dernier, le gouvernement ou son entourage étend, sur ce dernier, une main tutélaire, et alors seulement, grâce à la protection dont il est l'objet, il commence à s'élever peu à peu vers de brillantes destinées.

Voici donc deux stations d'eaux minérales, Vals et Vichy, ayant entre elles une grande analogie sous ce rapport et en ce sens qu'elles contiennent l'une et l'autre, dans leurs sources, une quantité de bicarbonate de soude bien supérieure à la dose connue des autres stations de l'Europe :

Nous disons analogues, mais non pas identiques, puisque Vals possède, en outre, dans ses eaux alcalines, du chlorure de sodium, du bicarbonate de magnésie, qui leur donne des propriétés électives plus variées et très précieuses, et aussi parce que Vals possède, en outre, la source Dominique, ferro-arsenicale et acide, pouvant à elle seule faire la fortune d'une station thermale.

C'est à peu près depuis la même époque que Vals et Vichy procurent aux malades atteints d'affections chroniques les moyens de se guérir ou d'améliorer leur santé.

Jusqu'en 1830, Vichy, malgré la présence de Lucas, reste stationnaire, puis prend tout à coup de grandes proportions. Prunelle, Petit et leurs successeurs, par leur profond savoir, leur grande expérience thérapeutique, appellent autour d'eux une nouvelle et nombreuse clientèle : les malades y affluent de toute part; il s'y construit une nouvelle ville.

Vals, au contraire, après avoir jeté un certain éclat, tombe dans l'oubli et ne semble se relever que vers 1856.

A quoi tient cette divergence de destinée ? Telle est la question que se pose l'auteur d'une excellente brochure intitulée : *Études nouvelles sur les eaux de Vals.*

L'auteur anonyme paraît croire que la raison principale de cette déchéance de Vals n'est autre que l'indifférence que les médecins de l'Ardèche ont manifestée pour leurs sources carbo-sodiques, plus richement dotées cependant par la nature que celles analogues tant de France que des pays étrangers.

Il y a évidemment quelque chose de très vrai dans cette appréciation nettement exposée par l'auteur de la brochure, avec une grande lucidité d'esprit. Car pour tout ici-bas, comme pour le charretier embourbé de la fable, Hercule veut que l'on se remue et criera toujours :

« *Aide-toi, et le ciel t'aidera.* »

Hercule, aujourd'hui c'est la presse, et tout fait espérer que les médecins de Vals tiendront à honneur de ne pas laisser, comme on dit, la lumière sous le boisseau.

Mais, bien que partie intelligente et active dans une station thermale, le corps médical subit aussi l'influence du milieu dans lequel il se trouve, et, comme depuis fort longtemps on avait complètement négligé les aménagements matériels réclamés par la médication thermale, l'attention des malades et des médecins s'était portée ailleurs.

Deux motifs peuvent encore être allégués comme causes de retard dans le développement de Vals. La première de ces deux raisons est le mauvais entretien des routes du département de l'Ardèche, pendant le premier tiers de ce siècle ; de telle sorte qu'un voyage dans ce pays était une grosse affaire.

Aujourd'hui ces conditions sont changées. On s'occupe activement de mettre le matériel de l'établissement en rapport avec les exigences modernes, et les chemins, quoique accidentés et pittoresques, n'en sont pas moins magnifiquement entretenus.

On peut aller de Lyon à Vals en 7 ou 8 heures, moitié du temps que l'on mettait naguère pour se rendre de Lyon à Châlon-sur-Saône.

La dernière cause et probablement la plus importante, c'est l'esprit apathique et peu entreprenant des anciens habitants de cette contrée.

Contents de leur sort et vivant de peu, ils ne faisaient rien, ils ne tentaient rien pour faire sortir de son état de langueur la vallée de Vals, et stimuler par les moyens honnêtes un actif échange, au profit de l'humanité, de leurs Eaux minérales avec un bien-être et une prospérité avouables.

Oh! fortunatos nimium, sua si bona norint, agricolas,

disaient-ils ; aussi la culture de leurs terres avec les anciens errements qu'avaient suivis leurs pères, celle de quelques vignes et du mûrier surtout, les occupaient exclusivement.

Quelques filateurs se chargeaient d'écouler les produits de la sériciculture, et la sereine tranquillité dont on jouissait sur les rives de la Volane était troublée pendant quelques jours seulement par des bandes de paysans qui, d'assez loin venaient se reposer à Vals des travaux de la moisson et reprendre de nouvelles forces en buvant l'eau des *bonnes fontaines*.

Ils remplissaient de grandes bouteilles d'eaux minérales, et peu soucieux d'en conserver le gaz carbonique, ils les plaçaient en rang sur des tertres ou sur des pans de murailles ; puis disposés eux-mêmes en groupes joyeux, d'où s'échappaient les plus purs accents du patois local, ils se livraient avec ardeur à l'exercice du jeu de boules, remplissaient de nouveau les bouteilles vidées sans mesure et sans frein.

Ainsi, buvant, jouant, riant à leur aise, ces braves gens formaient dans le vallon des sources, des tableaux dignes du pinceau d'un Téniers.

On cite bien quelques étoiles du grand monde comme ayant apparu de temps à autre au milieu de cette clientèle rustique et sans doute aussi quelque notable représentant de la bourgeoisie. Nous avons déjà mentionné Mme de Montlaur, Mme de Sévigné, le Président d'Expilly, et *tutti quanti !* Mais le bas prix à payer dans les hôtels, il y a très peu d'années, indique assez le peu de fonds que l'on pouvait y faire autrefois sur la présence de l'aristocratie et de son entourage.

Ainsi, cachées naguère comme dans un écrin, au fond des montagnes du Vivarais, malgré leur minéralisation riche et variée, malgré leurs vertus médicatrices qui peuvent défier toute comparaison, les sources de Vals étaient encore sinon ignorées, du moins très peu connues.

Leur réputation ne dépassait guère les pays limitrophes, lorsqu'un concours de circonstances heureuses pour le pays le fit entrer presque tout à coup dans une nouvelle phase de vie et de prospérité.

D'abord ce sont des bains construits en 1846 et multipliés en 1866 qui y appellent un plus grand nombre de malades ; puis la sériciculture, éprouvant une grande souffrance dans l'Ardèche comme partout en Europe, les propriétaires des sources s'en occupent davantage.

La baguette de l'hydroscope tourne entre leurs mains, et voilà de nouvelles fontaines captées avec le plus grand soin ; car il est juste de rappeler ici que le grand mouvement ascen-sionnel de Vals a pour point de départ les découvertes des sources *Saint-Jean*, *Magdeleine* et *Désirée*.

A dater de ce jour l'expédition de l'eau en bouteilles est entourée des plus minutieuses précautions.

A la suite de quelques guérisons très remarquables, obte-nues récemment par l'usage de l'Eau de Vals, les bords de la Volane acquirent une plus grande renommée ; elle franchit brusquement les montagnes du Vivarais comme par une sorte d'expansion subite, et se répandit en France et à l'Étranger.

Depuis quelques années, on voit affluer à Vals, pendant la saison thermale, des malades de tous pays, empressés de venir demander à la puissance curative de nos eaux la guérison souvent, le soulagement presque toujours de leurs maux, après avoir vainement tenté de les guérir ailleurs.

On les voit pour la plupart retourner dans leur patrie satis-faits et reconnaissants, emportant la meilleure preuve que les thermes de Vals, avec les améliorations matérielles accomplies et celles en voie d'exécution, conserveront la nouvelle faveur dont ils sont l'objet de la part des médecins et de leurs clients, et remonteront ainsi au rang qui leur est dû.

Et déjà, celui qui n'aurait pas visité le petit vallon des sources depuis seulement trois ans, s'écrierait volontiers en le revoyant :

Oh ! quantum mutatus ab illo !

En effet, ces rives de la Volane, transformées en jolis

jardins, en parcs délicieux, ces sources dont les nymphes sont abritées sous d'élégants pavillons ombragés de beaux arbres, tout ici concourt à orner ces riantes campagnes et annonce que l'homme a enfin compris que ses mains étaient dignes et capables d'aider la nature à s'embellir encore.

Si vous le voulez, lecteur, *allons voir la St-Jean*, comme on dit communément à Vals !

Visitons la bonne fontaine déjà célèbre, dont l'eau fraîche, limpide et gazeuse est exportée en bouteilles par centaines de mille, chaque année. Elle trône dans son joli parc, abritée sous un gracieux chalet.

Descendons maintenant le cours de la Volane. En trois minutes nous serons dans le beau parc des sources, récemment planté et embelli par un nouveau Le Nôtre, M. Luizet de Lyon, mais encore plus digne d'attention par l'importance et la richesse de ses eaux minérales. C'est là que, près de la belle source intermittente, sous un élégant pavillon, est située la *Précieuse*, tout à côté de la *Magdeleine*. Cette dernière sera un jour, avec la *Dominique*, la plus connue des sources de Vals, comme elle en est la plus remarquable par ses propriétés médicinales.

Si vous n'êtes pas fatigué, lecteur, et vous ne l'êtes pas, car l'eau de la *Magdeleine* retrempe les forces, au dire des malades, nous verrons bientôt côte à côte, sous le même toit d'un chalet suisse, les sources *Rigolette* et *Désirée*, et, poursuivant notre promenade, nous parviendrons sans effort à la source du Dominicain. Ce moine reconnaissant, qui en éprouva les vertus médicinales au commencement du dix-septième siècle, lui légua le nom qu'elle porte aujourd'hui, celui d'un ordre encore fameux.

On remarque que les écrivains qui ont traité de Vals, citent toujours la *Dominique* avant la Saint-Jean, et on en conclut qu'elle pourrait bien avoir eu la priorité d'usage pratique par rapport à celle-ci.

Une construction récente, incrustée de belles scories tirées des volcans voisins, recouvre la *Dominique*, et le pieux Dominicain ne reconnaîtrait plus le *petit coin de côteau*

*où il trouva ceste eau salutaire qui lui rendit la
santé.* »

Mais il est temps d'adresser aux malades un dernier mot
en forme de conseils ou d'avertissements.

Le premier jour, en arrivant à Vals, on se sent un peu
triste, soit que le voyage produise cet effet, par l'excès des
soins et des petites dispositions qu'il exige, soit par le vertige dû à la rapide succession des tableaux variés et saisissants qui vous passent sous les yeux, soit peut-être aussi
parce que l'aspect imprévu du rempart de collines dont vous
êtes entouré presque de toutes parts, borne votre horizon et
semble ne vous promettre que des jours longs et monotones.

Nous avons eu l'occasion de faire, bien souvent et pendant
de longues années, la même remarque pour d'autres thermes où nous avons envoyé tant de malades : c'est que les personnes souffrantes craignent toujours de s'isoler et de manquer d'appui ; c'est que l'on ne quitte guère ses occupations
ordinaires sans y reporter de temps en temps la pensée, ou
mieux encore qu'on n'abandonne pas ses douces affections
de famille sans une douleur au cœur, sans une larme dans
les yeux.

Mais quel est cet enchantement ! dès le lendemain vous ne
voulez plus vous en aller. Un beau soleil empourpre la campagne, tout remue, tout s'anime autour de vous. Causant et
riant, les malades vont boire aux bonnes fontaines. D'autres
vont aux bains. Ailleurs ce sont des groupes, de petites cara-
vanes qui se forment pour aller gaiement s'enfoncer dans
les nombreuses vallées ayant leur issue dans celle de la Volane, et formant autant de promenades pittoresques et char-
mantes.

Le lecteur désirerait peut-être trouver ici quelques renseignements sur les excursions que l'on peut faire tout en suivant son traitement thermal : « Nous lui signalerons comme
but de promenades la *Maison-Blanche*, le *Calvaire* le *Col
de Vals*, autant de points qui s'élèvent en pente douce, et
d'où le curieux aperçoit de magnifiques forêts, des montagnes vertes et cultivées et où l'œil se repose agréablement

sur mille sites pleins de charmes ; puis dans un rayon de 5 à 10 kilomètres, la petite ville d'Aubenas où l'on peut visiter un superbe lavoir moderne, un établissement modèle pour le titrage des soies, monument du moyen-âge ayant servi de citadelle et dans lequel une rampe d'escalier en fer forgé (style Louis XIII) attirera l'attention des connaisseurs.

« Dans la principale église, des sculptures méritent que l'on s'y arrête un instant ; elles sont dues à un enfant des montagnes de l'Ardèche, artiste improvisé, et qui, sans étude préalable, comme Giotto devint peintre, se trouva sculpteur... Pour les personnes du nord, il y a aussi de beaux champs d'oliviers.

« La vallée qui conduit d'Aubenas à Vals est une des plus pittoresques que l'on puisse imaginer et l'horizon en est majestueusement borné au nord par le col de l'Escriné et la chaîne du Coiron. Enfin, citons encore le *Calvaire d'Asperjoc*, *Entraigues* et son *volcan rouge*, ceux de *Jaujac*, de *Nérac* et de *Thueyt* et, sur la route de ce dernier village, les ruines dentelées du château de Ventadour.

« C'est aussi à Thueyt que l'on visite la cascade appelée la *Gueule d'Enfer*, et d'énormes gradins en basalte noire, connus sous le nom d'*Echelle du Roi*. »

Beaucoup d'autres lieux méritent encore d'attirer l'attention du touriste ; mais, pour s'y rendre, l'assistance d'un guide devient nécessaire, et les renseignements d'un homme du pays seront plus utiles et plus précis que les nôtres. D'ailleurs nous ne devons pas trop oublier que notre objectif est, avant tout, l'enseignement des propriétés et de l'emploi de l'Eau de Vals au point de vue médical.

Les malades qui se rendent à nos thermes, s'en rapprochent, par la voie ferrée jusqu'à Aubenas, ou s'ils ont pris le bateau du Rhône, jusqu'au Pouzin.

Dès que l'on est arrivé à Vals et que l'on a choisi son logement, il convient, après le temps nécessaire donné au repos, et pour commencer tout de suite son traitement, de voir son médecin et de prendre son avis ; car les sources d'eaux minérales sont nombreuses, et aucune n'est identique à sa congénère.

Avec leurs propriétés électives particulières, on courrait grand risque de faire fausse route, de perdre le fruit de son voyage, et même d'aggraver sa maladie, si on voulait se traiter soi-même.

Chaque année on est témoin de ces tristes résultats et plus d'un malade s'en retourne beaucoup plus indisposé qu'il n'était à l'arrivée, pour avoir voulu boire de l'eau en trop grande quantité ou à une source que la nature de son mal lui interdisait.

Apporter une note rédigée par un homme de l'art, sur les précédents et le caractère général de la maladie, sur les moyens déjà employés contre elle, est une précaution dont on comprend aisément l'importance.

Au départ de Vals, il peut être souvent avantageux de faire une petite provision d'eau minérale que l'on utilisera chez soi, en temps prescrit. Elle pourra consolider la cure ou préserver de récidive.

Nous n'avons pas à nous occuper ici de l'hygiène préparatoire à la cure thermale. C'est l'affaire du médecin ordinaire, et il n'envoie le malade aux thermes que lorsqu'il le juge en état de supporter le voyage et les effets d'un traitement ordinairement tonique et excitant.

Ce qui va suivre n'aura donc trait qu'à certaines prescriptions de ménagement pour la conduite à tenir aux eaux. Les chaleurs sont quelquefois vives au milieu du jour, et la température considérablement abaissée le matin et le soir, surtout après les pluies et les orages. De là, comme dans les villes d'hiver, Nice, Cannes, etc., comme dans toutes les stations thermales, en général, l'obligation d'avoir à sa portée un vêtement léger, mais chaud pour les temps relativement froids survenant à l'improviste.

N'oublions pas que nos eaux ont une action sudorifique, et que la réaction salutaire qu'elles opèrent sur la peau, la rend plus sensible et son brusque refroidissement plus dangereux. Aussi, est-il des moments où il est imprudent de rester inactif et surtout à l'ombre, comme au sortir du bain, par exemple. Il vaut mieux rentrer chez soi ou se livrer à une promenade de nature à favoriser la réaction que le bain tend à établir.

Marcher est encore le meilleur moyen de précipiter la digestion des eaux minérales, sous réserve cependant de ne pas dépasser la quantité prescrite et le dosage fractionné par demi-verrées et de 25 en 25 minutes, règles variables néanmoins, selon la tolérance de l'estomac, le degré de la maladie et la minéralisation de l'eau.

Il n'y a nul inconvénient à prendre l'eau qui vous est désignée en boisson, pendant la durée du bain ; il y a même plusieurs avantages à procéder ainsi. Recommandons, pour la seconde fois de ne pas se refroidir en sortant de l'établissement thermal, et au moment où il est utile de produire et de seconder la réaction cutanée.

Devons-nous parler du régime ? Non ! puisque à Vals, où l'on en voit tant, il est des malades, qui réclament une nourriture très azotée, et auxquels les viandes sont nécessaires d'une manière presque exclusive, tandis que d'autres ont besoin d'aliments de nature mixte, et d'autres enfin de la diète lactée et de simples bouillons.

Toutes ces appréciations sont du ressort du médecin consultant, et pour lui l'occasion fait le précepte, comme l'a dit Hippocrate.

Un phénomène presque constant, commun à toutes les sources carbo-sodiques de Vals et même à la *Dominique*, et qui pourrait entraîner un inconvénient contre lequel nous devons prémunir les malades, c'est une recrudescence d'appétit qui se manifeste chez tous, voire même chez les personnes qui en étaient privées depuis longtemps.

L'eau de la source *Saint-Jean* paraît posséder cette propriété apéritive à un très haut degré. La doit-elle à ses principes arsenicaux ? C'est une question sur laquelle nous aurons à revenir plus tard et que nous résoudrons par l'affirmative.

Les excès de table ont tué, dit-on, plus de monde que les

armes de guerre, et, comme l'on ne vit pas *de ce que l'on mange, mais uniquement de ce qu'on digère,* il est prudent de ne pas obéir trop vite au réveil de l'instinct de l'estomac et de le laisser rétablir un peu ses forces avant de lui accorder toute la ration d'aliments qu'il sollicite. Par contre, le traitement thermal ayant pour conséquence générale d'augmenter les sécrétions, le sujet doit y pourvoir par une nourriture plus copieuse et plus substantielle.

Aussi notre précédente observation a-t-elle pour but de tenir le malade en garde contre un changement dont en définitive il pourra s'applaudir, s'il n'oublie pas qu'il est d'une pratique sage de quitter la table sans avoir trop complètement satisfait son appétit, et qu'une sobriété raisonnée est une des plus sûres garanties d'une bonne santé.

Tout le monde connait trop bien la salutaire influence d'un exercice modéré sur l'équilibre des fonctions, pour qu'il soit besoin d'insister sur les excellents effets que l'on peut en retirer et sur la possibilité d'en faire l'un des plus précieux auxiliaires du traitement des maladies chroniques par l'hydrothérapie minérale.

Avertissons seulement le malade que, dans l'abus seul, se trouve le danger, et qu'en pareil cas tout est relatif au temps ou trop chaud ou trop froid et à la gravité du mal.

Des observations presque semblables sont ici de mise, pour les plaisirs de la danse et de la musique ; utiles à la santé dans des limites sages, et dans des conditions convenables, ils peuvent être l'occasion d'un accroissement de douleurs physiques quand on les prolonge trop, et que les réunions ont lieu dans des espaces mal aérés et partant malsains.

A Vals, il est vrai, les beaux arts, les agréments des grandes villes n'ont pas encore élu complètement domicile. Hélas ! patience, toute industrie a l'œil ouvert sur ses intérêts et ne tarde pas à prendre pied où elle trouve chance de réussir.

Puis d'ailleurs, répétons-le encore une fois, ce n'est pas le bruit des fêtes, l'enivrement du bal, le délire de la musique que l'on vient chercher dans ces paisibles contrées : ce sont des biens plus précieux, le repos et la santé.

A Vals, celui qui le désirera, trouvera toujours une vie douce et tranquille. Quant aux immenses ressources que ses eaux offrent à l'art de guérir, elles ne font plus l'ombre d'un doute, même dans les pays les plus lointains.

Puisse l'exposé que nous allons faire de leur action physiologique et médicale, ne pas être indigne de leur haute renommée ! !

DEUXIÈME PARTIE

DES EAUX ALCALINES GAZEUSES DE VALS

CHAPITRE PREMIER

Qualités physiques et chimiques des eaux.
Leur origine. — Leur mode de minéralisation.
Description des principales sources.

Les eaux bicarbonatées sodiques, dont nous commençons l'histoire dans ce chapitre, se trouvent réunies dans un périmètre de 4 à 500 mètres environ, à l'entrée ou très près d'un petit vallon pittoresque et riant.

Quoique naissant à peu de distance les unes des autres, elles présentent des différences assez notables, dans la quantité et aussi dans la nature de leurs éléments minéraux, pour qu'il soit indispensable de les étudier séparément et d'en distinguer les principaux types, si l'on veut les employer avec discernement, et en conséquence avec fruit, au traitement des maladies.

Dans son traité de l'*air*, des *lieux* et des *eaux*, Hippocrate dit tout d'abord qu'il est utile de connaître la qualité des eaux, qui, si elles diffèrent par la saveur et le poids, ne diffèrent pas moins par leurs propriétés. Cette judicieuse remarque, écrite dans un temps où les connaissances chimiques ne permettaient pas de vérifier ce que l'induction faisait pressentir, suffirait pour révéler le puissant génie observateur de celui que l'on se plaît à nommer le Père de la médecine, et si elle est applicable aux eaux potables en général, elle l'est surtout aux eaux naturellement minéralisées ; car en hydrologie médicale, ce n'est pas seulement le poids ou le degré de saturation saline qu'il faut prendre en considération dans les eaux, c'est aussi la nature chimique des principes qui entrent dans leur composition.

De l'ensemble des analyses qui ont été faites des eaux de Vals par de très habiles chimistes et notamment par MM. O. Henri et Dorvault, il résulte qu'en outre de leur élément médicinal caractéristique, le bicarbonate de soude, elles ont toutes de l'acide carbonique en proportion assez forte, pour leur donner, à lui seul, des propriétés médico-physiologiques très-importantes. Le bicarbonate de fer, uni au manganèse, entre aussi dans leur composition en utile quantité dans quelques-unes, en proportion insignifiante dans quelques autres. Le chlorure de sodium et le bicarbonate de magnésie font partie des eaux de trois ou quatre sources et leur donnent des qualités sur lesquelles nous aurons à revenir plus tard : Enfin l'eau de la source *Saint-Jean* a laissé voir, par l'analyse, des traces très sensibles d'arséniate de soude.

On a encore trouvé, dans les sources carbo-sodiques de Vals, quelques sels neutres, (sulfate de soude, carbonate de chaux, etc.) ; mais leur présence, (attendu leur petite quantité), ne modifie pas assez les propriétés thérapeutiques de l'eau, pour que nous entrions dans de longs détails à leur sujet.

Cependant le lecteur qui voudrait se renseigner, trouvera le nom de ces substances et leurs doses pour chacune des sources, au tableau synoptique ci-contre :

Tableau *des résultats obtenus par les analyses faites dans le laboratoire de l'Académie de médecine, par M. Ossian Henri, sur les échantillons envoyés à Paris. — Les compositions suivantes sont établies sur 1,000 grammes de liquide.*

SUBSTANCES CONTENUES DANS LES EAUX :	SAINT-JEAN	PRÉCIEUSE	DÉSIRÉE	RIGOLETTE	MAGDELEINE
Thermalité invariable à la source	13°	13°	15°	14°	15°
Acide carbonique libre	0.4250	2.218	2.145	2.095	2.050
Bicarbonates de chaux	0.3100	0.630	0.571	0.259	0.520
Bicarbonates de magnésie	0.1200	0.750	0.900	0.259	0.672
Bicarbonates de soude	1.4800	5.940	6.040	5.800	7.280
Bicarbonates de potasse	0.0400	0.230	0.263	0.265	0.255
Bicarbonates de lithine	indice	très sensible	très sensible	très sensible	très sensible
Bicarbonates fer protoxide avec trace de manganèse	0.0060	0.010	0.010	0.024	0.029
Arséniate de soude	très sensible	traces	sensible	sensible	sensible
Iodure alcalin	indice	indice	sensible	sensible	sensible
Chlorure de sodium et de potassium	0.0660	1.080	1.100	1.200	0.016
Sulfates de soude	0.0540	0.185	0.200	0.220	0.235
Sulfates de chaux	0.0700	0.185	0.200	0.220	0.235
Alumine	0.0110	0.060	0.058	0.060	0.097
Matière organique	indéterminé	pou	traces	traces	peu
	2.576	8.885	9.142	7.826	9.248

1° EAU TEMPÉRANTE SÉDATIVE : *Saint-Jean.*
2° EAUX LAXATIVES : *Désirée, Précieuse.*
3° EAUX RECONSTITUANTES : *Rigolette, Magdeleine.*

Les eaux alcalines de Vals sont claires, limpides, pétillantes pour la plupart, d'un goût agréable et un peu piquant : Deux ou trois sources font exception et ne sont pas gazeuses ; aussi ont-elles une saveur alcaline plus prononcée et presque salée qu'elles doivent à l'absence de l'acide carbonique.

Leur température s'élève de 13 à 15 degrés centigrades, selon les sources, mais reste constante dans chacune d'elles. Quant au total de leurs principes fixes, il varie de 2 grammes, 15 (*la Saint-Jean*), jusqu'à 9 grammes, 24 (*Magdeleine*), en passant par tous les degrés intermédiaires.

Lorsque l'on se trouve en présence de ces nombreuses fontaines d'eau minérale, l'esprit commence à se préoccuper de questions diverses, et se demande instinctivement dans quelles mystérieuses cryptes s'élaborent des mains de la nature ces sources de vie et de santé ; — par quel procédé ignoré se forme leur minéralisation : — sont-elles identiques ? en quoi diffèrent-elles ?

En effet, le malade s'étonne parfois de ne pas les voir tarir, même après 3 ou 4 mois de sécheresse, sous un ciel torride et absorbant. Une curiosité dont Rabelais s'est moqué trop cyniquement (1), incite à se demander d'où peuvent provenir ces eaux que la température de l'air ne modifie en rien, — *Gelidæ fontes !* — toujours fraîches, gazeuses et agréables et que l'on recherche avec d'autant plus de plaisir que la saison est plus chaude, l'atmosphère plus sèche et plus brûlante.

Si la question n'est pas éclaircie, le champ des hypothèses n'est pas assez large pour que l'on puisse beaucoup s'égarer.

Dans ces contrées où les neiges et les glaces de l'hiver ne

____

(1) « *Eh ! m'esbahis grandement d'ung tas de fols, philosophes et médecins qui perdent leur temps à disputer d'où vient la chaleur des dictes eaux, si c'est à cause du baurach ou du soulphre ou de l'alun ou du salpestre qui est dedans la minière, car ils n'y font que ravasser et mieulx leur vauldroit se aller frotter le.... nez au panicaut, que de perdre ainsy le temps à disputer ce dont ils ne sçavent l'origine.* »

persistent pas longtemps, il faut invoquer forcément pour expliquer la continuation du jet des fontaines de Vals sous un même volume, par tous les temps et dans toutes les saisons, l'intervention des pluies et des vapeurs aqueuses de l'atmosphère, se déposant sous forme de rosées nocturnes, d'autant plus abondantes que le ciel est plus pur et les montagnes plus boisées.

Si nous devions en croire le dire des géographes, ces causes seraient suffisantes pour produire des ruisseaux et même de petites rivières .

Mais il en est d'autres encore, qui doivent jouer un certain rôle dans la formation des fontaines de Vals.

Sur les montagnes situées à l'ouest de cette ville, il existe, dans un rayon de 25 à 30 kilomètres, des lacs, le lac d'Issarlès entre autres, lesquels occupent les cratères d'anciens volcans et dont les bas-fonds fissurés laissent probablement s'écouler une certaine quantité d'eau. Puis les géologues n'ont-ils pas aussi reconnu que des lacs ou pour mieux dire des nappes d'eau, souvent d'une grande étendue, se trouvent retenus dans l'intérieur de certaines montagnes et servent de bassin d'alimentation à des sources nombreuses et parfois fort éloignées.

Qu'elles aient pour origine les lacs dont nous avons parlé ou les nappes souterraines, qu'elles soient le produit des pluies ou des vapeurs de l'atmosphère, les Eaux alcalines de Vals sont à coup sûr minéralisées par la lixiviation des terrains volcaniques qu'elles traversent, et dans lesquelles elles trouvent tout d'abord de l'acide carbonique dont elles s'emparent.

Dans leur course plus ou moins rapide et tourmentée, le gaz carbonique leur donne une action dissolvante, et, par là, leur permet l'entraînement du carbonate de soude contenu en abondance dans les roches feldspathiques : Ce *proto* sel passe à l'état de *bi* ou de *sesqui* carbonate, très soluble et dont l'eau se sature en raison de la longueur du trajet qu'elle fait en contact avec lui, comme en raison de la plus grande quantité d'acide carbonique qu'elle s'est déjà appropriée, et des pressions qu'elle exerce sur la substance carbo-sodique.

Il faut encore invoquer l'intervention de l'acide carbonique pour expliquer la présence, dans les Eaux de Vals, des bicarbonates de fer, de magnésie et de chaux ; mais pour rendre un compte plus complet de leur riche et si précieuse composition, il faudrait pouvoir préciser au juste le concours apporté, dans cette désagrégation des roches plutoniques, par les forces électro-galvaniques, qui jouent toujours un rôle si important dans les grands actes de la nature.

L'altération des gneiss micacés et feldspathiques, ce que Dolomieu appelle la *maladie*, et le géologue anglais Lyell, la *carie du granit*, tient à l'action dissolvante de l'acide carbonique, seul ou mêlé à de l'eau. Le quartz lui résiste et n'a rien à donner aux sources de Vals, dont le travail de minéralisation est, pour ainsi dire, tout indiqué dans les *Principes de géologie de Lyell*, où on lit, deuxième partie, page 141 : « Dans tous les pays, mais particulièrement dans le voisinage des volcans brûlants ou éteints, les sources dégagent une très grande quantité de gaz acide carbonique. Ce fluide élastique a la propriété de décomposer plusieurs des roches les plus dures avec lesquelles il se trouve en contact, et surtout les roches si nombreuses où le feldspath entre comme élément constituant ; il rend l'oxyde de fer soluble dans l'eau et contribue à la solution de la matière calcaire. »

Ainsi composées, les eaux de Vals jaillissent par les ouvertures qu'elles se sont pratiquées elles-mêmes, ou que la main de l'homme a creusées dans la roche, formant la croûte solide du pays. Les unes sont chassées au dehors par une pression intérieure hydraulique et coulent en nappes ; les autres le sont par une pression gazeuse, ce qui tend à leur donner le type intermittent.

Les eaux de Vals doivent naturellement être classées en trois catégories, savoir:

1° *Les toniques reconstituantes* ou celles qui ont en même temps le plus de bicarbonate de soude, d'acide carbonique et de fer. A la propriété spéciale que toutes les autres sources possèdent d'une manière moins accentuée, elles joignent la propriété élective de donner du fer et de la couleur aux globules du sang; et, étant aussi très chargées de chlorure de sodium, elles ont une action plus grande sur l'hématose. En un mot elles sont plus toniques et plus reconstituantes que les eaux des sources voisines. Les types en sont à Vals la *Rigolette*, mais par-dessus tout la *Magdeleine;*

2° *Les eaux laxatives ou sodo-magnésiennes;* elles sont peu ferrugineuses, mais bien pourvues de bicarbonate de magnésie. Outre leur propriété spéciale, elles ont encore celle d'être légèrement laxatives et répondent à des indications particulières que les médecins connaissent et apprécient pour les maladies du foie surtout. La *Précieuse*, et mieux encore la *Désirée*, en sont à Vals les vrais types;

3° *Les eaux tempérantes et sédatives;* elles sont relativement peu sodiques et s'adressent à l'élément douleur; l'une d'elles, la *Saint-Jean*, est légèrement arsenicale.

En voyant toutes ces richesses hydro-minérales, il est difficile de ne pas s'écrier, comme le faisait Atrié à l'égard des eaux d'Aix, et avec plus de raison que lui:

« Quelle plus grande faveur la Providence pouvait-elle faire aux malades et au pays de Vals, que de leur donner ces nombreuses sources variées, qui, dans leurs indications, embrassent presque toutes les maladies chroniques et qui, par leurs minéralisations différentes les unes des autres, peuvent fournir au praticien une véritable gamme thérapeutique! »

PREMIÈRE CATÉGORIE

EAUX TONIQUES RECONSTITUANTES

Source Magdeleine.

L'Eau de la source *Magdeleine* est de toutes nos eaux carbo-sodiques, celle qui mérite le plus de fixer l'attention des
médecins. Elle seule a donné à l'analyse chimique 7 gram.
28 c. par litre de bicarbonate de soude, et nulle part il
n'en existe une qui atteigne à une telle proportion de sel
alcalin ; aussi nous avons pu dire qu'elle seule suffisait pour
élever la station de Vals au premier rang des stations d'eaux
alcalines et qu'elle en faisait sans conteste le prototype du
genre.

De cette énorme quantité de sel sodique, elle reçoit à un
très haut degré les propriétés diverses d'être dissolvante et
altérante, qualités si souvent recherchées en médecine; ce
sera donc l'eau de la source *Magdeleine* qui devra être
choisie toutes les fois que l'on aura besoin, pour base d'un
traitement hydro-minéral, d'une eau très alcaline.

Enfin, si nous faisons remarquer qu'elle est très gazeuse,
pourvue de chlorure de sodium, et qu'elle contient plus de
bicarbonate de fer manganique que nos autres sources, on
devra la considérer comme fournissant l'eau alcaline de
Vals la plus reconstituante.

Sa température est de 15° centigrades et son débit de 6 à
7 mille litres environ par jour. Sa saveur légèrement alcaline
est néanmoins agréable et les malades qu'on y adresse presque en aussi grand nombre qu'à la source *Dominique* paraissent boire cette eau avec plaisir. Toutes les diathèses susceptibles d'être modifiées par les alcalins, certains herpès, la
goutte, la gravelle, le diabète ressortent à Vals de son domaine. Il est encore d'autres maladies qu'elle modifie heu-

reusement et très vite, celles par exemple où l'indication est de relever le système nerveux, pourvu toutefois qu'il n'y ait pas de contre-indications, telles que la constipation ou une trop grande susceptibilité de l'estomac.

C'est aussi vers elle que l'on dirige de préférence les personnes déjà habituées à la médication alcaline, et qui ont échoué dans un traitement antérieur par des eaux analogues.

Avec la source *Saint-Jean* qui en est tout l'opposé, par sa faible quantité d'éléments sodiques, ce qui est racheté chez elle par d'autres qualités; avec la source *Dominique* d'une nature tout à fait différente, on peut au figuré constituer un trépied sur lequel pourrait s'asseoir la nouvelle fortune de Vals, lors même que cette station ne posséderait pas en outre d'autres sources d'eaux minérales remarquables.

Source Rigolette.

Ce nom, qui fait sourire quelques personnes, lui vient, dit-on, du mot *Rigole* dont tout le monde connaît l'acception, et l'eau qui en coule à la température de 16° centigrades, partage sans toutefois les égaler en intensité, toutes les propriétés reconstituantes et toniques de l'eau de la source *Magdeleine*, car elle a presque autant de fer, et, si le bicarbonate de soude n'y est pas représenté par un chiffre aussi élevé, en revanche c'est elle qui possède le plus d'acide carbonique et de chlorure de sodium de toutes les Eaux de Vals.

Quand on lira dans le chapitre suivant les profondes et favorables modifications que ces deux derniers éléments si largement dévolus à l'eau de la source *Rigolette* impriment à l'économie animale, on ne s'étonnera pas, si cette eau est très recherchée pour combattre les diarrhées atones, les gastrorrhées, les entérorrhées, les chloroses, les anémies, la leucocytémie, la leucorrhée et d'autres symptômes qui, produits ou causes de troubles dyspeptiques fréquents, réclament l'emploi des alcalins combinés aux toniques.

Sa puissance de reconstitution dans les asthénies chro-

niques ayant même amené un commencement de cachexie ;
son heureuse influence lorsqu'il faut relever l'innervation et
rendre par là aux tissus leur énergie vitale, nous ont paru
traduire sa véritable propriété élective, ou si l'on aime mieux
sa *résultante*, qui va quelquefois jusqu'à produire de la constipation, effet peu nuisible et facile à combattre quand on a,
comme à Vals, des sources sodo-magnésiennes dont nous
allons parler.

Son excès d'acide carbonique libre lui communique une
saveur piquante des plus agréables, et lui donne, comme à
l'eau de la source *Saint-Jean*, la propriété de pousser à la
gaieté ceux qui en font usage.

DEUXIÈME CATÉGORIE

Source Désirée.

Parmi les sources alcalines de Vals, dont l'eau possède largement la propriété spéciale des eaux carbo-sodiques, l'une des plus intéressantes pour le médecin, est sans contredit celle de la *Désirée*, parce qu'elle y joint encore une action élective des plus utiles dans le traitement d'un grand nombre de formes morbides.

En effet, elle est légèrement purgative, non à la manière des eaux de Sedlitz, de Pullna ou de Nierderbronn; mais comme celle que l'on employait, il y a encore peu d'années, sous le nom d'*Eau magnésienne saturée*, et qui n'était autre qu'une dissolution de carbonate de magnésie dans l'eau, obtenue au moyen d'une addition d'acide carbonique.

Elle contient par litre un gramme environ de bicarbonate de magnésie, et, bien que cette proportion paraisse minime, eu égard à l'effet que l'on se propose d'obtenir, on s'aperçoit bientôt, quand les malades ont fait usage pendant 4 à 5 jours de l'eau de la *Désirée*, que sa dose de magnésie est suffisante pour détruire la constipation chez un grand nombre d'entre eux et même de produire des selles diarrhéiques chez quelques-uns.

Elle est presque aussi chargée en acide carbonique que l'eau de la *Rigolette*, et après l'eau de la *Magdeleine*, c'est elle qui contient le plus de bicarbonate de soude. Elle n'a que 10 milligrammes de fer; aussi est-ce son action élective purgative, qui fait diriger vers elle tous les genres d'affections accompagnées de selles rares et difficiles. Les maladies du foie lui fournissent un nombreux contingent de visiteurs, sans parler de tous ceux qui lui sont adressés en vue de combattre le symptôme de constipation et en vue de ses propriétés alcalines fondantes qu'elle possède à un degré supérieur. Le chlorure de sodium, qu'elle a en assez grande quantité, ne lui permet pas une influence trop dépressive sur l'économie.

La température de l'eau de la *Désirée* est de 16° centigrades ; elle a une saveur alcaline *sui generis*, se rapprochant un peu de celle de l'eau contenue dans les huitres, et à laquelle on se fait assez vite.

Toutes les hypérémies actives et passives trouvent en elle un excellent moyen de résolution, et l'on dirait que c'est pour elle que M. Herpin, de Metz, a écrit ces mots : « Les eaux alcalines gazeuses, même dans les maladies chroniques de la poitrine, dans les dispositions à la phthisie pulmonaire, surtout chez les personnes très sensibles, disposées aux congestions et aux inflammations pulmonaires, peuvent être d'un grand secours. »

Elle sera donc utile dans les maladies où l'on aura à craindre de provoquer une métastase goutteuse ou autre sur des organes importants ; et dans un de nos articles sur l'eau de la source *Désirée*, publié, il y a deux ans, dans les journaux de médecine, nous terminions en forme de péroraison par les réflexions suivantes qui peuvent encore trouver ici leur à-propos :

« Chez les personnes grosses, pléthoriques, disposées aux mouvements congestifs sanguins vers le cerveau, l'eau de la source *Désirée* de Vals est indiquée (2 verrées à chaque repas). En outre qu'elle maintient la liberté du ventre, elle assure et accélère la digestion, et c'est bien souvent dans le moment d'une chylification pénible que se produisent les attaques de congestion ou d'apoplexie. D'ailleurs, si l'on ne peut pas dire, d'une manière absolue, que toute joie vient du ventre, on ne peut disconvenir du moins que le fonctionnement régulier des viscères abdominaux ne soit un gage d'une bonne santé, et partant d'une longévité qui, au dire des philosophes, n'est pas sans attrait ni sans utilité, surtout quand on est comme le rappelle Cicéron :

« *Ille vir, haud nec magna re, sed plena fidei.* »

Source Précieuse.

Située tout à côté de la source *Magdeleine*. Son eau, considérée sous le rapport de ses effets physiologiques et curatifs sur l'économie, peut être regardée, si l'on peut employer ce terme de comparaison, comme la sœur cadette de la précédente. Elle active la digestion et les sécrétions; elle relève le système nerveux; en un mot elle possède la propriété spéciale des eaux carbo-sodiques, mais en outre, comme elle contient un peu de bicarbonate de magnésie, elle produit, ainsi que l'eau de la *Désirée*, un effet laxatif; seulement il faut en prendre un peu plus à la fois ou plus longtemps.

Comme l'eau de la *Désirée*, elle n'a que 10 milligrammes de fer par litre, et les mêmes principes fixes à quelques centigrammes près en moins (voir le tableau). Sa température est de 15° centigrades, et quoiqu'elle soit une des plus minéralisées de Vals, elle est néanmoins une des plus agréables au goût, ce qui dépend probablement de l'intime mixtion de ses éléments, ou mieux de l'état de solution complète où s'y trouve le gaz carbonique; car bien qu'il y soit en plus grande quantité que dans la source *Saint-Jean*, par exemple, on ne voit pas dans le verre où on la reçoit, comme pour celle-ci, le gaz s'échapper en grosses bulles aussi nombreuses et rapides. A son goût on ne se douterait pas qu'elle contient 5 grammes 8 de bicarbonate de soude par litre et 2 grammes environ de gaz acide carbonique.

Les troubles morbides qui réclament l'emploi de l'eau de la source *Précieuse*, sont donc à peu près les mêmes que ceux que l'on envoie à la *Désirée*. Cependant il y a une distinction à faire et qui n'échappe pas aux médecins : quand on veut obtenir par nos eaux sodo-magnésiques un relâchement médiocre du ventre, c'est à la source *Précieuse* qu'il faut s'adresser, en en continuant l'usage, sans crainte d'en abuser, un ou même deux mois, comme d'une médecine d'entrainement, qu'on nous passe le mot. *Elle agit très bien dans les dyspepsies et les constipations lymphatiques*, mais si l'on a affaire à une constipation plus rebelle, plus idiopathique, c'est à l'eau de la source *Désirée* qu'il faut avoir recours, car son action laxative plus marquée, peut être considérée comme le commencement d'une véritable révulsion sur l'intestin.

TROISIÈME CATÉGORIE

EAUX TEMPÉRANTES SÉDATIVES.

Source Saint-Jean.

L'eau des dyspepsies, dans leur état de simplicité, ou des gastralgies, même dans les moments où la douleur est vive, la tisane alcaline des enfants, et sans conteste aussi la meilleure des eaux de table que l'on connaisse, est fournie par la source *Saint-Jean*.

Elle est le type des eaux tempérantes et sédatives des sources carbo-sodiques.

La *Saint-Jean* possède de plus quelques traces sensibles d'arséniate de soude, qui rendent plus sûre son action élective et permettent de l'employer, même dans les périodes algides des affections névropathiques.

Le débit de cette source est abondant. La température de l'eau est à 13° centigrades. Son goût est parfait ; elle passe facilement par l'estomac, active la digestion, et les personnes qui en font usage ne tardent pas à éprouver un surcroît d'appétit. Il en est qui en ressentent une légère excitation vers le cerveau, une sorte d'entrain et de gaieté, alors même qu'elles sont d'un caractère triste et mélancolique.

La proportion relativement faible des sels alcalins de l'eau de la *Saint-Jean* permet d'en boire longtemps, et avec abondance, à table et dans l'intervalle des repas, sans en être incommodé, et dans le but d'affermir ou de continuer l'effet obtenu par les eaux des autres sources employées préalablement contre les maladies graves qui en ont réclamé l'usage. Elle permet encore de l'administrer aux enfants les plus jeunes, dont elle fait disparaître les dispositions à la diarrhée, si commune dans le premier âge de la vie. Les dyspepsies lymphatiques de lésions légères, les embarras gastriques simples sont du domaine de l'eau de la source *Saint-Jean*, et nous resterons dans le vrai en terminant ce que nous avons à en dire, si nous répétons la fin d'un article publié par nous à ce sujet (*Gazette des Hôpitaux*, 1er mars 1866) :

« L'eau de la source *Saint-Jean* sera, pour le médecin, le trait d'union entre deux traitements plus accentués ; elle lui servira aussi à continuer ou à consolider la guérison obtenue par l'eau des autres sources beaucoup plus sodiques. Comme nos confrères de Vals, nous dirons que par la faiblesse relative de sa minéralisation, elle marque le premier degré de l'espèce d'échelle ascendante que semblent représenter les sources bi-carbonatées sodiques de Vals, et que les médecins de cette station peuvent la considérer comme une excellente fortune pour les malades dont l'estomac douloureux ou encore trop faible serait lésé par des eaux plus chargées en bi-carbonate de soude et en acide carbonique, alors cependant qu'un traitement par une eau minérale alcaline gazeuse serait indiqué par la nature de la maladie. »

CHAPITRE II.

Nécessité d'étudier les actions spéciales
et électives des eaux alcalines gazeuses de Vals..
De leur mécanisme thérapeutique.
De leur constance d'effets. — De leurs éléments minéraux
en rapport avec l'économie.

Déjà, en 1854, le savant académicien Patissier, dans son *Guide des Eaux minérales*, disait: « Dans l'état de santé, l'eau de Vals prise en boisson, augmente l'appétit, rend la digestion plus facile, régularise les évacuations alvines et produit parfois un effet purgatif. La circulation devient plus active, la peau plus chaude, il se manifeste un sentiment de force et de bien-être inaccoutumé. Quelques verres de cette eau suffisent pour rendre alcalines les sueurs et les urines qui sont naturellement acides. »

Ainsi, l'éminent praticien, reconnaît à nos eaux sodiques une action générale sur l'économie, et en outre des propriétés particulières ou électives : celles de relâcher le ventre et de donner de la vigueur aux systèmes circulatoire, sanguin et lymphatique.

De son côté, M. Lefort nous dit: « Tous les chimistes hydrologues, ajoutons tous les médecins, connaissent l'intérêt qui s'attache à l'examen comparatif des sources d'eaux minérales, situées à côté les unes des autres. Ils savent que, le plus ordinairement, toutes ces sources se relient entre elles par des canaux naturels, et ils supposent avec raison qu'elles proviennent d'une même nappe d'eau. Mais quoique ayant la même origine, il arrive le plus souvent, pour ne pas dire toujours, que les eaux voisines ne contiennent pas toujours le même poids de principes fixes, soit qu'elles mettent plus de temps pour arriver sur le sol, soit que celui-ci ne possède pas partout la même constitution, soit enfin qu'elles se mélangent pendant leur ascension avec des sources d'eau douce. En se modifiant ainsi, les eaux acquièrent des propriétés nouvelles dont le médecin sait habilement tirer parti. »

Lorsque nous avons proposé la division des sources carbo-sodiques de Vals en trois catégories : 1° les *toniques recons-tituantes (Magdeleine* et *Rigolette)* ; 2° les *laxatives (Désirée* et *Précieuse)* ; 3° la *tempérante-sédative (Saint-Jean)*, nous avons cherché à faire s'harmoniser les résultats de l'expérience avec les hypothèses de la théorie ; or, si on jette les yeux sur le tableau synoptique placé page 53, si on se souvient de la description abrégée que nous avons faite des sources, on sera convaincu que nous sommes allé au-devant des considérations si vraies et si pratiques de M. Lefort, applicables en tous points à nos eaux sodiques.

Les analyses en ont été faites avec soin et science. Citer MM. O. Henry et Dorvault, chimistes habiles et spéciaux dans l'examen des eaux minérales, c'est donner la meilleure garantie de la véracité des résultats qui ont été publiés ; c'est donner la preuve que pas une de nos sources n'est identique à une autre d'entre elles, et que si leurs eaux contiennent d'abord plus ou moins de principes communs, il y a dans les unes des agents médicinaux qui ne se retrouvent plus, sinon à dose insignifiante, dans les autres.

Or il est évident que cette différence de proportion dans leurs éléments communs, que cette variété de nature dans leurs principes minéraux particuliers, donnent aux trois catégories de nos eaux des propriétés curatives diverses, et partant des indications dissemblables, de sorte qu'il est indispensable, pour le médecin qui veut en faire une application au traitement des maladies, non seulement de tenir compte de leur action *spéciale*, mais encore de leurs actions *électives*.

La première, commune à toutes les eaux alcalines de Vals, y est néanmoins très différente d'intensité, en raison du degré de minéralisation des sources; mais elle est toujours produite par les modificateurs qu'on retrouve dans toutes: le bi-carbonate de soude et l'acide carbonique, qui les rendent à la fois fluidifiantes des humeurs et stimulantes du système nerveux. Cette action spéciale mérite d'être étudiée, car avec l'eau de la source *St-Jean*, par exemple, et la dose de 1 gr. 48 cent. de sel alcalin par litre, on n'obtiendra pas le même effet qu'avec l'eau de la source *Magdeleine*, qui en a 7 gr. 28, et le médecin doit être averti des étranges mécomptes qu'il éprouverait, si, espérant atteindre le même but, il donnait indifféremment l'une ou l'autre.

Quant aux actions électives, il nous serait encore plus facile de montrer tout l'intérêt qu'il y a, à bien étudier l'apport d'influence d'un élément en plus dans des eaux voisines et de même nature. Un seul exemple suffira: une chlorose sera promptement guérie par une eau alcaline gazeuse, mais en même temps ferrugineuse; or, cette dernière condition manquant, le traitement sera long et incertain.

En résumé, il reste établi, que les sources alcalines de Vals offrent entre elles des dissemblances notables. Les analyses chimiques et les observations cliniques des médecins de la station s'accordent sur ce point. Il est donc obligatoire d'admettre pour les eaux un mode d'influence sur l'économie, commun à toutes et appelé *action spéciale*, puis d'autres modes d'influence variables selon les catégories de sources et dits *actions électives*.

Voyons maintenant s'il est possible d'expliquer comment se prépare et s'effectue la guérison des maladies par les eaux minérales en général; si leur influence sur la santé est constante, et enfin, quels sont les effets physiologiques et thérapeutiques de chacun des éléments médicamenteux existant à l'état d'extrême dilution, dans les eaux alcalines-gazeuses de Vals.

On a dit et répété qu'on ne pouvait expliquer la manière d'agir des eaux minérales sur la maladie, et les auteurs des livres et des brochures publiés sur les sources des stations thermales où ils pratiquaient la médecine, ont presque tous reculé devant cette explication, ou se sont bornés à constater les faits qui s'accomplissaient sous leurs yeux, comme étant la conséquence d'une influence salutaire, inconnue dans ses procédés et tout simplement consacrée par l'expérience. Pourquoi cette pudeur, pourquoi cette hésitation?

Nous savons bien que nos forces pourront nous trahir dans l'accomplissement de la tâche que nous entreprenons ; mais qu'importe! Des efforts même infructueux en font toujours surgir d'autres, tentés par de plus habiles, et partant plus heureux. La science, en définitive, n'a point à y perdre : c'est le point essentiel. Puis un peu de philosophie pourra nous consoler, comme elle nous a encouragé dans notre essai.

Elle nous dit en effet : Est-il dans la médecine, est-il dans une science quelconque, une succession de phénomènes dont on puisse donner la clef, dont on puisse montrer une évidente corrélation, sans abandonner quelque chose au mystère, au grand *peut-être*? L'opium stupéfie et endort. Si nous profitons de cette propriété constatée chaque jour, pour le soulagement d'une maladie, la même propriété nous sert encore à indiquer l'action du remède sur l'état névro-pathique. Allez plus loin, si on le peut; demandez pourquoi le suc de pavot agit ainsi! C'est, dira-t-on, parce qu'il est narcotique et qu'il congestionne le cerveau. On aura expliqué ainsi le premier fait par un autre, mais le procédé physiolo-gique du médicament n'en est guère plus connu.

Ne peut-on pas en faire autant à l'égard des eaux alcalines ou des autres eaux minérales, en attribuant à chacun de leurs éléments, ou à leur action combinée, les modifications importantes qu'elles impriment à l'économie, aux humeurs et aux tissus.

Il est assez rare de voir un praticien prescrire un remède à un malade sans qu'il ait une idée bien arrêtée de l'influence, disons mieux, de la manière d'agir de cet agent thérapeutique sur les organes. La même pensée qui dirige le médecin dans le choix d'un remède, l'inspire encore lorsqu'il conseille l'usage d'une eau minérale. Si un traitement par les iodures lui paraît être le plus convenable dans un état morbide déterminé, il enverra son malade à des eaux iodurées ; et en cela, il se fonde toujours sur les propriétés qu'il croit reconnaître aux composés iodiques. Le même raisonnement lui fera prescrire les médications hydrothermales sulfureuses, alcalines, ferrugineuses ou arsenicales.

Ceci admis, il est permis de croire que les eaux minérales sont indiquées aux malades avec la même dose de prévoyance et de prudence, que le quinquina, la digitale, le mercure et les autres agents de la Matière Médicale, dont elles ne constituent, après tout, qu'une des branches, des plus utiles, il est vrai, et des plus fertiles en succès, lorsqu'elles sont indiquées et administrées avec discernement.

Pour la très grande majorité de nos confrères, tout ce que nous venons de dire n'est pas nouveau ; mais nous avons lu si souvent dans des ouvrages, d'ailleurs excellents et nous avons entendu répéter tant de fois, pendant de longues années, diverses propositions tendant à dénier aux eaux minérales une constance d'effets, à proclamer l'ignorance où on est de leurs véritables et intimes propriétés, à jeter en conséquence le doute dans les esprits sur leur utilité, que nous profitons ici de l'occasion qui se présente pour rassurer les malades à ces différents points de vue.

Si, ingérées dans l'estomac, ces eaux ne semblent pas toujours s'y comporter de même, c'est que les sujets auxquels on les administre ne sont pas dans des conditions identiques ; mais autrement leur action est constante et prévue. La difficulté gît dans le diagnostic. Le médecin peut se tromper, les eaux minérales ne se trompent pas.

D'autre part, de ce qu'une maladie peut être guérie ou notablement soulagée par des eaux différentes, soit sulfureuses, soit alcalines, par exemple, on ne doit pas, pour ce fait, les accuser de n'avoir pas, l'une et l'autre, des propriétés médicinales bien déterminées, ou d'être inconstantes dans leurs effets. Il serait illogique d'y voir autre chose qu'une communauté d'influence physiologique, comme on en constate chaque jour dans des remèdes bien opposés, de leur nature, des minéraux ou des végétaux, par exemple. On peut encore dire que cette maladie est attaquable, par des moyens différents, par deux côtés : telles sont les douleurs de rhumatismes qui guérissent à Vals ou à Aix, comme elles guérissent par des bains russes ou par des frictions ammoniacales. C'est aux stations thermales, comme dans l'emploi des remèdes, deux procédés différents arrivant aux mêmes résultats : à la révulsion sur la peau, et à la rectification des fonctions de cette membrane.

L'aphorisme hippocratique: « *Naturam morborum curationes ostendunt* » pouvait être juste, à l'époque où il fut écrit. Aujourd'hui, la matière médicale est riche d'un arsenal complet et compte bien des armes à deux tranchants. Les eaux minérales en ce sens n'y font pas exception.

Donc on peut dire que l'action médicatrice des eaux carbo-alcalines est connue dans ses procédés tout aussi bien que celle des autres remèdes. Or, étudier séparément les éléments minéralisateurs dans leurs effets physiologiques particuliers, c'est se préparer à mieux comprendre comment ils se comportent, quand, dilués par la nature, ils sont administrés dans une eau minérale. C'est ainsi que pour se rendre compte de la manière dont fonctionne un appareil mécanique, il est utile de connaître les diverses pièces qui le composent. En conséquence, nous aborderons par cette étude ce que nous avons à dire des eaux bicarbonatées sodiques de Vals, et nous allons passer en revue : le bicarbonate de soude, l'acide carbonique, le bicarbonate de fer, le chlorure de sodium, et enfin le bicarbonate de magnésie, puisque c'est à ces agents médicamenteux que nos eaux doivent et leur action spéciale et leurs actions électives.

BICARBONATE DE SOUDE. — Ingéré dans l'estomac, ce sel, si communément employé aujourd'hui par les médecins, y produit des phénomènes locaux d'abord, puis la partie qui n'y est pas décomposée, portée dans le courant de la circulation, donne lieu à des actes physiologiques généraux et complexes.

Très dilué, il a pour premier effet, selon MM. Cl. Bernard et Blondelot, et d'après d'autres observateurs, de saturer les acides libres et surabondants de l'estomac; il les alcalinise, mais bientôt après, selon M. Cl. Bernard, il reproduit l'acidité dans le viscère, en y déterminant une sécrétion plus grande du suc gastrique. Toujours est-il qu'il active et rend plus complète la digestion !

Cette manière dont se comporte tout d'abord le bicarbonate de soude sur la digestion, entraîne à sa suite des faits physiologiques d'une haute portée, et vient efficacement en aide au malade pour sortir de l'espèce de cercle vicieux dans lequel il se trouve enfermé, en allant, par une mauvaise digestion, à une innervation morbide, et d'une innervation abaissée à une digestion de plus en plus incomplète.

En effet, par un chyle mieux préparé et de meilleure nature, le sang reçoit des matériaux plus riches et plus réparateurs; les glandes à leur tour, sont mieux stimulées au travail des sécrétions, l'hématose devient plus parfait, et le sang ayant acquis les vertus reconstituantes dont il était privé, reconforte le système nerveux, et par là toutes les fonctions qui en dépendent.

La partie de ce sel décomposée dans l'estomac, dit M. Pétrequin, y forme du lactate de soude qui aide à entraîner dans le chyle et dans la lymphe les matériaux de la nutrition. Ainsi, directement, le bicarbonate de soude rend la digestion plus prompte et plus complète; puis, indirectement, il va reconstituer les humeurs et les tissus; enfin, il ramène les fonctions à leur marche régulière. Son rôle dans l'économie ne se borne pas à cette sphère d'action; il l'agrandit en s'introduisant lui-même dans le sang, car tout n'est pas employé à la saturation des acides, et à la formation du lactate de soude. Cet élément sodique, disent les physiologistes, est mieux supporté dans notre économie que la potasse, l'ammoniaque et les autres substances basiques, car sa présence y est plus nécessaire.

Ainsi entraîné dans le torrent circulatoire, et dans tout l'organisme, il y devient un agent *fluidifiant* et *désagrégeant*, mais non spoliateur, dit M. Mialhe, et ces deux qualités lui donnent une précieuse action curative. En rendant le sang fluide, il lui permet de pénétrer plus avant dans les tissus, et dans les acini des glandes, dont il rend les sécrétions plus abondantes et plus fluides (bile). Il va aussi porter plus loin par les artérioles, les éléments de la nutrition, y faire agir la substance alcaline elle-même, puis il remporte par les veinules et les canaux excréteurs, les molécules anormales qui y avaient été déposées sous l'influence morbide.

On remarque chez le jeune enfant dont la nourrice a un lait trop riche, trop crémeux, des symptômes prompts et rapides de dépérissement et d'amaigrissement. Mais si on lui donne un lait jeune et léger, on le voit bien vite revenir à la santé, et sans autres remèdes, débarrassé des croûtes laiteuses (impétigo) dont il avait été couvert par le fait d'une mauvaise alimentation. Il en est de même du sang : trop épais, il nourrit mal et donne lieu à de nombreuses affections, tout comme la sève trop visqueuse engendre la gomme des végétaux.

En rendant au sang sa fluidité normale, le bicarbonate de soude devient un *reconstituant*, sans pour cela perdre sa qualité désagrégeante et éliminatrice, très utile en thérapeutique, car il faut désunir et enlever les vieux matériaux d'un édifice pour les remplacer par de nouveaux et de plus solides : qu'on nous pardonne cette comparaison matérielle, puisque c'est un peu ce qui se passe dans un foie ou une rate engorgés et qu'on traite par les eaux alcalines. Cette propriété désagrégeante des eaux sodiques est, d'ailleurs, signalée par nombre de médecins, et notamment, par Petit, de Vichy, qui a célébré les vertus *soustrayantes* et lithontriptiques du bicarbonate de soude, et a démontré, qu'en alcalinisant les urines acides, il fait partir les produits de la gravelle urique.

Dans la pratique, on tire souvent parti de son double effet de fluidifier et de prévenir l'acidité, pour le mêler au lait qu'on donne aux enfants. Par ce moyen, il détruit aussi les aigreurs intestinales et prévient la diarrhée si fréquente et souvent si funeste dans le premier âge.

Les alcalins rendent le sang propre à l'osmose, facilitent la combustion respiratoire des substances hydro-carburées (sucrées, amyloïdes). Aussi MM. Trousseau et Pidoux ont-ils classé le bicarbonate de soude parmi les agents *altérants* et *reconstituants*, à cause de son action sur l'hématose d'abord, puis ensuite, parce qu'un sang convenablement hématosé est une première condition de reconstitution. Ces deux auteurs du meilleur traité de Matière Médicale et de Thérapeutique que nous possédions, ajoutent encore, qu'en sa qualité d'altérant et d'*antiplastique*, on doit l'employer dans l'angine couenneuse et dans le croup, pour liquéfier et détacher les pseudo-membranes.

Une des gloires de la médecine française, Bretonneau, de Tours, a dit aussi que dans les cas de dyspepsie acide, amenant des troubles cérébraux, le bicarbonate de soude obtient de bons résultats. Ce fait est vrai, mais n'est-il pas possible de retourner la proposition et de dire : lorsque des troubles cérébraux et nerveux ont pour effet de mauvaises digestions, l'action du bicarbonate de soude sur le sang, qu'il rend plus réparateur, et l'action consécutive de celui-ci sur les centres nerveux, ne sont-elles pas aptes à rétablir l'état normal de la digestion ? Car rétablir l'influence nerveuse qu'elle dirige et stimule, c'est ranimer les fonctions.

Les eaux de Vals, celles de la *Rigolette* et de la *Magdeleine* surtout, nous ont souvent paru agir principalement sur l'innervation, effet sur lequel nous reviendrons plus tard en parlant du diabète et d'autres maladies ; car le réveil de l'influx nerveux est le caractère distinctif des eaux carbo-sodiques.

Rarement, comme on le dit vulgairement, le médecin peut prendre le taureau par les cornes ; il doit, dans bien des états morbides, agir par voie indirecte pour atteindre l'origine du mal. Le cathétérisme ne guérit pas toujours une rétention d'urine, et la strichnine y parvient quelquefois ; souvent l'estomac ne fonctionne plus et la cause en est dans les centres nerveux, c'est la véritable dyspepsie.

Ce serait peut-être le moment de nous demander quelles sont les altérations que le bicarbonate de soude peut provoquer dans l'économie, lorsqu'il est pris à haute dose et pendant longtemps, dilué ou non. Il ne nous a paru jamais produire qu'une stimulation trop vive de la muqueuse gastrique, comme peuvent en faire naître nombre d'agents médicinaux, l'huile essentielle des crucifères, par exemple. Nous sommes donc porté à croire que l'abus des alcalins est incapable de provoquer l'état morbide qu'on a désigné sous le nom de *cachexie alcaline*, mais qui, jusqu'ici, est restée un mythe pour nous.

Chacun sait que l'excès des alcalins dans le sang se perd par les urines, qui restent alcalines tant que cet excès persiste ; nous admettrons pourtant si l'on veut, que cette question de la cachexie est encore à l'étude; car, pour la résoudre par l'affirmative, on n'a encore que des faits mal observés, sur des gens valétudinaires de longue date, et sous l'influence de lésions organiques, dont les eaux alcalines ont pu précipiter l'évolution, quand elles ont été prises d'une manière abusive.

Nous n'ignorons pas que Magendie, en opérant sur des animaux une véritable dissolution du sang, à l'aide d'une préparation alcaline qu'il injectait peu à peu dans les veines, parvenait à provoquer chez eux quelques accidents typhiques; mais la voie indirecte, celle de l'estomac, n'offre pas au sel alcalin les mêmes conditions d'action désorganisatrice. D'une part, le viscère n'assimile ou ne laisse passer dans le sang que la quantité de substance alcaline dont l'économie a besoin à l'état de lactate ou de carbonate, et s'il en passe trop, l'élimination s'en fait vite par les urines et les autres sécrétions. D'autre part, un instinct naturel, un dégoût invincible font refuser aux malades de prendre des eaux sodiques, dès qu'ils en sont saturés, ce qui arrive assez souvent malgré la tolérance ordinaire qu'on remarque chez eux pour ce genre de médication.

Depuis trois ans M. P..., atteint de diabète, s'est refusé à venir à Vals; mais il n'a pas manqué de prendre chaque jour

3 à 5 grammes de bicarbonate de soude, et en outre, une bouteille d'eau de Vals (*Magdeleine* ou *Précieuse*). C'est 10 gr. environ par jour de bicarbonate de soude, qu'il introduit ainsi dans son estomac bon et digérant bien et qui a reçu 10 à 12 mille grammes de ce sel alcalin en trois ans. La cachexie n'a point paru, et le malade n'en est pas moins dans un état de santé qu'on dirait excellent, si on ne le savait encore un peu diabétique.

Un autre exemple intéressant va nous montrer les propriétés reconstituantes du bicarbonate de soude sous un autre jour.

Madame P..., d'un tempérament lymphatique, demeurant à Lyon, route de St-Cyr-au-Mont-d'Or, est accouchée, il y a dix ans, d'un enfant viable et bien constitué en apparence. Après 72 heures, il expire sans cause connue. Vingt mois plus tard, le même fait se répète sous les yeux du docteur Diday. Pour une troisième grossesse nous assistons la malade, et nous ne sommes pas plus heureux. Malgré toutes les précautions imaginables, l'enfant meurt encore, 72 heures après sa naissance.

L'autopsie est pratiquée en notre présence par MM. les docteurs Poncet et Violet. Une seule altération anatomique est constatée : le trou de Botal persistait, ouvert de manière à laisser passer le bout du petit doigt. Ces morts successives étaient expliquées.

Survient une quatrième grossesse : La malade vient nous consulter. C'était le moment de la saison thermale; nous l'envoyons à Vichy, où pendant un mois, sous la direction de notre honorable confrère, M. le docteur Willemain, elle se désaltère aux sources minérales des bords de l'Allier, et dépassant de beaucoup les prescriptions qu'elle a reçues, elle satisfait sans mesure la soif ardente dont elle est poursuivie. Elle absorbait, nous dit-elle au retour, plus de 15 verrées d'eau alcaline par jour. Non seulement elle n'éprouva pas de cachexie alcaline, mais elle revint à Lyon dans un excellent état de santé, et accoucha 2 mois plus tard d'un garçon qui vécut 18 mois.

A sa 5ᵉ grossesse, la malade se refuse d'aller dans une station thermale, mais elle boit pendant trois mois de l'eau de la source *Magdeleine* de Vals, c'est-à-dire qu'elle prend dans ce laps de temps de 7 à 800 grammes de bicarbonate de soude. Sa santé n'en paraît que meilleure, et son dernier enfant a aujourd'hui 15 mois.

Ici, le sel alcalin, quoique pris longtemps et à forte dose dans l'eau de la *Magdeleine*, a été reconstituant, non seulement pour la mère, mais aussi pour le germe qu'elle portait dans son sein. Nous sommes donc tenté de conclure, que le bicarbonate de soude, donné dans une eau minérale gazeuse, ne produit jamais la cachexie alcaline, à moins que le sujet ne soit déjà prédisposé au marasme, par quelque maladie organique, ayant préalablement détrempé tous les ressorts de la vie, mais qu'il est par ses effets sur l'économie, fluidifiant, altérant et reconstituant.

ACIDE CARBONIQUE. — Celui qui fait usage de l'eau de Vals en boisson, de l'eau de la source *Rigolette*, par exemple, in-gère dans son estomac, avec un litre de ce liquide, 2 gr. 1/2 d'acide carbonique. Une partie se dégage, il est vrai, mais il en reste une assez grande quantité dissoute dans l'eau, pour qu'il joue un rôle utile dans l'acte de la digestion, soit qu'en titillant la muqueuse gastrique, il excite la sécrétion des sucs nécessaires à la coction des aliments, soit qu'il augmente les mouvements péristaltiques de l'estomac et des intestins.

On verra plus tard que, dans ces organes malades, pris à petite dose, le gaz carbonique, de sa nature analgésique et antiseptique, peut calmer les muqueuses et tendre à les guérir, quand même elles sont déjà le siège de légères exul-cérations.

La partie notable de ce gaz qui passe dans le torrent de la circulation, produit sur les appareils des effets nécessaires à l'accomplissement normal des fonctions. Il est donc rationnel de se rendre quelque peu compte de l'action de l'acide car-bonique sur l'économie animale, quand on s'occupe d'eaux minérales aussi gazeuses que celles de Vals. C'est aussi le

vrai moyen de mettre en lumière toutes les propriétés méd
cinales de nos eaux carbo-sodiques.

Les anciens avaient déjà reconnu l'utilité de ce gaz, appliqué au traitement de certaines affections, et Pline dit que la
vapeur obtenue par du vinaigre versé sur du marbre apaise
la douleur d'une plaie. Nous ne ferons pas ici un résumé de
la partie historique du gaz carbonique, si bien traitée dans
l'intéressante monographie de M. le docteur Herpin, de Metz,
(1864). Il nous suffira de dire qu'il a déjà été employé avec
succès dans beaucoup de maladies par nombre de médecins,
et nous nous bornerons à rappeler ce que les expériences les
plus récentes ont démontré sur les effets physiologiques de
cet agent médicinal, très abondant dans nos sources, dans
celles de la *Rigolette* et de la *Précieuse* notamment.

Mis en contact avec la peau, il y produit en peu d'instants
une chaleur assez vive, activant les fonctions de cette membrane. Bientôt ce sentiment augmente par la durée de
l'application et, plus tard, fait place à une sorte d'insensibilité
analgésique, puis à de la torpeur ou de l'*anesthésie*. Nous
reviendrons sur ces faits, en parlant des bains, et nous montrerons tout le parti qu'on en peut tirer comme moyen stimulant et sédatif à la fois du système cutané, car des observations ont fait voir que les bains d'eau alcaline gazeuse et
ceux d'acide carbonique pur ont à peu près la même action.

Sur les muqueuses, il produit un sentiment de picotement
et de chaleur ; dans la bouche, c'est une saveur aigrelette et
agréable que tout le monde connaît ; dans l'estomac, une
titillation et une chaleur douce activant la sécrétion des sucs
gastriques.

La partie du gaz qui ne se dégage pas par les éructations
(et l'habitude des boissons gazeuses diminue ce phénomène),
cette partie, disons-nous, restée dans le viscère, entre bientôt
dans la circulation générale et amène, chez quelques personnes, une sorte d'ébriété, comme le font les liqueurs alcooliques ou les vins champanisés.

D'expériences pratiquées par les frères Wébert, sur des
grenouilles, il résulte que les vaisseaux sanguins sont excités

par le gaz carbonique, comme ils le seraient par un courant galvanique, et de son côté, M. Brown-Séquart a montré, qu'injecté dans le poumon d'un animal qui vient de mourir, il en est repoussé par l'excitation qu'il imprime au tissu des bronches et des aréoles pulmonaires, tandis que ce fait de répulsion n'a pas lieu 'si, dans les mêmes circonstances, on injecte de l'azote ou de l'hydrogène.

Le même physiologiste constate aussi que le cœur d'une grenouille, sorti de la poitrine de l'animal, et battant 20 fois par minute, donne 50 à 60 battements, si on le met dans un bain d'acide carbonique. Il en conclut que ce gaz est un excitant du système nerveux et des muscles.

D'autres expériences sont venues confirmer cette donnée, et faire penser que, dans le cœur, les mouvements de systole et de diastole, et ceux de presque tous les muscles seraient dus à l'acide carbonique, même les mouvements péristaltiques des intestins; ce qui expliquerait la persistance de ces derniers, plusieurs heures encore après la mort.

Analgésique sur la peau, il le devient également sur les plaies, et les expériences qu'on a faites sur des ulcérations très douloureuses ont prouvé qu'il en calmait la souffrance.

Cette propriété a souvent été mise à profit dans le traitement des lésions organiques ulcérées, particulièrement celles du sein et de l'utérus.

Nous avons vu que sur la peau, après avoir été analgésique, il devenait anesthésique; il agit de même dans la profondeur des organes et sur toute l'économie. M. le docteur Ozanam a opéré d'un abcès, et sans lui faire éprouver la moindre douleur, comme s'il l'avait éthérisé ou chloroformisé, un malade auquel il avait fait respirer une atmosphère composée de trois parties d'acide carbonique et d'une partie d'air.

Les propriétés désinfectantes et antiseptiques de l'acide carbonique ont été constatées même sur les ulcères les plus sordides. Il peut donc être utile dans les maladies où il y a des dégénérescences putrides, dans les abcès du foie, les catarrhes de vessie et les nombreuses lésions que l'on voit si heureusement modifiées par l'emploi de nos eaux bicarbonatées sodiques ; car, en effet, aussi bien à l'intérieur du corps qu'à la périphérie, l'acide carbonique fait cesser les souffrances les plus vives, assainit les plaies et les ulcérations de mauvaise nature, et pour exprimer toute notre pensée, cette propriété, bien reconnue à ce gaz, de modifier les surfaces malades et les tissus où il pénètre, donne, mieux qu'on ne l'a fait jusqu'ici pour les eaux de Vals, l'explication des cures si promptes et si remarquables qu'elles obtiennent, même dans des états cachectiques très-avancés.

Si, d'après les médecins qui ont le plus employé dans leur thérapeutique l'*air fixe* des anciens, il nous fallait ici énumérer tous les symptômes morbides amendés ou guéris par l'emploi du gaz carbonique, nous soulèverions un soupçon d'incrédulité que nous serions prêt à partager nous-même. Mais en montrant que l'acide carbonique, à la peau comme dans l'intérieur des organes, est d'abord un excitant, puis un sédatif, qu'il est antiseptique, cicatrisant et résolutif, nous en avons plus dit aux médecins, qu'en leur faisant une de ces listes nosologiques complaisantes qu'on peut allonger à volonté.

Le plus important pour notre station c'est de rappeler l'opinion des praticiens qui se sont le plus occupés des propriétés thérapeutiques de l'acide carbonique. Selon eux, les eaux alcalines chargées d'une proportion suffisante de ce gaz, et nos eaux sont dans ce cas, conservent non seulement les propriétés inhérentes à cet agent médicinal, mais encore, en elles, ses effets sont puissamment aidés par l'action spéciale dissolvante et résolutive de la soude, en sorte que, par la réunion de ces deux substances, les eaux acquièrent une force d'influence plus pénétrante et plus décisive sur un grand nombre de lésions morbides.

Ce qu'il y a de meilleur est aussi ce qu'il y a de pire, disait Esope en parlant de la langue. En médecine, on pourrait en dire autant de nos agents les plus terribles et les plus dangereux, lesquels sont aussi les plus utiles, quand on sait bien les employer. Trop d'oxygène tue, et sans lui on ne peut vivre. Dans l'acide carbonique, si on ne considère que les effets délétères, on n'y voit que danger. Mais quand on le sait indispensable à la vie et que l'on connait ses propriétés médicinales, on le regarde comme un précieux agent de traitement, et alors seulement on comprend pourquoi les eaux alcalines gazeuses de Vals ont une supériorité thérapeutique sur leurs analogues.

Car enfin, si les anciens et les modernes ne se sont pas trop écartés de la vérité dans leurs observations et les résultats de leurs expériences sur l'acide carbonique appliqué à la médecine, s'il est permis d'ajouter quelque créance aux travaux des nombreux médecins et physiologistes qui, depuis 50 ans, en font un sujet d'études et de méditations, on conclura que, dans nos eaux minérales, l'acide carbonique est plus que le complément de la soude.

D'ailleurs, nous ne saurions mieux terminer ce que nous avons à dire de cet agent thérapeutique, qu'en rapportant ces paroles de M. Herpin, de Metz (*De l'acide carbonique*, 1864): « Ce gaz ne fait qu'entrer chez nous dans le domaine de la thérapeutique, mais il ne tardera pas à prendre la place qu'il doit y occuper. De même qu'il est arrivé pour l'antimoine, le vaccin, l'éthérisation, etc., ses effets ont été exagérés par les uns, niés ou dépréciés par les autres. Mais, quoiqu'il ne doive pas être considéré comme une panacée, néanmoins il produit sur l'économie des effets très-remarquables, et a souvent opéré des guérisons inespérées de maladies qui avaient résisté à d'autres médications très rationnelles. »

CHLORURE DE SODIUM. —L'eau de quelques sources de Vals contient du sel en assez grande quantité pour la rendre sapide, agréable, et augmenter ses propriétés médicinales. Examinons brièvement le rôle du sel dans l'économie animale.

Son utilité diététique est constatée dans les plus vieux livres sacrés ou profanes; elle est prouvée par l'immense commerce dont il est l'objet sur toute la terre, même chez les nations encore sauvages, et aussi par ce fait, que les ordres religieux les plus sévères ne l'ont jamais interdit chez eux, par besoin instinctif, car ils ignoraient que nos humeurs en retirassent de la soude et de l'acide chlorhydrique, nécessaires à diverses fonctions, à la digestion entre autres.

Effectivement, le sel fait engraisser. Dailly, Suive, M. Boussingault, de l'Institut, l'ont prouvé, et ont même dit, après des expériences comparatives, combien gagne en poids un animal auquel on en donne, et combien perd celui qui mange le foin sans ce condiment, dont les Anglais apprécient toute la valeur, et qu'ils ne manquent pas de mêler à la provende de leurs animaux de boucherie.

M. Boussingault reconnaît encore au sel la propriété d'exciter la voracité et les appétits vénériens des bestiaux. Selon Poulain, les vaches de la Colombie, privées de sel, deviennent infécondes. Wardun affirme que le dépérissement de l'animal, par suite de cette privation, peut aller jusqu'à la mort, et enfin Gaspard rapporte que les vaches nourries de foin mélangé de sel, en Hollande, ont été complètement soustraites, par cette alimentation, à une épizootie régnante.

Semblables observations ont été faites sur l'homme. Pluvier dit que le sel augmente la vigueur, et Barbier raconte que des vassaux russes, auxquels leur boyard avait interdit ce condiment, devinrent languissants, pâles, faibles, œdémateux, sujets à des générations d'helminthes, et enfin rendus anémiques par la diminution des globules et de l'albumine du sang.

C'est qu'en effet, le sel entre dans la composition du corps pour une partie constitutive importante. La lymphe, le chyle, les mucus, le suc gastrique, la bile, l'urine et tous les liquides en contiennent ; mais c'est dans le sang qu'il existe en plus grande quantité, et, d'après Liébig, en proportion constante, rejeté par les urines et les sueurs, quand il est en excès. Il ne s'y trouve pas seulement sous forme de chlorure de sodium, mais par ses transformations, il y constitue les sels alcalins, la soude, l'acide chlorhydrique, trouvés par M. Cl. Bernard dans le plasma du sang.

Les eaux alcalines gazeuses, contenant une proportion suffisante de sel, comme celles des sources *Rigolette*, *Désirée* et *Précieuse*, sont en conséquence à choisir dans le traitement de certaines affections, quand le sang va toujours en s'appauvrissant, comme dans l'albuminurie ; et cela devient plus évident, si on examine les rapports du sel et de ses dérivés, avec les principales substances qui entrent dans la composition du sang à l'état normal.

Wundt supprime le sel dans son alimentation et, au troisième jour ses urines sont albumineuses. Hartner injecte de l'eau pure dans le sang et rend le sujet albuminurique ; il injecte ensuite de l'eau salée, et l'albuminurie disparaît. Schmitz, par des expériences analogues, arrive à des conclusions très-intéressantes, adoptées par M. Cl. Bernard, telles que :

L'albumine ne serait pas libre dans le sang, le sel s'unirait avec elle pour la maintenir en dissolution ; la soude formerait avec elle un albuminate stable. Les graisses devraient leur margarate et leur oléate au sel, dont l'action se montre d'ailleurs dans la transformation de la bile, de l'urée, etc.

Enfin par ses éléments, soude et acide chlorhydrique, par ses composés, phosphate et carbonate de soude, par lui-même, le sel a des rôles divers à remplir dans la respiration, dans la production des humeurs ; il favorise les actes d'endosmose, d'exosmose et de dissolution, alcalinise la bile et sert à créer, selon quelques auteurs, l'acide chlorhydrique libre du suc gastrique.

On trouve aisément et partout du sel, dira-t-on. Oui, comme on trouve du fer, du soufre et tant d'autres substances dont l'action, si on les prend isolément, ne se compare pas à celle qu'elles produisent, quand elles sont données dans une eau minérale.

BI-CARBONATE FERRO-MANGANIQUE. — C'est à la présence du fer dans l'eau de la source *Dominique*, qu'est due une grande partie des propriétés reconstituantes remarquables de ce nouveau moyen thérapeutique. Aussi, nous sommes-nous réservé de parler avec plus de détails du fer comme agent médicinal, quand nous ferons l'histoire de notre intéressante source d'eau *acide ferro-arsenicale*. Nous dirons cependant ici quelques mots de son importance physiologique et des avantages qu'il y a à le donner dans une eau alcaline gazeuse.

On sait qu'il concourt à composer l'hématosine du sang, et qu'il est un des éléments qui s'opposent à sa dissolution, en maintenant à ses globules leur forme discoïde. Sans insister beaucoup sur le rôle qu'il joue dans la respiration, rappelons que l'oxygène introduit d'abord par cette fonction dans le sang, vient se fixer spécialement sur le globule, le colorer en rouge vif (sang artériel) et que le corps discoïde, ainsi chargé d'oxygène, va porter aux tissus le gaz vivifiant, lequel, se combinant au carbone qu'il y rencontre forme de l'acide carbonique. Ce dernier, rapporté aux vaisseaux capillaires du poumon, est bientôt éliminé de l'économie.

Ce va-et-vient continuel de l'oxygène et de l'acide carbonique, ne pourrait avoir lieu, sans la présence du fer. Aussi est-ce un point de départ pour nombre de maladies, quand par une cause, souvent insaisissable, ce métal vient à faire défaut dans la circulation.

Lorsqu'il est donné dans une eau alcaline gazeuse, et à l'état d'extrême dilution, il n'est pas besoin que le bi-carbonate de fer soit en grande quantité. Là, en effet, rien ne s'en perd, et il concourt presque immédiatement aux fonctions physiologiques qui lui sont dévolues. Une partie en est transformée dans l'estomac en lactate de fer, et entraînée avec l'autre partie non décomposée, dans la lymphe, puis dans le sang avec l'aide du lactate de soude qui se forme en même temps dans le viscère. Aussi, dans une eau alcaline gazeuse peut-être mieux que dans aucune autre préparation martiale le fer se trouve-t-il dans les conditions favorables au rôle qu'il doit jouer pour l'entretien de la vie.

Des expériences faites en 1847 ont démontré dans le sang l'existence normale du manganèse. Si le fait est exact, et

M. le professeur Pétrequin n'en paraît pas douter, c'est un précieux avantage qu'offrent quelques-unes des eaux de Vals, de tenir en combinaison le fer et le manganèse. Le même fait sert aussi à expliquer les guérisons rapides opérées sous nos yeux par l'eau des sources *Rigolette* et *Magdeleine*, celles notamment de chloroses ou d'états anémiques. Mais ne faut-il pas admettre que, par cette médication, on a encore le bénéfice des autres éléments reconstituants contenus dans ces eaux, en sorte que ceux-ci, agissant sur la digestion et sur le système nerveux, apportent au sel ferro-manganique un contingent décisif de puissance médicatrice, qu'il n'aurait pas eue sans doute, pris autrement, à des doses aussi minimes ?

Bi-CARBONATE DE MAGNÉSIE. — Un des agents de la matière médicale les plus employés pour purger légèrement, c'est la magnésie. Elle y réussit à une condition, pourtant, celle de trouver dans l'estomac et dans les intestins des acides qui en font un sel soluble. Alors elle n'agit plus sur les muqueuses comme une terre inerte, mais comme une substance stimulante et laxative.

De là, l'idée d'employer, pour purger, des sels de magnésie naturels, ou de la rendre elle-même soluble en la combinant avec les acides citrique, tartrique ou sulfurique, et d'en composer des préparations purgatives d'un goût souvent peu agréable.

Le bi-carbonate de magnésie possède la même propriété, et si, dans les eaux de quelques sources de Vals (la *Désirée* et la *Précieuse*), il s'y trouve, en proportion relativement petite, un gramme environ par litre, il n'en agit pas moins à la manière des minoratifs, après un usage de 4 à 5 jours et même souvent plus tôt.

En considérant que nos eaux laxatives citées ci-dessus, contiennent un peu de sulfate de soude, et de plus une grande proportion de bi-carbonate de la même base, ce qui augmente singulièrement la sécrétion des sucs gastrique et intestinal, on ne sera pas étonné des résultats que l'on obtiendra par la petite quantité de bi-carbonate magnésien contenu dans les eaux de la *Désirée* et de la *Précieuse*.

Voici un fait plus surprenant : il existe dans les sources de Nierderbronn, dit M. Patissier, une dose tellement faible de magnésie, qu'elle atteint à peine 30 centigrammes, tandis que celle de l'eau de Sedlitz artificielle en renferme plus de cent fois autant. Cependant avec une verrée de cette eau, ajoute le Docteur, il purgeait un malade chez lequel une bouteille d'eau de Sedlitz, même à 45 grammes, n'amenait aucun résultat. C'est qu'en effet, comme le dit avec raison M. le docteur Loretan de Loëche-les-Bains, « l'expérience n'atteste-t-elle pas tous les jours qu'une petite quantité de carbonate de magnésie, contenue dans une eau minérale, produit un effet laxatif égal, sinon plus fort, que celui obtenu par des doses plus élevées de ce sel dissous artificiellement dans de l'eau ordinaire, comme le pratique l'industrie ? »

Si nous ajoutons enfin que, dans nos eaux bi-carbonatées, la présence de ce sel, en tant qu'alcalin, vient encore en aide au bi-carbonate de soude et aux autres agents minéraux pour assurer l'intégrité des digestions, nous aurons dit à peu près tout ce qui peut intéresser le médecin désireux d'appliquer les eaux sodo-magnésiennes au traitement des maladies chroniques. Il ne nous reste plus qu'à présenter quelques exemples des résultats qu'on est en droit d'attendre de la médication alcaline gazeuse de Vals. C'est ce qui fera le sujet des chapitres suivants.

CHAPITRE III.

Application des eaux carbo-sodiques
à la thérapeutique des maladies du tube intestinal,
Dyspepsie, Gastralgie, Gastrite, Gastro-Entérite, Gastrorrhée,
Vertige stomacal et intestinal, etc.

Nous venons d'entrer dans quelques détails, incomplets sans doute, mais suffisants pour le sujet que nous traitons, sur les effets physiologiques ou sur les influences thérapeutiques reconnues, par la plupart des observateurs, aux éléments minéraux contenus dans les eaux carbo-sodiques de Vals. Nous avons dit aussi que ces substances médicamenteuses sont encore plus dociles à l'appel qui leur est fait, lorsqu'elles sont données dissoutes naturellement dans une eau minérale, que si on les administre dans une préparation officinale.

Après cet exposé, si toutefois nous sommes resté dans le vrai, le médecin, en combinant les propriétés physiologiques des principes fixes de nos eaux alcalines, et l'action curative qu'il désire en obtenir, n'aurait, pour savoir à quelle source il doit avoir recours pour une maladie donnée, qu'à jeter les yeux sur le tableau synoptique des analyses qui ont été faites de nos eaux, et notre tâche à nous serait terminée.

Mais est-il possible de déduire exactement les propriétés médicinales des eaux minérales et leurs effets thérapeutiques, de la connaissance de leurs principes constituants? Les notions que nous avons de la matière médicale dans ses rapports avec la maladie, sont-elles assez précises, assez invariables, pour qu'il soit permis d'en appliquer les lois, tant bien

établies soient-elles, comme on applique une règle d'algèbre ?
Certes non ! Tous les jours le médecin consciencieux, en pres-
crivant un remède, éprouve de l'indécision, car nombre de
circonstances font varier la valeur relative d'un médicament,
même le plus usuel, de telle sorte que l'on serait exposé à des
mécomptes et à des tâtonnements nuisibles, si l'observation
clinique ne venait, comme le fil d'Ariane, montrer la route
qu'il faut suivre, sinon au praticien déjà habitué à l'emploi
des eaux minérales, du moins à celui dont l'expérience, à ce
sujet, laisse encore quelque chose à désirer.

Il est également bon de noter qu'une clinique des eaux
minérales est d'autant plus utile, que la station dont il s'agit
possède un plus grand nombre de sources, et qu'il en émerge
un liquide plus complexe dans sa composition. Sans cette
étude clinique, en effet, on sera entrainé à confondre les actions électives, à ne pas apprécier à sa juste valeur la propriété spéciale, et enfin on ne tirera pas parti pour le malade
de l'action combinée des éléments d'une source, de ce que
nous appellerons sa *résultante*, qui est en définitive le produit total de l'influence que les agents médicinaux ont sur
l'économie, après s'être entr'aidés pour augmenter, ou combattus pour modérer leur influence finale. Même, par ce qui
se passe dans les Pyrénées, n'est-il pas démontré que si deux
sources paraissent donner une eau en apparence identique,
elles n'en méritent pas moins d'être étudiées séparément
dans leurs effets cliniques. Ce sont ces derniers qui ont appris
à ne pas envoyer les mêmes affections à Bonnes, à Saint-
Sauveur et à Cauterets, quoique l'élément minéralisateur de
ces eaux médicinales ne soit, pour les unes et les autres, que
le sulfuré de sodium.

Avant d'aborder la partie pratique des eaux alcalines gazeuses de Vals, nous croyons devoir prévenir le lecteur que
nous n'insisterons pas sur la description des maladies justiciables de ces eaux, et qui sont assez généralement connues.
Les professeurs de pathologie interne et les livres qui traitent
de cette science, enseignent les symptômes beaucoup mieux
que nous ne saurions le faire ici, et, disons-le, sans esprit

de critique, attendu que les écrivains hydrologues ont eu les mêmes raisons et le même but que nous, beaucoup mieux qu'aucun ouvrage publié jusqu'à ce jour sur l'hydrothérapie minérale.

Pour nous, médecins exerçant près d'une station d'eau minérale, si nous écrivons, c'est surtout dans le but de bien indiquer l'emploi d'un moyen thérapeutique que nous avons spécialement étudié, et quand nous nous adressons à nos confrères, nous savons que leurs idées sont bien arrêtées sur la nature, les causes et les symptômes des lésions pour lesquelles on les consulte. Si nous nous laissons aller à retracer ici quelques-uns des caractères saillants des affections traitées à Vals par nos eaux alcalines, c'est pour établir d'une manière plus nette, pour mieux faire saisir les rapports que nous croyons exister entre les états pathologiques dont il sera fait mention et l'action spéciale ou les actions électives des eaux minérales appelées à les combattre; en un mot, pour mettre le phénomène morbide en présence des effets thérapeutiques du médicament.

Le lecteur initié aux préceptes de notre art ne sera donc pas surpris des lacunes ou des oublis qu'il pourra rencontrer dans cette partie de notre travail, que nous allons continuer en appelant successivement son attention sur l'application pratique des eaux carbo-sodiques de Vals aux maladies de l'estomac et du canal intestinal, aux affections du foie, à celles des organes génito-urinaires, à la névrose chlorotique, au diabète, aux diathèses rhumatismales, herpétiques, et en un mot, à toutes les lésions qui ne se rattachent pas à des altérations organiques, à des dégénérescences de tissus trop profondes.

Et à ce propos, est-il nécessaire de prémunir le médecin contre la trop bonne opinion qu'il aurait pu se faire des eaux de Vals, relativement aux affections organiques, ainsi que l'on a eu le soin de le faire pour toutes les autres eaux minérales? Nous ne le croyons pas, et même nous lui dirons simplement qu'à tous les degrés de ces maladies, alors même qu'elles ont amené un état de cachexie avancée, l'indication principale étant de veiller au maintien des bonnes digestions, de ralentir les progrès de la désorganisation physique et l'abaissement des forces vitales, on peut trouver encore dans les eaux alcalines gazeuses, surtout dans les moins minéralisées (source *Saint-Jean*), un moyen souvent efficace, non de guérir, c'est évident, mais de suspendre pour quelque temps la marche du mal.

Quelque intérêt que nous leur portions, nous ne ressentons pas, pour les eaux de Vals, l'enthousiasme, porté jusqu'au lyrisme, que le docteur Barrier avait pour celles dont il dirigeait d'ailleurs l'emploi avec tant d'habileté, et à l'occasion desquelles il disait, avec une conviction sincère : « Je traite et je dompte aujourd'hui à Celles un grand nombre de maladies dont les guérisons sont réputées au-dessus de toutes les ressources de l'art. »

Non, à Vals, pas plus qu'ailleurs, on ne dompte rien dans ce genre de lésions. Sans doute, en agissant avec prudence, en n'excitant pas trop le malade, en donnant en boisson l'eau des sources les plus légères, le médecin peut espérer voir les fonctions digestives être améliorées pour un temps indéterminé ; mais là s'arrête sa puissance. Aussi n'est-ce qu'après en avoir bien pesé les avantages et les inconvénients, qu'il doit accorder ou refuser au malade le voyage de Vals, d'autant qu'il est facile de s'en procurer les eaux partout ailleurs.

DYSPEPSIE.

Un tiers des malades qui viennent à Vals, y sont conduits par cet état morbide complexe sans définition exacte possible, et que l'on est convenu d'appeler *dyspepsie* (mauvaise digestion), nom généralisé, impropre et sous lequel on comprend aujourd'hui nombre de maladies diverses.

De même que l'on serait mal fondé d'appeler indistinctement toutes les affections du poumon une *dyspnée* (mal respirer), de même aussi on étend trop la signification du mot *dyspepsie*, quand, perdant de vue que mal digérer n'est le plus souvent qu'un symptôme, on s'en sert pour désigner des lésions de genres différents, et nous avons vu avec bonheur le regrettable docteur Beau donner le premier signal d'un retour à des idées plus en rapport avec les faits.

Or, si nous nous arrêtons un instant à étudier la dyspepsie considérée comme une maladie distincte et dans ses rapports avec les eaux carbo-sodiques de Vals, c'est qu'il existe en effet des exemples de gens qui, pour une cause ou une autre, chagrins, excès de travail ou de toute autre nature, ont tout simplement une digestion lente, laborieuse, incomplète, accompagnée parfois de vomissements, d'éructations acides, de borborygmes ou de flatuosités inodores, mais sans altération caractérisée dans les autres fonctions, sans lésions anatomo-pathologiques connues, et dont tous les symptômes semblent être sous la dépendance d'une innervation amoindrie.

Sous le nom de dyspepsie, nous comprendrons donc seulement ici cette lésion fonctionnelle de l'appareil digestif, de l'estomac particulièrement, dont les indigestions, la flatulance, les aigreurs, la gastrodynie composent le plus ordinairement le cortège, et nous conserverons aux autres formes les noms qu'elles ont depuis longtemps dans les cadres nosologiques, nous appuyant sur cette considération que les dyspepsies sympathiques ne sont souvent autres que des maladies dont le siège est déjà loin de l'estomac, et qu'un diagnostic bien établi doit faire renvoyer à une lésion primordiale.

Si la dyspepsie essentielle, dont la marche est ordinairement lente et que l'on voit se perpétuer des années, soit d'une manière continue, soit par de fréquentes récidives, ne présente pas d'abord un état de gravité qui fasse craindre pour les jours du malade, elle n'en devient pas moins dangereuse dans la suite par les altérations anatomiques dont elle finit par être la cause; en effet, l'estomac ne peut être le théâtre fréquent d'indigestions et d'autres troubles dyspeptiques, sans être atteint à son tour, ainsi que les organes qui ont avec lui des relations de fonctions ou de sympathie.

Bientôt la vraie dyspepsie fait place à la gastrite chronique, à l'engorgement des tuniques de l'estomac ou à d'autres lésions qui étendent plus loin leur sphère d'activité, et jettent le malade dans un état de cachexie la plupart du temps sans remède.

Les eaux alcalines de Vals réunissent un ensemble d'excellentes conditions pour combattre toutes les formes de dyspepsie ; nous voulons dire : quel que soit l'épiphénomène qui l'accompagne. Ordinairement, c'est l'eau de la source *St-Jean*, que nous employons. Elle suffit presque toujours à détruire les troubles légers de la digestion. Il n'est pas besoin pour cela d'une eau très fortement chargée de principes minéraux, laquelle aurait même l'inconvénient, nous l'avons souvent constaté, d'irriter trop la muqueuse gastrique, au lieu de la stimuler doucement.

L'ingestion dans l'estomac d'une trop grande quantité à la fois de sel alcalin, d'après les plus récentes observations, a bien pour effet de neutraliser les acides qu'elle y rencontre ; mais bientôt après, par une réaction physiologique, elle augmente l'acidité dans le viscère, en amenant une plus grande sécrétion de ces sucs, naturellement acides. On entretiendrait donc la maladie par une eau trop sodique, tandis que l'on réussit à la guérir par l'eau de la *St-Jean*.

Son succès est prompt dans la dyspepsie à forme sèche, assez fréquente, « car l'insuffisance possible du suc gastrique, dit M. le professeur Pétrequin, n'a rien qui doive surprendre, quand on songe à la quantité énorme qui est nécessaire à la nutrition. » Il en est de même dans la forme acide, alors que les malades éprouvent dans l'arrière-gorge, dans la bouche et sur les gencives une sensation qu'ils comparent à celle qu'y produirait du vinaigre.

C'est un des grands avantages de la station de Vals, de posséder plusieurs sources à faible minéralisation, et surtout celle de la *St-Jean* dont l'eau contient quelques traces sensibles d'arséniate de soude, et dont on trouve à chaque instant l'emploi, lorsque un peu de douleur vient compliquer la dyspepsie.

Elle est bien la meilleure des tisanes pour les dyspeptiques: elle ramène bientôt de bonnes digestions à celui qui en est privé même depuis longtemps. Elle l'arrête ainsi sur la pente qui le conduirait d'une lésion fonctionnelle à une lésion de tissus, car la dyspepsie simple, avons-nous dit, est toujours au moins liée à l'abaissement de l'innervation qui engendre la tristesse, la mélancolie, puis ultérieurement la cachexie, résultat de tous les désordres morbides, effets ordinaires eux-mêmes d'un sang appauvri.

L'usage de l'eau de la *Saint-Jean* a pour conséquence presque immédiate, nous l'avons déjà dit, de réveiller l'appétit. Le malade doit se défier de cet heureux changement et n'obéir que peu à peu à cet instinct renaissant; il fera donc bien de laisser pendant deux ou trois jours se retremper les forces de l'estomac, avant de lui accorder la ration d'aliments qu'il semble demander.

S'il y a complication de diarrhée, l'eau de la source *Rigo-lette* sera un excellent adjuvant; s'il y a constipation, on pourra employer de temps en temps l'eau des sources *Désirée* ou *Précieuse*.

GASTRALGIE ET ENTÉRALGIE

Sous la première de ces dénominations, les médecins sont généralement d'accord de désigner un état morbide assez commun, qui se traduit par une vive douleur à l'estomac, venant par accès, à intervalles de temps parfois égaux, mais non toujours, durant de une demi-heure à 5 ou 6 heures, et pendant lesquels le malade, poussant des plaintes et des gémissements, replie le genou sur le ventre comme pour soulager son mal, prend une respiration anxieuse, se couvre d'une sueur froide, et se sent parfois près de tomber en syncope; souvent son pouls se précipite et devient petit; nous l'avons vu rester calme dans des accès moins aigus.

Pendant la crise, on voit des malades refuser de prendre les plus simples remèdes, tandis que d'autres se soulagent par quelques aliments. La douleur ne parait pas toujours après un repas ct il n'y a souvent entre l'un et l'autre aucune relation de cause à effet. Cette circonstance, la nature des crises, leur intensité, leur cessation presque brusque ont fait penser que c'était là la névralgie stomacale.

L'étiologie de cette affection est obscure, quoique les hypothèses ne fassent pas défaut. Quand on aura dit qu'elle est plus commune de 20 à 50 ans, et chez les femmes que chez les hommes, on n'aura guère éclairci la question.

Mais on peut affirmer que la gastralgie est le résultat d'une métastase névralgique ou rhumatismale, et c'est aux causes qui produisent ces formes morbides qu'il faut se reporter pour expliquer l'origine de celle qui nous occupe.

On a cherché à établir diverses formes de gastralgie. Bornons-nous à n'y voir que des différences d'âge, de sexe, de tempérament et d'intensité, et ne faisons pas comme pour la dyspepsie que l'on a formulée en chapitres, selon les maladies dont elle n'est qu'un trait accessoire.—Il serait utile d'avoir, en médecine comme dans toutes les autres sciences, un langage clair et précis, et de ne pas confondre la gastralgie avec la dyspepsie, qui en est très souvent, mais pas toujours un symptôme.

L'*entéralgie* offre avec la névralgie stomacale une telle analogie de causes et d'effets que nous ne croyons pas devoir les séparer; c'est le siège qui en est différent, et fréquemment les troubles morbides portant leurs manifestations sur l'estomac et sur les intestins à la fois, mériteraient alors d'être compris sous le nom de *gastro-entéralgie*.

Les personnes atteintes de ces douleurs à forme périodique, ne sont pas rares à Vals, pendant la saison thermale; elles y trouvent presque toujours une notable amélioration et souvent la guérison, quand on les y traite par les eaux alcalines peu minéralisées; tandis que leur état tend à s'exaspérer quand on lui oppose une eau trop sodique.

Ce fait d'observation concorde avec ce qu'en a écrit l'un des médecins de Vichy, les plus renommés (*Lettre 5 sur Vichy*. p. 101), quand il dit que l'on est obligé de renvoyer de cette station les gastralgiques, parce que les eaux minérales de Vichy ont au moins 7 grammes par litre de principes fixes, tandis que nous avons des eaux carbo-sodiques qui n'en contiennent qu'un, deux ou trois grammes.

Par ses eaux tempérantes et sédatives, Vals a un grand avantage sur les stations d'eaux minérales analogues ; et celle de la source *St-Jean*, l'une des moins chargées en principes minéraux, y est par cela même, une des plus utiles, puisqu'elle peut remplir certaines indications auxquelles il serait impossible de répondre par un liquide contenant 3 ou 4 fois plus de sel alcalin. En outre, elle est assez pourvue d'acide carbonique pour en retirer l'effet hyposténisant dont nous avons parlé au chapitre II, et dire quelle contient de l'arséniate de soude, c'est faire pressentir quelle est sédative du système nerveux, et très apte à combattre l'élément douleur, pour parler le langage de l'habile nosographe auquel nous faisions allusion ci-dessus.

OBSERVATION DE GASTRALGIE.

Mlle A. D'Yssingeaux (Haute-Loire), âgée de 39 ans, bien réglée et occupée dans sa famille à des travaux faciles, éprouve depuis un an, à intervalles inégaux, tous les 3 ou 4 jours, et sans cause prochaine appréciable, de très vives douleurs à l'épigastre, d'une durée de 4 à 5 heures, s'irradiant vers le pylore, et produisant à la malade une sensation de déchirement qui semble diminuer un peu par une légère pression.

D'abord l'opium avait pu soulager les crises, mais non en empêcher le retour. Le sulfate de quinine et les ferrugineux n'ayant pas réussi davantage, MM. les docteurs Chardon et Pipet envoient la malade à Vals, le 1er juillet.

Chaque accès névropathique augmentait l'affaissement général, la perte de l'appétit, et la diminution des forces digestives. Le teint était anémique et la malade ne se livrait plus qu'avec lenteur et indolence à ses travaux habituels.

Dans l'intervalle des accès, l'estomac était peu sensible à la pression, la langue était blanche, le pouls régulier, petit et concentré. De l'anorexie, de la répugnance pour les corps gras, quelques autres phénomènes dyspeptiques, comme l'éructation de gaz inodores, des borborygmes, étaient les seuls symptômes persistants, et contrairement à ce qui arrive souvent chez les gastralgiques, la douleur épigastrique n'était pas soulagée, lors des crises, par une petite quantité d'aliments.

L'eau de la *Rigolette* produisit à la malade une sensation de chaleur à l'estomac, et bientôt elle fut prise d'un accès de gastralgie assez violent.

L'eau de la source *Saint-Jean*, au contraire, fut très bien supportée, 4 verrées, puis 6 par jour.

En quittant Vals le 23 juillet, Mlle A. se considérait comme guérie, car depuis 19 jours elle n'avait pas eu d'accès. La dyspepsie avait cessé, la peau avait repris une bonne couleur, et l'activité physique et morale reparaissait dans toute son intégrité.

Dans l'entéralgie ou coliques *idiopathiques* de Cullen, dans nombre d'états névropathiques, lors même que l'eau de la source *St-Jean* n'est pas mise en rapport direct avec l'organe souffrant, elle n'en exerce pas moins sa bonne influence sur ces affections et concourt puissamment à leur guérison.

OBSERVATION D'ENTÉRALGIE.

M. D..., 42 ans, cultivateur à Monteron, près d'Uzès, actif et de bonne constitution, fut atteint, il y a 3 ans, de fièvre intermittente, et prit, pour s'en délivrer, de fortes doses de quinine.

A partir de cette époque, il est souvent fatigué par des digestions lentes et pénibles. Depuis 2 mois, il éprouve de temps en temps, surtout après avoir mangé, des coliques violentes, quoique son régime soit des plus sobres. Il accuse alors un sentiment de torsion ou de déchirement autour de l'ombilic, se propageant vers l'hypocondre gauche, la vessie et d'autres régions du ventre dont les muscles se contractent violemment.

Dans ce paroxysme entéralgique, le malade se plaint de respirer avec peine ; il se sent glacé ; son pouls devient petit, fréquent et concentré. L'application de quelques linges chauds, ou une légère pression sur le ventre soulagent un peu la douleur,

BIBLIOTHÈQUE NATIONALE R.F. IMPRIMÉS

7

mais c'est surtout l'expulsion de gaz par les voies hautes et basses qui semble marquer la fin de la crise.

Quoique peu désireux de se déplacer, car il craignait d'être pris d'un accès pendant le voyage, le malade est néanmoins décidé par M. le docteur Bouchon à venir à Vals, où il arrive le 6 juillet.

Le ventre est légèrement sensible à la pression. La rate paraît un peu tuméfiée ; la langue est blanche ; le pouls est à 72. Il y a de la faiblesse dans les jambes ; enfin nous notons un peu de constipation.

Cette dernière circonstance nous engagea à donner l'eau de la source *Précieuse*; mais elle fut mal supportée, et c'est à l'eau de la source peu sodique, mais arsenicale, que le malade dut le bienfait d'une amélioration assez promptement marquée. Après 12 jours, la névrose ne paraissait plus qu'à l'état rudimentaire, et après 23 jours de traitement (7 à 8 verres par jour), le malade prit son *exeat*, accusant encore un peu de faiblesse, mais digérant parfaitement, et n'ayant plus ces horribles coliques qu'il redoutait, disait-il, plus que la mort.

L'eau de la source *St-Jean* doit, avons-nous dit, une partie de son action sédative à la petite quantité d'arséniate de soude qu'elle contient. En effet, les archives de la médecine ont enregistré plusieurs observations de gastralgie et d'autres névralgies guéries par de très petites doses d'arsenic, un ou deux milligrammes par jour, et nous avons été nous-même plusieurs fois témoin de ce fait.

M. le docteur Vétu, de Dijon, nous a fourni l'occasion de voir à Vals une dame affectée d'un eczéma de la face et d'une gastralgie, alternant depuis plus de deux ans, de telle façon que toujours l'une des maladies était à tour de rôle en permanence. Après avoir résisté toutes deux à de nombreux traitements, elles cédèrent enfin à l'eau de la *St-Jean*, qui en délivra la patiente. Nous pûmes à nouveau constater là, l'efficacité de l'arséniate de soude dans un certain nombre d'affections cutanées, comme aussi dans la névropathie stomacale.

GASTRITE CHRONIQUE.

A l'époque où Broussais, l'illustre professeur de l'école de médecine de Paris, publiait ses observations sur les maladies des voies digestives et notamment son traité sur les phlegmasies chroniques, la gastrite était regardée comme une maladie extrêmement commune par la très grande majorité des praticiens.

On connaît la réaction qui a suivi, et dans l'entraînement de laquelle, dit M. le professeur Andral, on a été jusqu'à nier qu'il en existât une seule. Aujourd'hui, combien èst-il de médecins qui admettent, parmi les maladies inflammatoires chroniques, une hépatite, une cystite, une splénite, etc., et qui rejettent l'existence de la gastrite, comme si l'estomac était le seul organe à l'abri de l'irritation et des phénomènes morbides qui en sont la conséquence.

Exposé chaque jour à l'action des aliments épicés ou de mauvaise nature, ou à celle de boissons alcooliques, chargé d'une fonction importante, et pour la remplir, doué d'un système nerveux très sensible, sur lequel retentissent, même les impressions morales, l'estomac seul, selon ces médecins, jouirait d'une immunité complète et n'éprouverait, sous toutes les influences possibles, celle des poisons exceptée, ni inflammation aiguë, ni chronique, ni idiopathique.

Ne faut-il pas se méfier de cette sorte d'ostracisme que font subir aux idées un peu anciennes, et peut-être à leur insu, les novateurs systématiques, en en rajeunissant parfois de plus anciennes encore. La dyspepsie dont plaisante Molière, ce symptôme commun à tant de maladies, revient aujourd'hui remplacer la gastrite.

Evitons de faire comme l'astrologue de la fable ; et nous éviterons aussi que l'on dise : *Oculos habent et non videbunt*, et à propos de la maladie qui nous occupe, et de sa disparition des cadres nosologiques, rappelons les paroles de

MM. Monneret et Fleury, à l'article Gastrite dans leur *Compendium de médecine pratique* : « Autrefois le moindre malaise, la moindre gêne vers la base de la poitrine ou quelques symptômes aussi vagues ou aussi légers que ceux-là, faisaient prononcer sur le champ le mot gastrite : aujourd'hui il faut une langue rouge comme du sang, sèche comme le parchemin, une soif ardente, une douleur intolérable pour que l'on admette qu'il y a gastrite. Ceux qui connaissent les erreurs de l'esprit humain comprendront facilement ces vicissitudes et rediront les paroles du sage : « l'esprit de l'homme est comme un homme ivre à cheval, quand il tombe d'un côté et qu'on le relève, il retombe de l'autre. »

Le ventricule n'est pas invulnérable ; il est au contraire souvent atteint d'inflammation aiguë ou chronique, c'est-à-dire de gastrite. Donc, que cette dernière soit le produit de coups directement portés sur l'estomac, de poisons ou d'autres substances irritantes ingérées dans cet organe, qu'elle soit le résultat d'un trouble de l'innervation ou d'effets réflexes rhumatiques, herpétiques, etc., la dyspepsie coexistante n'en est jamais qu'un symptôme.

La gastrite s'accuse par de la douleur à l'épigastre, douleur parfois obscure, mais qui s'exaspère par moments, surtout après les repas, et qui n'a aucune ressemblance avec celle de la gastralgie dont elle ne partage ni l'acuité, ni la forme souvent périodique ; elle donne parfois le sentiment d'une barre pesante, transversale vers la base du sternum et on la voit s'accompagner de vomissements ou d'autres troubles dyspeptiques. La langue est blanche, sèche, ou chargée de matières saburrales épaisses. On a constaté des taches diphthériques sur cet organe, dont les bords et la pointe sont souvent d'un rouge vif.

La muqueuse gastrique s'est montrée, tantôt rouge et friable, tantôt ramollie, dans les autopsies de M. le professeur Andral (*Clinique médicale*, tome II), et la lésion anatomique peut aller jusqu'à l'ulcération ou la perforation de l'estomac. Un véritable progrès s'est accompli depuis quelques années dans le traitement de cette maladie : c'est de ne pas l'éterniser par une diète interminable, et de ne plus livrer invariablement les patients à la lancette ou aux sangsues. On a fait pour la gastrite chronique comme pour l'inflammation chronique de la muqueuse palpébrale, et la médecine substitutive a eu de tels succès que l'on doit la préférer au système débilitant préconisé par le médecin du Val-de-Grâce.

Les eaux alcalines de Vals agissent d'abord par substitution : en excitant la muqueuse, elles en dénaturent l'inflammation qu'elles ramènent à une marche plus rapide, plus régulière et plus résolutive. Leur gaz carbonique produit ensuite sur la membrane malade ses effets anesthésiques, et le bi-carbonate de soude, par son action générale sur l'économie, complète la déroute des symptômes.

Pour faire élection d'une eau de Vals, l'intensité de la souffrance doit être prise en considération, et l'on choisira celle d'une source d'autant moins minéralisée, que la douleur sera plus aiguë. La petite proportion d'arséniate de soude qu'elle contient, son faible degré de minéralisation nous font souvent donner la préférence à l'eau de la source *St-Jean* ; ce précepte a été heureusement mis en pratique dans l'exemple suivant qui nous a été fourni par une des clientes de M. le Professeur Berne, de Lyon.

OBSERVATION DE GASTRITE CHRONIQUE.

Mme B..., âgée de 34 ans, d'un tempérament délicat et nerveux, habite, dans d'excellentes conditions de salubrité et de bien-être, une maison de campagne située sur les bords du Rhône, non loin de Valence. Elle n'a éprouvé aucune de ces secousses morales qui ébranlent le système nerveux, et retentissent d'une manière vive sur l'estomac en y produisant ces dyspepsies sans causes physiques et sans lésions anatomiques appréciables.

Cependant, depuis 11 ans, après quelques tentatives avortées d'allaitement, ses digestions devinrent lentes et pénibles, sa langue est blanche avec les bords et la pointe un peu rouges. L'épigastre est presque toujours douloureux, et après les repas, il survient ordinairement des palpitations sympathiques de cœur.

La maigreur générale, la pâleur de la face, la petitesse du pouls, la soif, les nausées, quelques vomissements dénotent une gastrite chronique et une lésion primordiale ayant pour siège l'estomac, qui devint même assez endolori pendant les trois ou quatre premiers jours qui suivirent l'arrivée à Vals de Mᵐᵉ B..., pour que nous eussions recours à un emplâtre de ciguë et d'opium, *loco dolenti*.

L'examen de la malade confirme ce que M. le docteur Berne nous avait écrit, en nous signalant d'une manière spéciale l'état d'atonie générale produit par cette longue irritation subaiguë du viscère, et que le quina, les ferrugineux, l'eau de Spa, etc., n'avaient pu détruire.

Le 14 juillet, infidèle aux prescriptions que nous donnons nous-même, nous fîmes commencer le traitement par l'eau de la *Désirée*, et la diarrhée se manifesta aussitôt. L'eau de la source *Saint-Jean*, au contraire, bien tolérée par cet organisme débile, fut alors conseillée et prise pendant 25 jours. Son premier effet fut une douce stimulation, puis, deux ou trois jours plus tard, une sédation marquée de l'estomac, et dès lors la malade fit de sensibles progrès vers la santé. Elle partit satisfaite autant qu'on peut l'être d'une première saison thermale, après un aussi long état de souffrance.

Dans le cours de son traitement, Mᵐᵉ B... avait spontanément essayé de prendre de l'eau des sources plus minéralisées, mais le mal augmentait, et malgré le désir qu'elle avait, comme presque tous les malades, de courir d'une source à une autre, elle se résigna à laisser à l'eau de la source *Saint-Jean* tous les mérites de sa guérison.

La gastrite est, pour les Allemands, le catarrhe chronique de l'estomac ; c'est qu'en effet, souvent la bronchite chronique fait place à la gastrite, et il n'est pas rare de voir les deux maladies être concomittantes.

Quoi qu'il en soit, dans la gastrite chronique, l'atonie des fibres musculaires de l'estomac a pour résultat de prolonger le séjour des aliments dans le viscère, où ils se décomposent ; de là, la voussure de l'épigastre, des régurgitations, etc. On comprend facilement que, lorsque l'atonie locale est considérable, les eaux de nos sources plus minéralisées (*Rigolette, Magdeleine*), doivent avoir la préférence sur celle de la source *St-Jean*.

Les médecins de Vienne et de Prague conseillent, dans cet état morbide, l'emploi des alcalins, comme arrêtant la décomposition des substances alimentaires, et aussi comme astringents de la muqueuse stomacale hypérémiée et boursouflée. L'acide carbonique de nos eaux alcalines contribue, dans une large mesure, à obtenir ces effets thérapeutiques.

GASTRO-ENTÉRITE CHRONIQUE.

Lorsque la gastrite étend plus loin sa sphère d'activité, ou, comme disent les médecins d'outre-Rhin, quand le catarrhe stomacal descend sur les intestins, en un mot lorsque l'on a affaire à une gastro-entérite chronique, le traitement est un peu différent ; et c'est pourquoi nous allons présenter quelques courtes considérations sur ce sujet.

Les symptômes diffèrent de ceux de la gastrite ; le vomissement est très rare ; la douleur qui est plutôt une sorte de malaise s'irradie dans les flancs et dans les profondeurs du ventre, qui se météorise quelquefois. Les mouvements péristaltiques des intestins sont gênés, ce qui donne souvent lieu à de la constipation, à des flatuosités et à l'émission de gaz ; le canal cholédoque s'irrite ; la bile est, par ce fait, retenue et résorbée, et produit une sorte d'ictère ; la peau devient jaune, pâle et terreuse ; l'émaciation et la flaccidité des chairs sont manifestes ; la langue est recouverte d'une épaisse couche de matière saburrale d'un blanc jaunâtre. La digestion se fait parfois un peu mieux que dans la gastrite, mais laisse beaucoup à désirer ; enfin un léger mouvement fébrile apparaît, chez quelques malades, le soir, ou une heure environ après les repas.

Il peut arriver que la douleur et les phénomènes de réaction soient plus considérables, car les altérations matérielles de la gastro-entérite peuvent aller de la simple rougeur de la muqueuse, jusqu'à son ramollissement, son hypertrophie, et même son ulcération.

En général, plus une maladie est grave, plus il semble que le remède qu'on lui oppose doit être actif. C'est souvent une conduite inverse qu'il faut tenir dans l'hydrothérapie minérale de Vals, et c'est à la gastro-entérite la plus grave, que l'on opposera les sources peu minéralisées avec le plus de succès, tout au moins dans les premiers jours du traitement, et les malades en s'obstinant à prendre les eaux les plus sodiques, malgré l'avis contraire qui leur en est donné, compromettent leur guérison et souvent font un pas en arrière.

Si l'eau de la source *Saint-Jean* convient, alors qu'il y a une douleur vive à l'estomac ou dans le ventre, il n'en est pas de même dans un grand nombre d'autres circonstances, et le traitement de la gastro-entérite par nos eaux alcalines doit varier selon la manière dont se font les évacuations alvines.

Dans un premier degré d'irritation, la sécrétion des flux muqueux est diminuée, il y a constipation : c'est aux sources sodo-magnésiennes, à la *Désirée* ou à la *Précieuse* qu'il faut adresser le malade ; au contraire, lorsque les selles sont liquides, ce qui d'ordinaire a lieu sans ténesme, et à une époque plus avancée de la maladie, dans sa forme plus chronique, c'est à une source tonique reconstituante qu'il faut conduire le malade, à la *Rigolette* ou à la *Magdeleine*, dont les eaux réconfortantes et astrictives conviennent dans toutes les affections qui s'accompagnent d'une diarrhée atone ou d'un état anémique prononcé.

ENTÉRITE - CHRONIQUE ET DYSSENTERIE.

En outre de la gastro-entérite dont nous venons de parler, les intestins sont souvent le siége d'affections chroniques susceptibles de guérison ; nous n'avons pas à nous occuper de celles qui sont tout à fait incurables.

L'entérite, parmi les premières, se rencontre parfois chez les malades qui viennent à Vals ; mais ses symptômes ont une analogie assez grande avec ceux de la gastro-entérite, pour que nous ne nous y arrêtions qu'un instant.

L'histoire des différentes formes d'entérite a donné lieu à d'excellentes monographies, celle entre autres de M. le docteur Louis, sur la fièvre typhoïde ; ce sujet trop vaste et avec lequel les eaux alcalines de Vals ne peuvent avoir que des rapports très éloignés, ne sera pas même effleuré ici. Nous voulons dire quelques mots seulement de l'entérite par irritation chronique, dont la diarrhée est un symptôme presque inévitable, et qui a souvent aussi, comme conséquence, puis comme cause de durée, l'amaigrissement et l'atonie des membranes de l'intestin.

Une partie du sel alcalin, pris en boisson, est entraînée jusque dans l'intestin grêle où il est résorbé par des radicules de la veine-porte ; il agit donc déjà localement sur l'entérite. Mais son influence est encore plus générale, et comme le disent MM. Pétrequin et Socquet : « C'est toujours par l'excitation de l'ensemble des forces de l'organisme que les eaux alcalines agissent d'abord sur les conditions morbides, soit locales, soit générales, auxquelles on les oppose ; il en résulte secondairement une modification dans l'état matériel ou fonctionnel de l'organe affecté, c'est-à-dire qu'elles commencent par ranimer la santé générale, et finissent par rétablir l'organe malade, en faisant passer l'économie par une période d'excitation avant d'arriver au calme. »

On conçoit donc aisément que les eaux alcalines gazeuses de Vals, agissant localement sur l'entérite par l'eau qui traverse le pylore et descend dans le tube intestinal, puis, d'une manière générale, ayant prise sur l'organisme, en luttant contre le dépérissement du sujet, tendent par deux voies différentes à obtenir un succès réel contre cette maladie ; or, comme l'estomac n'est pas douloureux, on peut donner sans inconvénient les eaux les plus minéralisées, ainsi qu'on le verra dans l'observation ci-dessous. Nous ajouterons que les bains alcalins sont ici d'excellents auxiliaires, en aidant à relever l'activité vitale, par le redressement des fonctions de la peau.

Nous avons publié dans les journaux de médecine une observation d'entérite, à nous fournie par une cliente de M. le docteur Réveilhe, médecin de l'hôpital de Nîmes. La diarrhée était permanente, et l'eau de la *Rigolette* qui convient alors, obtint un heureux résultat. Nous allons voir l'eau de la source *Désirée* réussir également, lorsque l'état morbide de l'intestin entretient une alternative de diarrhée et de constipation, due probablement à une irritation lymphatique du rectum.

OBSERVATION D'ENTÉRITE CHRONIQUE.

M. de S..., âgé de 32 ans, de Clermont (Puy-de-Dôme), d'un tempérament nerveux, est depuis 2 années sous l'influence d'une maladie intestinale, se traduisant par une alternative de diarrhée et de constipation. Suivant le conseil de M. Guéneau de Mussy, il a pris l'an dernier les eaux de Royat; M. le docteur Bourgade, de Clermont, l'envoie à Vals le 23 juillet 1866.

Il a la langue blanche, mais il a bon appétit et digère bien ; seulement, 2 ou 3 heures après son repas, il a des selles tantôt liquides, tantôt dures et difficiles. Néanmoins il se sent fort, et fait volontiers de longues promenades.

Les douleurs du ventre n'étant pas très vives, et l'état de constipation étant chez lui le plus fréquent, nous lui conseillons l'eau de la *Désirée* et des bains alcalins, avec quelques douches rectales, dont nous retirons toujours à Vals d'excellents effets.

Inutile de suivre le malade pendant les 22 jours de son traitement ; résumons-nous en disant qu'il partit le 14 août, n'éprouvant plus d'irrégularités dans les évacuations alvines, et nous promettant sa bonne visite pour l'an prochain.

Nous aurions encore beaucoup à dire pour rendre un peu complet ce qui pourrait intéresser le lecteur au sujet des maladies de l'intestin, traitées par les eaux de Vals. Nous nous contenterons de rappeler que nous avons publié plusieurs observations de DYSSENTERIES, guéries par l'eau de la source *Rigolette :* Ce que nous venons de citer du livre de MM. Pétrequin et Socquet, suffit pour expliquer ces résultats.

GASTRORRHÉE ET ENTÉRORRHÉE.

La gastrorrhée, ou flux muqueux de l'estomac, passe quelquefois inaperçue dans ses commencements, et cependant elle peut devenir assez grave pour se terminer par la mort (Autopsies de M. Andral). Les malades s'en préoccupent peu, et se contentent de prendre quelques infusions amères, des prises de sous-nitrate de bismuth ou de magnésie, et remettent à plus tard pour consulter un médecin.

On comprend cette conduite, lorsque les matières visqueuses et transparentes, rejetées le matin par régurgitation ou par vomissement, sont peu abondantes, et que les fonctions sont régulières. Mais il arrive quelquefois que ces glaires deviennent très abondantes ; car, on les a vues aller jusqu'à l'énorme quantité de 500 à 1,000 grammes, et cela, une ou deux fois par jour, et souvent alors, comme le fait remarquer Cullen, elles sont accompagnées de nausées, d'anxiété précordiale et d'angoisses, en sorte qu'elles constituent non plus un accident simple, mais un véritable état pathologique.

Nous n'entrerons pas dans de longs détails au sujet de la gastrorrhée dont l'histoire complète est encore à faire ; nous nous bornerons à dire qu'on l'a attribuée à l'hypertrophie des glandes mucipares de l'estomac et à une perversion de la sensibilité de la muqueuse gastrique.

Quant à l'*entérorrhée* qui se traduit par des évacuations alvines glaireuses et fréquentes, elle tient à une hypersécrétion du suc intestinal, et peut-être aussi à un état morbide du pancréas. Dans cette affection, l'eau tonique reconstituante de la source *Rigolette* est celle qui nous a le mieux réussi.

La gastrorrhée n'étant pas accompagnée de douleurs vives, est tangible par les eaux très minéralisées de Vals ; et si la constipation est opiniâtre, c'est à la source *Désirée* que l'on devra s'adresser comme dans l'exemple suivant.

OBSERVATION DE GASTRORRHÉE,

M. Est..., de Venterol (Drôme), âgé de 52 ans, est envoyé à Vals par M. le docteur Long, de Nyons. Depuis deux ans, il est atteint de troubles digestifs et d'une constipation rebelle. Ce qui l'inquiète beaucoup et ce qui l'a engagé à venir à nos thermes, ce sont des régurgitations de matières glaireuses survenant le matin, et parfois dàns la journée, 2 ou 4 heures après avoir mangé.

Le 22 juillet, jour d'arrivée, le malade a la langue blanche, l'estomac un peu tendu, quoique indolore ; d'ailleurs l'appétit est bon, le pouls calme et régulier. En somme, il se plaint de trois choses : de régurgitations, de constipation, et d'une légère douleur au genou gauche où il perçoit un petit craquement en marchant. Ce dernier phénomène n'est pas constant, il ne reparaît que de temps à autre. Nous notons volontiers ce dernier fait, parce qu'il concorde avec ce que nous avons souvent remarqué chez les gastrorrhéiques, à savoir : la préexistence d'un rhumatisme à l'état morbide stomacal.

Nous lui prescrivons de boire 3 verrées soir et matin de l'eau de la *Désirée*.

Le 29, la constipation est vaincue et les régurgitations diminuent de fréquence et de quantité ; mais la douleur du genou paraît augmenter. Une genouillère de flanelle, des bains alcalins, et quelques frictions avec le baume opodeldoch la font bientôt disparaître.

Le 14 août, le malade part, à peu près, mais non complètement délivré de sa gastrorrhée ; ce qui l'engage à se faire suivre d'une caisse d'eau minérale de la *Désirée*.

VERTIGE STOMACAL ET INTESTINAL.

Il existe plusieurs états morbides des viscères abdominaux qui procurent aux malades une sensation de vertige; ils voient les objets tourner ou fuir devant eux; le sol leur paraît inégal; ils craignent de tomber en syncope; et ils éprouvent des nausées, des maux de cœur, comme en a le valseur inhabile, ou bien comme en donne le roulis d'un navire au voyageur qui n'est pas fait à la mer.

On a peut-être exagéré le tableau des hallucinations produites par ce genre de vertige; mais il est durable et ne cède pas aussi vite qu'on l'a dit à l'emploi des toniques et des ferrugineux. On a, peut-être aussi à tort, trop accusé la pauvreté du sang d'être la cause de ces troubles nerveux, en la reportant à la déglobulisation du sang, à un commencement de leucocytémie, car nous l'avons vu également chez des personnes pléthoriques et notamment chez des femmes atteintes de métrite chronique.

Le vertige stomacal a été observé et décrit depuis longtemps; mais il l'a été avec plus de soins encore par M. le professeur Trousseau, dans ces dernières années. La dyspepsie l'accompagne toujours, et en est dit-on, la principale cause, ce qui nous paraît loin d'être démontré.

On a traité avec succès le vertige stomacal par les toniques et les ferrugineux; or, ces deux ordres de médicaments se retrouvent dans nos eaux reconstituantes (*Rigolette* et *Magdeleine*), dans les meilleures conditions possibles.

C'est sur le vertige intestinal que nous appellerons davantage l'attention du lecteur par l'observation d'une maladie vertigineuse dans laquelle l'estomac était sain, tandis que l'intestin, siège d'une *pérityphlite*, était le point de départ de tous les phénomènes nerveux.

OBSERVATION DE VERTIGE INTESTINAL.

Depuis plusieurs mois, M. D..., âgé de 28 ans, éprouvait, 2 ou 3 heures après avoir mangé, une douleur sourde et des sensations insolites dans le ventre. Il lui semblait que ses intestins, ou se contractaient, ou allaient tomber, effet que l'on perçoit sur une escarpolette. Parfois, c'étaient des étourdissements ou un malaise comme s'il était sur un navire.

Il était pris souvent d'une syncope incomplète, sorte de lipothymie dont on le délivrait par l'application de sinapismes sur les membres, de linges chauds sur le ventre, par des affusions de vinaigre ou d'eau de Cologne, et par quelques infusions chaudes. Le pouls alors, précipité et faible, ne reprenait son type ordinairemeut bon, qu'après une ou deux heures.

Lorsque le malade avançait le ventre, ou relevait la tête, les troubles nerveux s'aggravaient, et ils diminuaient au contraire s'il fléchissait le corps en avant. M. Trousseau a noté ce phénomène.

Les médecins attribuèrent l'origine du mal, les uns à une course de six heures, sous une pluie battante, les autres à un travail obstiné et à des contrariétés morales, causes fréquentes de dyspepsie ou d'anémie ; il n'en était rien.

Après des tâtonnements sans nombre, on trouva dans la région du cœcum, une tumeur presque indolore de six centimètres de longueur sur deux et demi de largeur, sans doute plus profondément cachée dans le commencement de la maladie.

Deux applications de potasse caustique sur la tumeur amendèrent les symptômes locaux et généraux ; mais le vertige, la dyspepsie et un grand état de faiblesse et d'amaigrissement persistaient encore, lorsque le malade vint à Vals, au commencement de juin, et fut mis à l'usage de l'eau de la *Désirée* matin et soir, et de la *Saint-Jean* aux repas.

Après 25 jours on ne le reconnaissait plus, tant il avait pris de la force et de l'embonpoint, ce qui faisait dire au docteur Tourette, que c'était la plus belle cure de la saison thermale. Le vertige avait aussi disparu, après avoir duré plus de huit mois.

La pérityphlite est assez commune chez les personnes qui
ne portent pas de bretelles ; elle produit la constipation,
d'autres troubles dyspeptiques, et souvent le vertige. On la
guérit très bien à Vals par nos eaux sodo-magnésiennes, la
Précieuse et la *Désirée*, qui nous ont également réussi chez
un malade atteint d'une affection de même nature et envoyé
à nos thermes par M. le docteur Serre, d'Alais. Il s'agissait
d'un engorgement du côlon transversal, qu'une ceinture de
cuir serrant le ventre, au-dessus de l'ombilic, avait probablement déterminé.

Le vertige viscéral doit en conséquence être étudié autant
que possible dans la lésion qui en est le point de départ, et
pour bien diriger ses investigations, il est bon de se rappeler
que, dans le vertige stomacal, on constate l'inappétence, le
dégoût pour les aliments, des troubles nerveux immédiatement après le repas ; des vomissements et de la douleur à
l'épigastre ; tandis que, dans le vertige intestinal, la douleur
est dans le ventre ; il y a de la constipation et des flatuosités ;
enfin les troubles sensoriaux apparaissent 2 à 3 heures seulement après les repas.

Contre le premier, on emploie les eaux des sources la *Ri-*
golette et la *Magdeleine ;* dans le second, on réussit mieux
avec celles de la *Précieuse* et de la *Désirée*, parce qu'il s'accompagne de constipation. Telle est toujours la même règle
à suivre dans l'emploi des eaux alcalines de Vals contre les
affections du tube intestinal. Seule, la douleur, *élément* pour
les uns, mais pour nous *résultante* de lésions morbides,
implique l'usage d'une eau légère, moins excitante que
sédative, c'est indiquer l'eau de la source *St-Jean*.

CHAPITRE IV.

Maladies du foie : Épatalgie, Ictère, Hépatite,
Hypertrophie et Tumeurs anomales. — Coliques et Calculs
hépatiques. — Cirrhose. — Foie gras
et Hypocondrie.

La solidarité de ses fonctions avec celles d'autres organes,
de l'estomac et du poumon notamment, ses actes physiologiques spéciaux, non encore bien déterminés, son volume,
sa position, rendent le foie susceptible d'un grand nombre
de maladies. Nous écarterons d'abord celles qui se relient à
des dégénérescences de tissus trop profondes, et dans lesquelles le traitement par les eaux alcalines ne peut qu'améliorer momentanément la digestion, et par ce fait prolonger
un peu l'existence.

Nous dirons quelques mots de celles qui nous ont paru
justiciables des eaux carbo-sodiques, et que nous voyons en
grand nombre, pendant l'été, guérir ou s'améliorer à Vals.

Il est souvent fort difficile dans les maladies du foie, de reconnaître toute l'étendue des désordres locaux, lesquels ne
sont pas toujours en rapport avec l'acuité des symptômes
généraux, et les autopsies de M. Andral ont en effet prouvé
que souvent il n'y a pas une corrélation proportionnelle entre
les altérations parfois fort graves du tissu hépatique, et les
réactions morbides auxquelles elles donnent lieu. De là, une
difficulté de classer les maladies du foie, d'en donner toujours le diagnostic réel et de les traiter rationnellement. Cependant, la médication alcaline est aujourd'hui celle qui est

le plus généralement préconisée contre les affections chroniques du foie, et quand elle n'est pas l'unique agent de la guérison, elle en est toujours au moins un des principaux adjuvants; car le traitement par les alcalins, par les eaux minérales sodiques surtout, n'exclut pas l'emploi des autres méthodes thérapeutiques.

Si l'on demandait : pourquoi les stations d'eaux minérales alcalines appellent-elles un si grand nombre de personnes atteintes de lésions de la glande hépatique? MM. Pétrequin et Socquet se chargeraient eux-mêmes de répondre à cette question. Ils disent en effet : « Par l'usage des eaux alcalines, au bout de quelques jours, la bile est sécrétée plus abondamment, elle colore davantage les matières fécales, ce qui contribue à améliorer la digestion et à rendre les selles plus faciles. Les eaux alcalines sont un excellent remède contre les maladies du foie, et ce n'est pas sans raison que l'expérience pratique leur octroie la qualité de *cholalogues*. »

A quoi tient cette influence des eaux sodiques, généralement admise? La réponse à cette question peut soulever bien des contradictions; donnons-la néanmoins telle que nous la comprenons.

Le foie peut être représenté comme une sorte de raisin, dont les graines microscopiques, espèce d'acini, sont autant de cellules où s'élaborent les actes fonctionnels de cet organe. Le sang fournit à ces cellules les matériaux des sécrétions et de la nutrition du foie, et ses différents actes ne s'accomplissent normalement que si les humeurs, sang et lymphe, sont dans des conditions favorables. Si le sang est trop plastique, il pénètre mal les acini; les sécrétions sont trop épaisses et ne s'écoulent pas facilement par leurs canaux naturels; la nutrition de l'organe est incomplète, et s'il est déjà malade, sa guérison est empêchée.

Tous ces obstacles tendent à disparaître sous l'influence du bi-carbonate de soude. Les humeurs rendues plus fluides abordent facilement le tissu intime de l'organe, et le sang le pénètre avec toutes ses qualités nutritives, désagrégeantes et médicatrices.

Ce dernier mot s'explique facilement pour qui se rappelle que le sang porte la vie comme il porte la mort, et que, lorsqu'il possède les qualités normales, son plasma traverse mieux les parois des acini, facilite les fonctions d'assimilation, et de désassimilation, et justifie seulement alors l'axiome *natura medicatrix*.

Un autre fait important à noter pour nos eaux carbo-sodiques, puisqu'il leur donne une certaine prépondérance d'action sur leurs analogues, c'est leur grande proportion d'acide carbonique. Ce gaz, en effet, analgésique dans les douleurs du foie, antiseptique dans ses abcès, excitant et résolutif dans dans ses hypérémies atones, ne pourrait-il rien contre les calculs biliaires, lui qui ramollit la roche feldspathique et en désagrège les éléments?

HÉPATALGIE.

La douleur névralgique du foie est assez rare et peut être confondue avec les premières crises causées par le départ de calculs biliaires. Elle revient par accès arracher des cris au malade. La peau reste blanche, et l'on retrouve quelques phénomènes morbides semblables à ceux de la gastralgie, tels que les nausées, les vomissements, une diminution de la douleur par la pression, et un état de santé en apparence satisfaisant, quand l'accès est passé.

Ici les bains alcalins sont très utiles, et pour le traitement interne, nous nous adressons de préférence aux sources peu minéralisées, celle de la *Saint-Jean* surtout, dont l'eau est sodo-arsenicale.

ICTÈRE OU JAUNISSE.

L'ictère peut résulter de plusieurs affections du foie, et même sympathiquement de celles d'autres organes (des irritations du rectum ou de l'estomac notamment). Sa condition pathogénique la plus ordinaire est l'obstruction des conduits hépatique et cholédoque. Quant aux causes efficientes de l'ictère, elles sont très nombreuses, et il suffit même parfois, comme le dit Morgani, d'un simple trouble de l'âme pour la produire du jour au lendemain.

D'après ce que nous avons dit de l'influence des eaux alcalines gazeuses de Vals sur la glande hépatique, de leurs propriétés résolutives et diffluentes, il serait inutile d'insister davantage sur leurs bons effets dans le traitement de la jaunisse. Disons seulement que, dans cette forme morbide, la bile diminue de quantité et s'épaissit, et qu'il en est de même des sucs intestinaux ; que les selles sont blanches, ordinairement dures et difficiles, les urines noires-jaunâtres et brûlantes : ce sera faire comprendre que les eaux laxatives des sources *Précieuse* et *Désirée* sont toujours les plus efficaces pour le traitement de la jaunisse simple.

OBSERVATION D'ICTÈRE CHRONIQUE.

M. le docteur Lassale, de Villefranche (Rhône), nous adresse Madame C..., âgée de 38 ans, et souffrant légèrement dans l'hypocondre droit ; son pouls est à 75, sa langue est blanche ; les selles sont blanchâtres et très difficiles ; il existe en outre quelques phénomènes dyspeptiques, et le teint est jaune, ainsi que la sclérotique. Les époques menstruelles sont accompagnées de douleurs hypogastriques très vives, ce qui semble indiquer l'existence d'une métrite chronique, complication que nous avions déjà remarquée chez d'autres malades, et qui permet de se demander, si la pression de l'utérus gonflé et produisant une irritation rectale, n'était pas la cause de l'ictère. Quoi qu'il en soit, les deux affections cédèrent au traitement des eaux de Vals.

Le 5 juillet, jour d'arrivée, la malade est mise à l'usage de l'eau sodo-magnésienne de la source *Désirée*. Déjà le 30, l'état général s'est considérablement amélioré. La métrite paraît en voie de résolution, car la menstruation a eu lieu sans douleur. Enfin le 10 juillet, tous les phénomènes morbides avaient presque complétement disparu. La teinte ictérique de la peau semblait seule vouloir persister encore quelque temps. La malade partit en nous promettant d'achever chez elle son traitement.

HÉPATITE.

Exposé à de nombreuses causes de lésions directes ou sympathiques, le foie est souvent le siège d'une irritation, puis s'enflamme. On le voit alors prendre un développement plus considérable, car la tuméfaction comme la chaleur, la rougeur et la douleur est un des quatre points cardinaux de l'inflammation, et l'ensemble de ces phénomènes dans le foie constitue l'hépatite aiguë.

Ce n'est pas encore là une hypertrophie véritable. Les cellules seront plus volumineuses, leur contenu ayant augmenté, sans que leur forme et leur nombre aient changé. Il y aura un peu plus de suc nutritif, un peu plus de granulations dans chaque cellule, mais voilà tout, et l'inflammation ayant cessé, les cellules se désempliront par résorption, et l'organe reviendra à son volume primitif.

Ainsi se termine, par résolution, l'inflammation de tout parenchyme. La résorption du contenu cellulaire peut ne pas s'effectuer, l'organe conserver le volume qu'il a acquis, s'habituer à ce nouvel état sans être douloureux, et alors, pour le foie, présenter ce que l'on appelle l'hépatite chronique.

Nous avons déjà assez indiqué les effets des eaux carbosodiques sur le foie pour faire comprendre combien elles doivent aider à amener la résolution de l'hépatite, dans ces deux formes. Par leur emploi, en favorisant l'élimination du liquide hypérémié, vous hâtez la disparition de cette turgescence, et en fluidifiant le sang par les alcalins, vous accélérez la résorption.

En outre, dans l'hépatite chronique, les eaux de Vals agissent sur les matériaux de la bile, mais peuvent rester sans effet sur les granulations contenues dans les cellules ; de là , persistance du volume plus considérable. Cependant nous avons vu l'hépatite chronique se résoudre complètement sous l'influence de l'eau de la source la *Rigolette*.

OBSERVATION D'HÉPATITE CHRONIQUE.

Mademoiselle R..., de Saint-Jean-du Gard, âgée de 60 ans, a éprouvé, il y a quelques années, des accès de fièvre intermittente dont elle ne s'est plus ressentie, mais qui lui ont laissé le foie et la rate engorgés. Le premier est un peu douloureux. Elle est dyspeptique et a souvent la diarrhée ; elle éprouve aussi quelques nausées, parfois des vomissements ; sa langue est blanche, sa bouche mauvaise et amère ; souvent les urines sont noirâtres ; comme on le remarque souvent dans l'hépatite, la douleur qu'elle ressent dans l'hypocondre droit retentit jusque dans l'épaule du même côté ; enfin son teint est jaune-pâle, et dénote un état morbide déjà grave.

Le 25 juillet, elle est mise à l'usage de l'eau de la source *Rigolette*, deux verrées matin et soir ; elle continue ainsi jusqu'au 14 du mois d'août, moment où elle n'était plus reconnaissable, tant les fonctions avaient repris leur jeu normal et l'état général s'était reconstitué. L'eau de la source *Rigolette* fut choisie en vue de l'état diarrhéique ; c'est aux sources laxatives qu'il faudrait s'adresser dans une condition contraire.

Un fait curieux, c'est que les trois ou quatre premiers bains alcalins pris par Mademoiselle R... lui produisirent comme un effet de sinapisme sur la partie de l'hypocondre droit, siège de la douleur ; nous laisserions à d'autres le soin d'expliquer ce phénomène, si nous ne l'avions pas vu se répéter pour les douleurs de rhumatismes et si nous n'avions pas lu dans l'ouvrage de M. Herpin, de Metz, si plein d'enseignement, que l'acide carbonique dans les eaux alcalines, tout comme dans un bain de ce gaz pur, rappelle souvent à la peau, voisine d'une lésion morbide, de la rougeur et même un peu de douleur, signes favorables d'un commencement de résolution.

HYPERTROPHIE ET TUMEURS ANOMALES.

De l'inflammation à l'hypertrophie il n'y a qu'un pas. Dans la première, comme le dit Virchow, il y a une irritation fonctionnelle, c'est-à-dire une augmentation de fonction.

Dans la seconde ou hypertrophie, l'organe soumis à une exagération de fonction et de nutrition se modifie. Le contenu cellulaire augmente au point de déchirer son enveloppe, les noyaux et les granulations des cellules deviennent peu à peu plus nombreux et plus volumineux, de sorte que les premières cellules, perdant leurs formes, disparaissent et font place à une nouvelle série de nombreuses cellules, provenant des noyaux et pouvant subir, à leur tour, la même transformation.

L'organe a, dès lors, acquis un accroissement qui rend impossibles ou difficiles, suivant le degré d'altération, ses fonctions naturelles, et ne permet guère de le modifier par un traitement; cependant, comme ce n'est pas l'augmentation de volume des éléments cellulaires, mais leur transformation successive qui produit l'hypertrophie, doit-on essayer, par les eaux alcalines, d'empêcher cette prolification des éléments nouveaux.

Comme dans toutes les autres glandes, l'hypertrophie du foie peut se présenter sous deux aspects, et porter, ou sur les cellules, ou sur les éléments du tissu conjonctif qui circonscrivent les cellules hépatiques.

Dans le premier cas, c'est l'hypertrophie ordinaire qui est quelquefois partielle, mais le plus communément étendue à tout l'organe.

L'autre hypertrophie, celle du tissu conjonctif, forme plus spécialement ce que l'on désigne sous le nom de tumeurs fibreuses, tumeurs anomales du foie, se développant lentement, sans grandes douleurs, sans altération fonctionnelle grave, et pouvant stationner ainsi nombre d'années.

On a dû souvent confondre l'hépatite avec l'hypertrophie du foie. Cependant il est très utile d'en faire la distinction et de revenir, aussi souvent qu'il est nécessaire, à l'examen des antécédents de la maladie, pour comprendre ce que peuvent promettre et tenir les eaux alcalines gazeuses de Vals, dans l'un ou l'autre de ces états morbides.

Ces eaux toutes-puissantes pour la cure des engorgements du foie (hépatite aiguë ou chronique), n'ont qu'une action bornée dans les hypertrophies générales, et les tumeurs anomales. La malade qui a fait le sujet de l'observation suivante est une preuve que le traitement par les eaux de Vals est néanmoins utile dans les hypertrophies partielles du foie.

OBSERVATION D'UNE TUMEUR ANOMALE DU FOIE.

Madame G..., de Dijon, est envoyée à Vals, le 26 juin, par M. le docteur Vétu, de Dijon. Elle n'est plus réglée depuis trois ans et en a 51. Elle se plaint d'anorexie, de mauvaises digestions, de constipation et d'autres troubles dyspeptiques. Sa langue est blanche, recouverte d'un enduit saburral ; le pouls est lent, régulier. Son teint est terne, tirant sur le jaune, mais l'altération morbide la plus remarquable est constituée par une tumeur dans l'hypocondre droit, ayant 7 centimètres de long sur 2 1⁄2 de large.

Examinée au bain, cette tumeur paraît comme incrustée dans la surface convexe du foie, elle-même inclinée en avant, et cet organe présente un volume plus considérable que dans l'état normal, car il descend au niveau de l'ombilic. Jadis cette hypertrophie partielle a été le siège de souffrances assez vives et l'occasion de symptômes ictériques très prononcés ; aujourd'hui elle est indolore, et si on cherche à la faire mouvoir, on sent qu'elle est adhérente, dure, mais non rénitente.

La nature de cette tumeur est obscure, mais d'après les symptômes qui ont été graves, il y a 8 ou 10 ans, qui sont peu intenses actuellement, on est autorisé à croire qu'il s'agit ici d'une hypertrophie partielle fibreuse du foie, ayant succédé à une hépatite d'abord aiguë, puis chronique.

Pendant neuf années consécutives, la malade est allée à Vichy, et là, sous l'influence des eaux thermales, écrit l'honorable confrère qui dirigeait son traitement à Vichy, M. le docteur Nicolas, les symptômes s'amendent, pour reprendre au bout de quelques mois leurs allures habituelles.

Le 26 juin, nous lui prescrivons l'eau de la source *Précieuse*, 2 verrées matin et soir, et un bain alcalin d'une heure chaque matin. Au 4e jour, l'eau de la *Précieuse* a produit de la diarrhée, et, en conséquence, nous faisons alterner l'eau de cette source avec celle de la *Magdeleine*, de manière à avoir des selles régulières. Le 10 juillet, le ventre examiné au bain, nous semble devenu plus souple ; la tumeur elle-même paraît aplatie et comme diminuée, mais toujours incrustée dans la surface convexe du foie. Déjà la malade se trouve plus forte et nous dit que ses fonctions se font mieux.

Le 26 août, elle prend son 27e bain ; la tumeur n'offre plus que 5 cent., sur deux de surface ; on croirait qu'elle marche vers la résolution. Toujours est-il que les symptômes dyspeptiques ont cédé, et qu'en partant la malade nous exprime le désir et l'espoir de revenir l'an prochain compléter sa guérison.

COLIQUES ET CALCULS HÉPATIQUES.

Nous arrivons à une maladie très grave, mais qui l'était encore plus, avant que l'usage des eaux carbo-sodiques pour la combattre ne se fût autant répandu. Sans doute que les anciens avaient déjà quelques données, sur l'utilité des alcalins dans ce genre d'affections, car ils en administraient quelques-uns, parmi lesquels la poudre d'yeux d'écrevisse et la magnésie n'étaient pas oubliés. Mais aussi, dans ces temps, que de remèdes inutiles donnés avec confiance aux malades ; et quelle bonne foi de la part des médecins, même les plus célèbres.

Pour combattre les calculs biliaires, Morgani prétend qu'à l'exemple de Boerhaave, de Glisson, de Sylvius et de Van-Swieten il ne trouve rien de préférable à l'usage des moyens qui lui paraissent les plus innocents, comme le suc de pissenlit ou celui de *gazon frais*, que tout le monde loue, dit-il, contre cette maladie.

Depuis lors, la thérapeutique des maladies du foie a fait un assez grand progrès, et parmi les moyens de traitement préconisés avec raison contre les calculs hépatiques, les eaux alcalines, mais mieux encore les eaux alcalines gazeuses de Vals, sont mises au premier rang.

On sait que les coliques hépatiques sont le résultat de la difficulté éprouvée par les calculs, quand ils s'engagent dans les conduits biliaires ou les traversent. L'étroitesse de ces derniers, notamment du canal cholédoque, rend les coliques plus fréquentes et plus aiguës, et parfois elles sont si douloureuses, qu'elles arrachent des cris à l'homme le plus insensible; elles s'accompagnent alors de nausées, de vomissements, de fièvre et d'autres troubles locaux et généraux, puis elles cessent, quand le corps étranger est parvenu dans l'intestin.

A partir de ce moment, les symptômes morbides disparaissent peu à peu et complètement, pour revenir lors d'une nouvelle crise. Souvent ils persistent, et le malade éprouve de mauvaises digestions, de la constipation ; son teint est ictérique ; en un mot il est sous l'influence d'une mauvaise santé, et d'appréhensions continuelles.

L'emploi des alcalins, et surtout des eaux alcalines gazeuses de Vals, précipite cette migration du corps étranger, et rend les crises moins longues, sinon moins douloureuses. L'action résolutive des eaux sur les membranes des conduits hépatiques, dont l'étroitesse tient le plus ordinairement à un état de phlogose et par suite à l'épaississement de leurs parois, est ici très utile. On considère d'ailleurs, comme certain, qu'en activant la combustion interstitielle, en rendant la bile alcaline, les eaux sodiques suspendent ou empêchent la formation des calculs du foie.

Les notions sur le mode de formation des calculs eux-mêmes, leur pathogénie, en un mot, est encore peu avancée, quoique l'on s'en soit occupé d'une manière sérieuse, comme pour toutes les affections dont l'origine est obscure, et que l'on est, faute de mieux, disposé à rattacher à une prédisposition diathésique : on a invoqué pour celle-ci l'influence héréditaire, ce qui apprend peu de chose ; et quant aux causes déterminantes ou occasionnelles, on les a cherchées tour à tour dans les altérations des conduits hépatiques ou de la vésicule biliaire, dans des conditions d'âge, de sexe, de climat et d'alimentation, sans pouvoir s'arrêter à rien de positif à ce sujet.

On sait que les calculs prennent naissance dans toute l'étendue des canaux biliaires, dans la vésicule, et jusqu'aux abords des granulations du foie, tout comme les concrétions uriques dans le rein. Nous chercherions en vain la véritable parmi toutes les hypothèses expliquant la cause originelle des calculs biliaires, et nous ferons mieux de dire comme M. le docteur Chabanne : « Erreur de nutrition ou résultat d'un vice constitutionnel, le calcul hépatique est toujours atteint par les eaux de Vals. » Ajoutons en outre : Par cette médication, sa formation est prévenue, résultat que les malades trouveront encore préférable.

On a conseillé les voyages en prétendant que les secousses imprimées au foie par les mouvements de la voiture aidaient à détacher ces corps étrangers. Quand ce moyen aurait une certaine valeur, il ne donnerait pas cependant la raison des nombreux cas de guérison ou d'amendement observés chaque année à nos thermes et dont nous allons présenter deux exemples.

OBSERVATION DE COLIQUES ET DE CALCULS HÉPATIQUES.

Madame A..., de Bresne, près de Soissons, est affectée depuis cinq ans d'un malaise et d'une pesanteur dans la région du foie. Tous les quatre mois, elle y éprouve de violentes douleurs, suivies, un ou deux jours après, de l'émission par les selles de quelques petits calculs d'un brun verdâtre et arrondis. Dans les moments de crise, la peau revêt une couleur jaune pain-d'épice très prononcée. Ce symptôme disparaît ensuite peu à peu, pour se montrer derechef, à l'occasion d'une nouvelle crise hépatique.

La malade a 56 ans. Elle a reçu les soins assidus de M. le docteur Hutin, de Bresne. A Paris, elle a consulté M. le professeur Piorry et y a été traitée avec beaucoup de zèle par un de ses parents, M. le docteur Grimault, qui l'envoie à Vals avec une note très détaillée sur les antécédents et sur la médication qui a été suivie.

Le 7 juin, Madame A..., autrefois très grosse et très forte, offre un état d'amaigrissement considérable. Son teint est chlorotique ; son pouls est à 75, et s'accélère après les repas, car si l'appétit existe, la digestion est lente et difficile. La langue est blanche, le ventre souple, mais sensible au toucher dans l'hypocondre droit, où cependant le foie ne paraît pas volumineux ; l'estomac est rénitent.

Déjà la malade était allée deux années à Vichy, et dans l'intervalle des saisons thermales, elle faisait usage de l'eau minérale de cette station. Elle n'avait pas guéri, et avait suivi plus tard un traitement à Soultzmatt, où M. le docteur Grimault lui avait dit : « Allez à Vals, les eaux sont plus fondantes. » Depuis deux mois, il n'y avait pas eu de crise hépatique, mais la douleur que lui avait fait éprouver la précédente, était toujours si présente à sa mémoire, qu'elle frémissait en pensant à la possibilité d'en subir un retour prochain.

De la grande habitude que la malade avait des eaux alcalines, naissait l'indication de lui en donner une des plus minéralisées de Vals ; nous lui conseillâmes celle de la source *Magdeleine*, d'abord quatre, puis six verrées par jour ; c'est-à-dire, jusqu'à lui faire absorber 16 grammes environ par jour de bi-carbonate de soude. Des bains minéraux quotidiens complétèrent ce traitement qui fut suivi avec beaucoup de régularité et qui amena la cessation des crises hépatiques et toutes les apparences d'une bonne santé, état qui se maintient encore depuis 8 mois.

Lorsque les coliques et les calculs hépatiques surviennent chez un malade préalablement atteint d'un rhumatisme articulaire chronique, mais seulement après la disparition de ce dernier, on est volontiers tenté d'admettre des relations pathogéniques entre ces deux affections. Commençons par constater que dans ces conditions, les eaux alcalines gazeuses, loin de faillir à leur réputation de *cholalogues,* semblent au contraire la mériter davantage, alors même que la fièvre n'est pas encore complètement tombée.

M. le professeur Pétrequin, de Lyon, nous a donné l'occasion d'observer un fait de cette nature. Dans de semblables circonstances, il est bon de le remarquer, on doit éviter d'exciter trop vivement le malade par les bains alcalins, et pour cela ne les prescrire que tous les deux ou trois jours, ou bien employer l'eau ordinaire ou simplement additionnée d'amidon.

OBSERVATION DE COLIQUES ET DE CALCULS HÉPATIQUES.]

M. C..., âgé de 55 ans, habite Crest (Drôme), où il occupe une position honorable dans l'industrie. D'un tempérament nervoso-sanguin, il est replet, gros et vigoureux ; il avait éprouvé, à diverses reprises, des douleurs articulaires rhumatismales qu'il comparait à des accès de goutte. Il fut envoyé, il y a deux ans, à Vichy, par son médecin l'honorable docteur Briquet, et ne s'en était pas mal trouvé. A la seconde année, il en fut autrement, et il ressentit à Vichy même, une colique hépatique, qui, depuis lors, s'est renouvelée 5 à 6 fois.

Au printemps dernier, il se décide à aller à Lyon, consulter une de nos célébrités médicales. M. le docteur Pétrequin après lui avoir fait suivre un traitement régulier et énergique, l'envoie à Vals où il arrive le 20 juillet.

Dans l'étude étiologique de cette affection, au sujet de ce malade, nous ne trouvons pas les troubles de l'âme dont parle Morgani, et nous cherchons en vain les causes perturbatrices signalées par d'autres auteurs, car cet homme mène un vie sobre, régulière et heureuse. Acceptons, faute de mieux, comme point de départ, un processus morbide rhumatismal, car M. C... aime à s'occuper et ne ménage guère ses pas, dit-il. Il est souvent exposé à des refroidissements subits qui donnent l'éveil au rhumatisme, dont la manifestation est aujourd'hui sur la glande hépatique.

Quelle qu'en soit la cause, la maladie est facile à reconnaître, puisque nous avons dans le commémoratif 5 à 6 crises hépatiques violentes, et que de petits graviers biliaires ont été retrouvés dans les matières fécales, un ou deux jours après les coliques. Ajoutons que la sclérotique est jaune, et que toute la peau, celle de la face surtout, est couleur pain-d'épice, en même temps qu'elle est le siège d'une démangeaison incommode et plus vive quand le malade a chaud. La langue est blanche, la bouche amère, le pouls donne 80, l'appétit est nul, quoique la digestion soit facile. Enfin les urines sont noires, les selles rares, difficiles et blanchâtres. En examinant le ventre, nous le trouvons un peu gros, mais indolore, égal et souple. Le rebord antérieur du foie est un peu dur et abaissé de deux ou trois travers de doigt au-dessous de sa position ordinaire.

L'état de constipation habituelle du malade indiquait l'emploi de l'eau sodo-magnésienne de la source *Désirée*. Le malade en prit deux, puis trois verrées matin et soir, tout le temps de son traitement, et l'effet laxatif ne commença à se produire qu'après une semaine par des selles plus faciles, plus régulières et moins blanches.

Le 12 du mois d'août, après 24 jours de traitement dont il est inutile de rappeler ici toutes les péripéties, le malade prit la route de Crest, dans un état d'amélioration remarquable ; il avait retrouvé de la force, la figure n'avait plus sa teinte jaune-olive, et la sclérotique était presque blanche. Le rebord antérieur du foie semblait avoir repris sa place ordinaire, et les fonctions se faisaient régulièrement. Seule, la démangeaison à la peau persistait, comme cela a presque toujours lieu à la fin des maladies du foie; nous avons appris depuis, que les crises n'avaient pas reparu.

CIRRHOSE.

Anatomiquement, cette maladie est en général caractérisée par le dépôt dans un organe (foie, rate, poumon, etc.) de particules spéciales, ayant, comme l'amidon végétal, la propriété de donner une belle couleur bleue, si l'on vient à les mêler avec de l'iode. En outre, les tissus frappés de cirrhose deviennent d'un blanc mat, comme transparents, et prennent une consistance dure, lardacée.

Le point de départ de ces modifications, ou tout au moins leur siège, est dans les artérioles, d'où l'infiltration s'étend au parenchyme, et finit peu à peu par détruire la perméabilité des vaisseaux, de sorte que l'organe, ne recevant plus de sang, se décolore et se ratatine.

La matière, dont les dépôts successifs constituent la cirrhose (dégénérescence amyloïde), apparaît ordinairement dans plusieurs organes en même temps, ce qui a fait penser qu'elle est charriée et déposée par le sang, et tient à un état morbide général. Evidemment, pour qu'un traitement par les eaux alcalines soit utile, il ne faut pas attendre que la matière amyloïde ait obstrué tous les vaisseaux. Dans le principe du mal, et quelle qu'en soit l'origine, les eaux carbosodiques de Vals, en fluidifiant le sang, en favorisant la circulation, même peut-être aussi la résorption de la matière déposée, en modifiant surtout la constitution générale, pourront suspendre la marche de la cirrhose, comme nous croyons l'avoir observé dans l'exemple suivant.

OBSERVATION DE CIRRHOSE.

M. D..., cultivateur à Roybon (Isère), âgé de 56 ans, éprouve dans l'hypocondre droit un malaise, une pesanteur qui durent depuis deux années. Cette douleur obscure parut céder pour quelque temps, dans le commencement de la maladie, à un traitement dont les détails ne peuvent nous être transmis. D... se souvient seulement d'avoir été soulagé par une application de benjoin, qu'il a longtemps portée sur la région du foie.

Ce malade nous est adressé par l'un des chirurgiens de l'Hôtel-Dieu de Lyon, M. Ollier, avec cette indication : cirrhose du foie, et peut-être aussi lésion organique de l'estomac. La peau offre la teinte jaune-pâle des chlorotiques ; un sentiment de pesanteur apparaît toujours vers la glande hépatique, dont le volume nous semble un peu diminué. Les digestions sont mauvaises et l'anorexie est accusée par le malade, qui dit ne trouver rien de bon. La diarrhée est fréquente, le pouls donne 80, enfin, un commencement d'œdème se montre jusqu'au niveau des malléoles. Tout semble ici confirmer le diagnostic de l'éminent chirurgien, mais l'estomac nous paraît exempt de lésion organique.

Notre intention était de renvoyer ce malade, arrivé le 25 août; nous désespérions, en effet, de pouvoir rien obtenir par le traitement thermal contre une altération aussi profonde. Il demanda à rester quelques jours pour se refaire de la fatigue causée par le voyage, et, dans le but de modérer la fréquence des selles diarrhéiques, nous lui laissâmes prendre deux à trois verrées par jour de l'eau de la source *Rigolette*. Dix jours se passent, pendant lesquels le malade a un peu augmenté la dose d'eau minérale prescrite, et à notre grand étonnement, nous le trouvons notablement transformé. Ses pieds ne sont plus enflés, les urines sont devenues abondantes et les selles naturelles. Les jours suivants, le malade continue à aller de mieux en mieux ; ses joues se colorent, ses forces reviennent ; il prend quelques bains alcalins. Enfin il s'en retourne le 20 septembre, reconstitué et guéri, en apparence du moins, pour un temps indéterminé ; mais il est néanmoins permis de conclure que, même dans les affections organiques, les eaux carbosodiques de Vals seront quelquefois favorables, alors que, à *priori*, on aurait été disposé à les rejeter comme étant contre-indiquées ou tout au moins inutiles.

FOIE GRAS.

On sait qu'à l'état normal les graisses émulsionnées dans l'intestin passent par les rameaux de la veine-porte dans le foie, et de celui-ci dans la bile, pour être conduites ensuite par les vaisseaux lymphatiques dans le torrent circulatoire sanguin.

Si l'on suppose cette migration interrompue par quelque obstacle, les particules graisseuses retenues s'accumuleront dans les cellules hépatiques et y constitueront des gouttes de graisse qui rempliront peu à peu les cellules.

Tel est le mode de formation de la dégénérescence graisseuse, appellation impropre, car les éléments du foie ne sont pas altérés et l'affection peut être guérie si l'on combat les obstacles qui favorisent la rétention des matières graisseuses et si on facilite leur circulation. Les eaux alcalines gazeuses sont dans les conditions les plus convenables pour remplir ce but, tant qu'il ne s'agit pas de l'altération des éléments propres du foie, combinée avec l'état graisseux, ce qui constitue alors une autre affection plus grave, et dont aucune médication n'a pu encore jusqu'ici suspendre les progrès.

L'Hypocondrie rapportée, il n'y a pas longtemps encore, par la plupart des nosographes à une lésion du foie, est presque toujours l'expression d'une névropathie générale et se relie, par voie de sympathie, à divers troubles morbides dont le siège organique est le plus souvent impossible à déterminer. Nous n'en parlerons donc ici que par occasion et pour dire que ces lésions, causes de l'hypocondrie, sont fréquemment modifiées très heureusement à la station de Vals.

Si, comme nous le croyons, il est vraiment établi que l'action spéciale des eaux carbo-sodiques a principalement pour effet la stimulation de l'élément nerveux, les médecins ne manqueront pas d'en tirer, pour les mélancoliques et les hypocondriaques, les conséquences les plus logiques.

Avant de terminer ce chapitre, n'oublions pas de faire remarquer, avec tous les praticiens, l'état d'inertie fonctionnelle de la peau dans la plupart des altérations du foie. Or, pour ne pas voir s'éterniser les maladies de cet organe, il est indispensable de ramener la transpiration, et mieux encore la perspiration cutanée. Dans ce but, les bains alcalins deviennent de précieux auxiliaires pour triompher des engorgements ou des atrophies de la glande hépatique.

De ce qui précède, la conclusion est : que les eaux alcalines gazeuses de notre station ont une utilité incontestable dans un grand nombre d'états morbides du foie. Pour employer ces eaux avec discernement, on fera bien de suivre, pour ces maladies, les mêmes règles déjà données pour les altérations du tube intestinal et de prescrire, quand la douleur

est prédominante, l'eau de la source *St-Jean*. Si la constipation est un des phénomènes constants, les eaux des sources
Désirée et *Précieuse* légèrement laxatives seront indiquées,
tandis que dans un état contraire, et lorsque l'anémie ou l'affaissement de l'innervation tendent à s'établir, c'est aux
sources *Rigolette* et *Magdeleine*, dont les eaux sont toniques
et reconstituantes, qu'il convient de s'adresser.

CHAPITRE V.

Maladies du système nerveux. — Diabète.
Albuminurie et Chlorose.

L'état diabétique ou la présence du sucre dans les urines, entrevu par les anciens médecins, observé par ceux des XVIIe et XVIIIe siècles, était encore, il y a vingt ans, expliqué par des théories hypothétiques, et sous le rapport de son étiologie et de son traitement, dans un chaos inextricable.

Depuis lors, grâce aux recherches des savants tant chimistes que médecins, qui s'en sont occupés avec une louable persévérance, son histoire pathogénique et sa thérapeutique ont fait de grands progrès. On n'attend plus que les malades soient tombés dans l'état cachectique, pour constater le caractère matériel de cette anomalie morbide, et les moyens qu'on lui oppose aujourd'hui ont toujours au moins l'avantage de prolonger parfois longtemps la vie, et très souvent aussi celui de guérir la maladie.

Nous ferons mieux apprécier l'influence thérapeutique des eaux alcalines gazeuses de Vals dans le diabète, si nous donnons un court aperçu des conditions pathogéniques qui le produisent.

Destiné à soutenir, en brûlant dans le poumon, la caloricité, et à compléter les fonctions si importantes de l'hématose, de la respiration et de la circulation, le sucre est sécrété uniquement par le foie, et cela, indépendamment de l'alimentation, puisqu'on l'a trouvé aussi abondant chez les carnivores que chez les animaux nourris de substances sucrées ou féculentes.

La glande hépatique est l'unique agent, disons-nous, de la fonction glyco-génique ; telle est la conséquence légitime à laquelle sont arrivés MM. Cl. Bernard et Schiff par des voies expérimentales diverses. Ainsi le foie des animaux sacrifiés par le premier, contient toujours du sucre ; en outre, le sang de la veine-porte n'en contient pas, tandis que l'on en trouve dans les vaisseaux sus-hépatiques. M. Schiff parvient à la même démonstration en liant des vaisseaux abdominaux, de manière à augmenter ou à diminuer l'abord du sang dans le foie et produire immédiatement ou empêcher la formation du sucre dans cet organe. De même encore, s'il enlève le foie à des grenouilles, leur sang cesse dès lors de contenir du glycose.

Quand la matière sucrée est sécrétée en excès, de telle sorte qu'elle ne puisse être toute brûlée dans le poumon, le surplus s'en échappe par les urines : c'est ce qui constitue le *diabète*, et cette manifestation morbide, disent MM. Cl. Bernard et Schiff, tient à une hypersécrétion du foie ; ils le prouvent par leurs recherches expérimentales.

En effet, la quantité de sucre produit doit être juste ce qu'il en faut pour équilibrer les fonctions, et, si dans les expériences faites pour éclairer ce sujet, on a trouvé dans le sang plus de sucre après le repas qu'à jeun, il faut l'attribuer à l'excitation pour ainsi dire mécanique du foie par le travail de la digestion.

A mesure qu'il est sécrété, le sucre est entraîné dans la circulation pulmonaire, puis, au bout d'un certain temps après le repas, on ne trouve plus le sucre dans le sang qui sort du poumon ; tel est l'état normal. Le diabétique, au contraire, sécrète trop de sucre ; ce qui échappe à l'hématose, traverse le rein comme un filtre, et dans cet état morbide, les digestions excitant encore le foie, augmentent la sécrétion et, par conséquent, l'entraînement d'une plus grande quantité de glycose par les urines.

Des expériences ingénieuses ont prouvé que l'hypérémie

du foie est à son tour la cause prochaine de l'hypersécrétion du sucre ou du diabète, et ces conclusions physiologiques pouvaient être prévues d'après les autopsies pratiquées par M. Andral, dans lesquelles ce professeur a constaté l'hypertrophie hypérémique de la glande hépatique, chez des sujets ayant succombé aux ravages du diabète.

Nous venons de voir que le foie est chargé de sécréter une substance sucrée, très semblable, mais non identique au glycose de raisin ou d'amidon ; que l'excès de cette production ou le diabète est, en dernière analyse, le résultat d'une hypérémie du foie. Il nous reste à répondre à une dernière question qui vient naturellement se placer ici : à quoi tient cette hypérémie ?

On peut la rattacher à deux ordres de faits : les uns passagers et produisant un diabète curable ; les autres permanents et donnant lieu à un diabète presque toujours irrémédiable. Nous indiquerons, parmi les premiers, ceux qui agissent directement sur le foie : 1° les traumatismes, comme dans l'exemple rapporté par M. Cl. Bernard, d'un homme frappé à l'hypocondre droit d'un coup de pied de cheval, et par cet accident devenu glycosurique pour quelque temps ; 2° les excitations directes de la glande hépatique, telles qu'en a produit, par des expériences rapportées dans la clinique de M. Trousseau, l'injection, dans la veine porte, de l'azotate d'uranium, d'ammoniaque ou d'éther ; 3° les irritations du tube intestinal par des aliments de mauvaise nature, ou mieux par des substances toxiques ; 4° enfin, les commotions morales vives, les fatigues physiques et les excès de tous genres.

Quant aux causes permanentes, on peut en prendre connaissance dans le nouveau chapitre ajouté à l'histoire du diabète par M. Cl. Bernard. Cet habile physiologiste a trouvé que la piqûre du quatrième ventricule du cerveau engendre aussitôt la glycosurie, et ses expériences sur le système nerveux vaso-moteur prouvent que ce système est le frein de la circulation générale, en sorte que la lésion du quatrième ventricule amène, par la paralysie des nerfs vaso-moteurs, une excitation de la circulation hépatique, dont l'effet est une hypérémie du foie.

M. Schiff étend ces données en prouvant, par des recherches expérimentales, que la lésion des nerfs vaso-moteurs peut avoir lieu, non seulement dans le quatrième ventricule, mais encore dans le cordon antéro-latéral de la moelle.

Les conclusions pathologiques à tirer de ces travaux ont une excessive importance, et il en résulte que certaines lésions médullaires dans les parties citées plus haut sont des causes de diabète, ce qui était complètement ignoré il y a peu de temps.

Après cette excursion dans le champ de la physiologie pure, nous nous retrouvons d'accord avec les altérations anatomiques constatées par les autopsies de sujets diabétiques. Celle relatée dans la clinique de M. le professeur Trousseau démontre une lésion profonde des cellules nerveuses (régression graisseuse) des parties dont nous avons parlé. La tumeur colloïde au quatrième ventricule, dont a fait mention, dans sa thèse inaugurale, M. le docteur Levrat-Perrotton (de Lyon), est aussi un exemple de ces diabètes incurables et dépendant de lésions profondes et permanentes du système nerveux.

De cette étude physiologique, il résulte que la glycosurie peut être divisée en aiguë et en chronique. Sous la première forme, alors qu'elle est la suite de causes éphémères ou d'un ébranlement général des nerfs sans paralysie, la maladie est essentiellement curable ; on la voit guérir spontanément parfois, ou céder à un traitement approprié, mais plus sûrement et plus vite encore par les eaux carbo-sodiques de Vals.

Quant au diabète chronique, sur lequel s'épuisent tous les efforts de la médecine expérimentale, né d'une paralysie des nerfs vaso-moteurs, c'est lui qui amène ces symptômes de dépérissement causés par la déperdition incessante du sucre sécrété en excès.

La thérapeutique du diabète doit, en conséquence, avoir pour but : d'abord de s'attaquer à cette paralysie, qui, heureusement, n'est pas toujours complète, et dont on ralentit les progrès ou l'on atténue les effets, par les eaux alcalines gazeuses de Vals. L'effet ordinaire de celles-ci, nous le répétons encore, est une excitation du système nerveux, produite par l'acide carbonique, ainsi que l'ont démontré expérimentalement MM. Brown-Séquart, Herpin (de Metz) et d'autres physiologistes.

Une deuxième indication très importante milite en faveur de ce traitement, c'est qu'il faut s'opposer au dépérissement général du malade en maintenant l'intégrité des fonctions digestives. Cette opinion toute rationnelle, admise par l'universalité des praticiens, trouve également une commode formule dans les eaux carbo-sodiques de Vals, car si leur action spéciale, nous le répétons à dessein, est la stimulation de l'innervation, elle a pour conséquence l'amélioration des fonctions assimilatrices.

La lésion ou la cause première qui entretient l'état diabétique est la plupart du temps difficile, sinon impossible à reconnaître. Cela importe peu pour le traitement ; en effet, lors même que la glycosurie se relierait à une lésion incurable, à une paralysie complète, ce qui est le cas le plus rare, on n'en devrait pas moins tenter quelque chose en faveur du malade, et rien jusqu'ici ne nous a paru préférable aux eaux bi-carbonatées sodiques les plus minéralisées. Elles ne guérissent pas la paralysie, pas plus que la strychnine et les autres médicaments sthéniques, mais en obtenant de meilleures digestions, en soutenant dans les nerfs encore vivants une certaine énergie, nécessaire aux actes d'assimilation, elles peuvent parfois retarder de quelques années le moment d'une terminaison fatale.

Quand, au contraire, cette paralysie est incomplète ou que le foie est hypérémié par une cause en dehors de l'état nerveux, alors les eaux de Vals deviennent toutes-puissantes, et déjà les observations de diabètes traités par les eaux des sources *Rigolette* ou *Magdelcine*, ont constaté des résultats qui ne laissent aucun doute à cet égard.

Comment expliquer ce succès ? Ici nous devons faire un retour sur ce que nous avons dit de l'action physiologique de l'acide carbonique : ce gaz, si abondamment contenu dans les eaux des sources citées plus haut, après sa pénétration dans l'économie, excite les nerfs à la manière de l'électricité, leur redonne, s'ils ne sont pas complètement paralysés, assez de vigueur pour permettre aux nerfs vaso-moteurs de redevenir les modérateurs de la circulation et d'empêcher une trop grande quantité de sang d'aborder la glande hépatique.

Ce surcroît d'énergie communiqué aux nerfs se renouvelle tant que l'on suit la même médication, et il est d'autant plus durable que d'autres éléments minéralisateurs viennent en aide à l'acide carbonique. C'est pourquoi il convient de choisir les sources dont les eaux sont dans les meilleures conditions pour produire des effets toniques et reconstituants. A Vals, l'eau de la source *Magdeleine*, étant la plus chargée de bi-carbonate de soude et de sel ferro-manganique, nous a toujours paru la plus apte au traitement du diabète, même pour celui dépendant d'une cause permanente, car si elle ne le guérit pas, elle en retarde les progrès ou en amende les symptômes.

Le bi-carbonate de soude, regardé aujourd'hui comme le remède presque spécifique du diabète par son action directe sur la nutrition, puis sur l'hématose, c'est-à-dire sur le sang, et en définitive sur l'innervation, mérite-t-il la place qui lui est assignée dans le traitement de la glycosurie ? Doit-il encore, vu sa grande proportion dans les eaux de Vals, leur maintenir la primauté sur les autres moyens de combattre cette affection ? Un doute semble en ce moment s'élever sur ce sujet.

Dans un récent article du nouveau Dictionnaire de medecine et de chirurgie pratiques, M. le docteur Hirtz, le savant professeur de thérapeutique de Strasbourg, s'appuyant sur ses propres observations et sur un travail de M. Griesinger de Tubingue, affirme que dans le traitement du diabète, le bi-carbonate de soude n'a aucune influence thérapeutique.

Le nom et l'autorité de M. Hirtz, donnent trop d'importance à une semblable opinion pour que nous n'essayions pas d'en suspendre les conséquences pratiques, qui nous paraissent difficiles à admettre aujourd'hui, même sous bénéfice d'inventaire.

En effet, cette négation d'influence fronde la manière de voir de la très grande majorité des médecins qui, sans avoir pour le bi-carbonate de soude tout l'engouement importé dans l'école par les théories de MM. Bouchardat et Mialhe, croient pourtant à son efficacité, sinon absolue, du moins considérable; aussi, opposant opinion à opinion, invoquerons-nous celle de M. le professeur Trousseau, qui, d'accord en cela avec presque tous les praticiens, reconnait (clinique) que les alcalins bien maniés, aidés par l'emploi alternatif des amers, ont le pouvoir, sinon de guérir complètement, du moins de conserver le malade beaucoup plus longtemps et dans de meilleures conditions qu'on n'eût pu le faire autrefois. Nous ajouterons qu'il y a peu de jours encore, dans une discussion à la Société de chirurgie de Paris, M. Verneuil attribuait hautement, à l'emploi des alcalins, la guérison d'accidents chirurgicaux observés chez les diabétiques, accidents dont tout le monde connaît la gravité, depuis la publication du beau livre de M. Marchal (de Calvi).

D'ailleurs, qu'on se reporte par la pensée aux théories qu'on émettait sur le diabète, il y a seulement 30 ans, et au traitement, c'est-à-dire, à la liste des drogues qu'on lui opposait alors, laquelle comprenait tous les agents de la matière médicale, depuis la substance la plus inerte jusqu'à la plus corrosive, la créosote, par exemple; mais de bi-carbonate de soude, point !

A cette époque, nous nous le rappelons bien, les glycosuriques dépérissaient et disparaissaient à vue d'œil, en quelques mois. C'était, comme le dit Rochoux, une fonte de tout le corps, quoiqu'on eût très bien reconnu alors qu'il fallait utiliser les forces de l'estomac et lutter, par l'emploi des analeptiques, contre les envahissements des désordres cachectiques produits par le diabète.

Dix ans plus tard, on commence à donner aux glycosuriques du bi-carbonate de soude, mais avec parcimonie, un ou deux grammes par jour. Néanmoins, malgré cette trop minime quantité de sel alcalin, la vie des diabétiques s'allonge considérablement ; ils ne meurent plus en quelques mois ; ils vivent deux ou trois ans, nourris de viande, de pain de gluten, gorgés de quinquina et de ferrugineux, selon les errements de l'époque : c'était déjà un grand progrès.

Dix ans se passent encore ; on ne recule plus devant la proportion à donner de bi-carbonate de soude, on reconnaît que le meilleur moyen de l'administrer est, sans contredit, de le faire prendre dilué naturellement dans une eau minérale. Aussi tout à coup, la grande majorité des diabétiques se mettent à vivre comme tout le monde, et même, pour quelques-uns, sans toutes ces précautions de régime poussées à un moment jusqu'à l'excès.

Cette histoire contemporaine n'est pas une preuve suffisante, peut-être, en faveur de l'action du bi-carbonate de soude, et par conséquent des eaux alcalines dans le diabète ; et cependant, étant donnés deux diabétiques, quel médecin aujourd'hui, ne voulant pas expérimenter *in anima vili*, hésitera sur le traitement à suivre et croira ne pas abuser de son omnipotence et de la confiance qui lui est accordée, en livrant l'un à une mort prochaine, à une fonte corporelle, malgré tous les toniques, au lieu de lui concéder, comme à l'autre, une prolongation de vie presque certaine par l'emploi des eaux alcalines, avec les conditions d'une santé passable ou d'un état morbide ramené à celui de simple infirmité.

Le bi-carbonate de soude est aujourd'hui universellement employé dans la thérapeutique du diabète ; bien des années se passeront après nous qu'il n'en sera pas encore sorti. Il réussit d'autant mieux qu'il est plus dilué et donné avec des substances toniques et reconstituantes, circonstances qui rendent précieuses les eaux minérales alcalines gazeuses et ferrugineuses dans le traitement de cette maladie.

Pourquoi agit-il favorablement dans le diabète ? Précisément parce qu'il remplit mieux que tout autre médicament la première indication à suivre, celle de veiller à l'intégrité des fonctions digestives, et de rendre par là au sang les qualités nutritives dont le défaut avait laissé fléchir l'action vitale du système nerveux. Ainsi les alcalins et les toniques s'entr'aident pour retarder les progrès de la glycosurie, quand ils ne la guérissent pas, et si nous insistons sur l'utilité de cette médication, suivie aujourd'hui par la grande majorité des médecins, c'est que nous sommes comme eux, convaincu qu'en définitive : stimuler l'innervation, est le but principal que doit se proposer le traitement rationnel du diabète.

Aussi les eaux bi-carbonatées sodiques de Vals, fortement minéralisées, sont-elles appelées dorénavant à former la base du traitement de la glycosurie, et ajoutons qu'elles peuvent l'être sans préjudice de tous les moyens pharmaceutiques ou hygiéniques dont le médecin sait disposer. Faisons seulement la remarque suivante pour étayer notre dire ; la strychnine stimule le système nerveux, mais ne le nourrit pas ; les eaux alcalines gazeuses le stimulent et facilitent sa nutrition par leur influence modificatrice sur l'appareil digestif, sur l'hématose et sur le système nerveux lui-même.

De tout ce que nous venons de dire au sujet d'une maladie qui fixe aujourd'hui l'attention du monde médical avec un redoublement d'intérêt, nous croyons pouvoir conclure :

1° Que le diabète est une hypersécrétion glycogénique du foie dépendant d'une hypérémie de cet organe.

2° Que l'hypérémie ou la cause du diabète est le résultat, tantôt de causes éphémères, tantôt de causes permanentes, dont la plus commune est la paralysie des nerfs modérateurs de la circulation sanguine.

3° Que, dans tous les cas, la conduite à tenir de la part du médecin est de réveiller et de soutenir l'innervation et en même temps les forces digestives, et que le moyen le plus simple et peut-être aussi le plus efficace nous semble consister dans l'emploi des eaux carbo-sodiques.

4° Enfin que, parmi ces eaux, il est encore utile de choisir les plus chargées en acide carbonique, en bi-carbonate de soude, en sel de fer et en autres principes reconstituants : c'est désigner les sources *Rigolette* et *Magdeleine* de Vals.

Nous terminerons ce travail, déjà peut-être un peu trop long, par une seule observation : elle mérite l'attention des médecins qui s'intéressent à notre station.

OBSERVATION DE DIABÈTE CHRONIQUE.

M. C... est âgé de 50 ans ; il y en a 6 déjà qu'il est glycosurique. Longtemps ses urines ont offert 25 sur 1000 de glycose. Nous l'avons nous-même dirigé 5 années consécutives sur Vichy, où il avait reçu les excellents conseils de l'honorable docteur Amable Dubois. Reconnaissons que le traitement a été favorable et a suspendu le progrès du mal.

La sixième année, il vient nous rejoindre à Vals le 20 juillet. Instruit et intelligent, il sait lui-même analyser ses urines et y constate 20 sur mille de sucre. Il a la langue blanche, digère mal, est oppressé, mais ne tousse pas ; son pouls est à 72.

Habitué aux alcalins, il boit six verrées par jour de l'eau de la *Magdeleine*, arrive bientôt à huit, et continue ainsi quelque temps. Il prend aussi chaque matin un bain alcalin. Tous les trois ou quatre jours, il constate une diminution dans la production du sucre diabétique ; après 18 jours de traitement, il en restait à peine des traces. Néanmoins le malade ne s'en va qu'après le 25e, n'étant plus oppressé, digérant bien, et dans de bonnes conditions de santé.

De retour chez lui, où il ne suit aucun régime particulier, il est pris d'une maladie furonculeuse, effet que nous avons déjà remarqué être produit quelquefois par l'usage des eaux alcalines. Quant à la présence du sucre dans les urines, elle s'est un peu manifestée, pendant la jetée furonculeuse pour ne plus reparaître depuis cinq mois, qu'en proportion à peine appréciable.

Ce travail était achevé, quand il nous est tombé sous la main un compte rendu de l'Académie de médecine, d'après lequel M. Mialhe, modifiant ses opinions chimiques au sujet de la nature du diabète, l'attribuait, comme les physiologistes Bernard et Schiff, à une altération nerveuse primitive. Pour lui, cette altération siégerait dans le système nerveux tout entier ; ce serait une névrose générale, alors que pour M. Bernard, ce serait une névrose du nerf pneumo-gastrique, et pour M. Schiff une lésion du plancher du quatrième ventricule et du cordon antéro-latéral de la moelle, en un mot, des nerfs vaso-moteurs sur tout leur trajet. Cette sorte d'adhésion ne fait que donner une plus grande valeur aux théories et à la thérapeutique que nous avons énoncées en détail.

ALBUMINURIE.

La présence de l'albumine dans les urines (dans la maladie de Bright) constitue le caractère matériel d'une affection générale grave, et qu'on reconnait facilement par les réactifs ordinaires de l'albumine : la chaleur ou l'acide nitrique, ce qui permet souvent de traiter la maladie dans ses commencements, et de s'opposer, mieux qu'on ne pouvait le faire autrefois, à ses progrès.

Dans l'exposé sommaire que nous donnons ici de l'albuminurie, nous ne parlerons ni de l'anasarque, ni des autres symptômes de cette affection, mais nous rappellerons que les plus récentes études dont elle a été l'objet, portent à admettre que le plus ordinairement elle procède d'un état morbide général, pervertissant les fonctions hémato-poïétiques, et ayant pour résultats, d'abord une production en excès d'albumine, laquelle traverse le rein comme un filtre, puis, peu à peu, quand la cause du mal est persistante, l'affaiblissement du sujet qui finit par tomber dans l'état de cachexie.

Ainsi, le rein n'est pas primitivement lése dans tous les cas d'albuminurie ; mais à une époque avancée de l'affection, il est presque toujours atteint d'altérations diverses, facilitant encore la transsudation de l'albumine à travers cet organe ; en conséquence, la maladie, en raison de ses causes ou des effets produits déjà, est tantôt éphémère, tantôt durable et présentant un caractère d'extrême gravité.

Il n'est pas rare, en effet, de voir une phlegmasie, notamment celle des reins, les suites de la scarlatine, l'état de grossesse, la répercussion d'un exanthème ou d'autres causes transitoires, rendre les urines albumineuses, puis ensuite la guérison survenir, soit spontanément, soit par un traitement approprié. Si dans ces circonstances les eaux alcalines ne sont pas indispensables, néanmoins, données à propos, elles facilitent le retour de la santé, tant par les modifications qu'elles apportent dans la constitution du sang, que par leur action sur la sécrétion urinaire et sur l'exhalation cutanée. Leur influence apparaîtra plus vite encore, si on emploie les eaux légèrement purgatives des sources sodo-magnésiennes *Désirée* et *Précieuse*.

Quand, au contraire, l'albuminurie reconnaît une cause plus grave, de nature plus permanente, le traitement thermal en est long et ses effets douteux; mais cependant, comme chez le diabétique, parfois il guérit, souvent il prolonge quelque temps la vie, en retardant les progrès de l'émaciation, et en soutenant les synergies vitales languissantes.

Malheureusement, les malades que nous avons eu l'occasion d'observer à Vals, y étaient venus dans un état tellement grave, que nous avons toujours été obligé d'adjoindre au traitement thermal, qu'ils ne pouvaient pas même suivre régulièrement, une médication complexe; il nous a été impossible de constater l'influence des eaux carbo-sodiques ferrugineuses dans l'albuminurie (maladie de Bright ou néphrite albumineuse de M. Rayer), et, de même, les bons résultats que nous en avons obtenus à Lyon, dans des anasarques scarlatineuses, peuvent être attribués tout aussi bien aux autres remèdes, qu'aux eaux de Vals, administrées en même temps.

Toutefois, malgré l'absence d'observations bien concluantes en faveur des eaux carbo-sodiques, en présence de l'état progressif de détérioration et de marasme dans lequel est conduit le malade livré sans défense aux ravages d'une affection peu connue dans son histoire pathogénique, mais qu'on croit dépendre d'abord d'un vice d'innervation et de sanguification, n'est-il pas permis de conseiller les eaux alcalines-gazeuses comme le moyen le plus apte à prévenir la perte des forces et de l'embonpoint, à retarder la période cachectique, alors même que la production des urines albumineuses serait sous la dépendance de causes permanentes.

Parmi les moyens proposés pour combattre l'albuminurie, il faut citer le fer, le chlorure de sodium et d'autres agents médicinaux toniques. Il est presque superflu de répéter ici, que les eaux de plusieurs des sources alcalines-gazeuses de Vals sont ferrugineuses et possèdent à un très-haut degré la propriété de vitaliser le sang, de le reconstituer, non seulement en lui redonnant le chiffre normal de ses globules, en rendant son plasma plus fluide, mais aussi en agissant sur les phénomènes primordiaux d'innervation, qui président dès le principe à la sanguification. Si nous ajoutons qu'elles régularisent les fonctions digestives, disposent les hypérémies à la résolution, il nous restera à conclure, théoriquement, il est vrai, mais en nous tenant dans les conséquences logiques des principes émis déjà plusieurs fois dans ce recueil, il nous restera à conclure, disons-nous, que ces eaux seront pour l'albuminurique, comme pour les diabétiques, la meilleure base de traitement que l'on connaisse encore.

· Puis, si on se souvient que Wundt a prouvé, par son expérience personnelle, qu'il rendait son urine albumineuse en se privant de sel, et que nos sources, la *Rigolette*, notamment, et la *Magdeleine*, contiennent du chlorure de sodium, en même temps que du fer, et plus de bi-carbonate de soude qu'aucune eau médicinale connue, on accordera sans peine que nous avons à Vals les eaux minérales naturelles les plus efficaces à rétablir la fonction hématosique et à s'opposer, par ce fait, au dépérissement de l'albuminurique.

CHLOROSE.

Il vient à Vals chaque année, nombre de jeunes filles chlorotiques; elles en repartent après 20 à 21 jours de traitement, ayant retrouvé de la force, un teint naturel, et délivrées des palpitations de cœur, de l'essoufflement et des autres anomalies fonctionnelles qui caractérisent l'état morbide vulgairement désigné sous le nom de *pâles-couleurs*. La plupart de ces malades doivent leur guérison à l'usage qu'elles y ont fait de l'eau acide ferro-arsenicale de la source *Dominique*, dont il sera question dans la troisième partie de ce recueil.

Cependant, lorsque les phénomènes dyspeptiques nous paraissent très prononcés, quand l'estomac est irrité, nous donnons de préférence l'une des eaux alcalines gazeuses et ferrugineuses de Vals. Leur réussite, le plus souvent complète, nous a permis de constater que Petit, de Vichy, n'avait en rien exagéré l'efficacité des eaux alcalines, dans la chlorose, contrairement à ce qu'on a écrit depuis.

Cette affection, en effet, généralement considérée aujourd'hui comme une névrose, ne provient pas de ce que le sang est dépourvu de fer, ni de ce qu'il est trop séreux, ni encore d'autres phénomènes consécutifs qu'il faut combattre, il est vrai, mais qu'on ne vaincra pas d'une manière durable, si on se borne à donner au malade des préparations martiales, tandis que l'on parviendra bien mieux à guérir une chlorose, en rétablissant l'énergie normale du système nerveux, condition essentielle d'une bonne digestion et en général du cours régulier des autres fonctions.

Ce disant, nous venons de rappeler précisément la marche que suivent les eaux carbo-sodiques, dans leurs effets physiologiques. Par la rectification de l'innervation, les goûts bizarres font place à un véritable appétit, à une nutrition plus complète, et dès ce moment aussi, l'organisme sait trouver du fer, dans les substances qui en laissent à peine découvrir à l'analyse chimique elle-même.

D'ailleurs, la plupart des eaux alcalines de Vals sont ferrugineuses, mais elles ne le seraient pas, qu'elles n'auraient pas sur le sang d'effet spoliateur. Elles l'étendent, le fluidifient, l'alcalinisent sans le priver d'aucun de ses éléments ; bien mieux, en lui en apportant de nouveaux, elles le rendent plus apte à subir l'action hématosique, et à devenir plus riche et plus réparateur.

Or, reconnaître au bi-carbonate de soude la propriété d'agir sur la digestion et sur l'hématose, c'est faire entrevoir qu'une chlorose sera plus vite enrayée par quelques prises de ce sel alcalin, données chaque jour, que par la plupart des antispasmodiques et même des ferrugineux, et c'est dire que nous croyons avec Petit, de Vichy, à l'efficacité des eaux alcalines dans cette névrose. Néanmoins, nous reconnaissons volontiers que si l'eau minérale contient en outre comme celle de Vals, de l'acide carbonique et du fer, les chances de guérison en sont notablement augmentées, ainsi que nous l'avons souvent constaté expérimentalement à nos thermes, où nous appliquons la règle suivante :

Quand la chlorose paraît tenir à une simple perversion de l'innervation, nous soumettons la malade au régime de l'eau de la source *Dominique*. Si elle s'accompagne de troubles dyspeptiques sérieux, et semble se relier à une irritation des viscères abdominaux (utérus, intestins, etc.), nous prescrivons les bains alcalins, et comme boisson, c'est à l'eau des sources *Rigolette* et *Magdeleine* que nous avons recours.

CHAPITRE VI.

Gravelle et Calculs vésicaux.
Catarrhe de vessie et engorgement de la prostate.
Cystite. — Métrite. — Leucorrhée.
Aménorrhée et stérilité.

Les vertus lithontriptiques des eaux alcalines ont été célébrées sur tous les tons, et dès les premiers jours du mois de juin, calculeux et graveleux se dirigent en nombre sur notre station, d'où on leur a expédié, pendant les autres époques de l'année, d'énormes quantités d'eaux minérales.

C'est qu'en effet la gravelle est une maladie très commune, et l'utilité des eaux de Vals pour la combattre commence à être généralement reconnue. Ce que nous allons dire des causes et de la nature de cette affection justifiera, en faisant ressortir l'efficacité des eaux alcalines dans la gravelle, la grande confiance qu'on leur accorde.

On sait que les graviers urinaires sont de petits corps granuleux, de couleurs et de consistances diverses, composés de molécules inorganiques, réunies par cristallisation ou par du mucus.

Sous le rapport de leur composition chimique, les uns sont formés d'acide urique et de bases alcalines et coïncident avec des urines très acides. Les autres, constitués par du carbonate de chaux, du phosphate de magnésie et d'ammoniaque, ou de l'oxalate de chaux, prennent naissance dans les urines alcalines, et sont fréquemment le résultat de l'état catarrhal, ou d'un autre processus morbide.

10

Considérés sous le point de vue de leur pathogénie, les graviers se divisent en deux genres : les uns ont pour origine un état diathésique provoquant l'excès de leurs éléments dans l'économie, tandis que les autres, formés sur place dans la vessie ou dans les reins, semblent être le résultat d'une fermentation urinaire.

D'après cette dernière division, nous remarquerons d'abord que les graviers du premier genre, pour la plupart constitués par l'acide urique, rencontrent leurs conditions pathogéniques les plus favorables dans la diathèse goutteuse, avec laquelle la gravelle a une grande relation étiologique, car pour les deux maladies, le caractère saillant est la prédominance anormale de l'acide urique dans le sang, et on les voit parfois coexister ou se manifester alternativement.

Les graviers du second genre, ceux formés de carbonate de chaux ou de phosphate ammoniaco-magnésien, doivent leur existence à la décomposition de l'urine dans les reins, dans les uretères ou dans la vessie, à l'intérieur desquels, selon la théorie de M. Schérer, il se passerait deux espèces de fermentation.

L'une, acide, naîtrait du contact du mucus naturel des voies urinaires, sur lequel certaines conditions morbides auraient produit une notable altération. Dès lors, les matières extractives et colorantes de l'urine se transformeraient en acide lactique, et celui-ci, se substituant à l'acide urique, le précipiterait.

L'autre fermentation serait alcaline, et alors, toujours sous l'influence du mucus altéré, l'urée serait transformée en carbonate d'ammoniaque et donnerait lieu, par la loi de double décomposition, à la formation du phosphate ammoniaco-magnésien, constituant une grande partie des graviers vésicaux.

Notons ici que le phosphate est normalement tenu en dissolution dans l'urine à l'état de phosphate acide ou de biphosphate, et que, si l'excès d'acide est neutralisé dans la fermentation alcaline, il s'établit un nouveau dépôt de phosphate de chaux insoluble.

Cette théorie essentiellement chimique, bien que n'expliquant pas la formation de tous les graviers, nous paraît donner cependant la raison de l'origine du plus grand nombre, sous la réserve d'une influence héréditaire, qui nous a paru toujours dominer l'étiologie de cette maladie, comme celle de la goutte.

Sans doute il resterait à dire comment il se fait que certains catarrhes vésicaux produisent une gravelle phosphatique presque immédiatement, et pourquoi d'autres ne le font qu'après un temps très long, ou même jamais. L'étroitesse des conduits d'émission retenant le muco-pus, chez quelques sujets, donne peut-être la raison de cette anomalie morbide dans le premier cas.

Le phénomène chimique producteur de certains graviers, c'est-à-dire la fermentation de l'urine, a lieu sous l'influence de deux ordres de conditions.

1° Les obstacles à la sortie de l'urine, comme la paralysie plus ou moins complète de la vessie ou la tuméfaction de la glande prostatique. Alors, en effet, le liquide, comme s'il était exposé dans un vase à l'air libre et à une haute température, fermente, se décompose, et donne lieu à une gravelle. Le cathétérisme, faisant entrer plus d'air dans la vessie, précipite souvent ce mouvement de décomposition.

2° Les autres conditions consistent dans l'altération du mucus, effet des catarrhes de vessie. Le mucus devient bientôt un ferment qui décompose l'urine, et cette action chimique est accélérée par la présence du pus, les catarrhes chroniques ayant souvent pour effet consécutif l'ulcération de la muqueuse vésicale. Dans cette dernière circonstance, il n'est pas rare de trouver dans les urines des vibrions ou des bactéries, et le pus, produit de l'ulcération, activant la fermentation, donne naissance aux graviers à base de chaux ou de magnésie, à ceux en un mot qu'on est convenu d'appeler *graviers alcalins.*

Le même processus morbide peut s'appliquer aux graviers uriques, mais ce mode de formation est plus rare pour eux.

Avec ces données, on explique encore facilement l'origine et la constitution des calculs. En effet, que sous l'influence d'un état général, ou sous celle d'une fermentation locale, il vienne à se former de petits graviers, ils ne tardent pas à se précipiter sur un flocon de mucus, car on retrouve toujours au centre d'un calcul, soit le mucus lui-même, soit les sels calcaires qui en sont le résidu ; là ils se soudent par l'intermédiaire du mucus épaissi, plus cohérent, et ils forment une petite masse qui servira de noyau, où de nouveaux graviers viendront peu à peu se déposer et grossir le calcul. Celui-ci, par sa présence, irritera la vessie, éternisera le catarrhe déjà existant, fera se produire de nouveaux graviers qui augmenteront la masse primitive en s'y arrêtant, comme ils s'incrustent sur un corps quelconque, une sonde, par exemple, abandonnée dans la vessie.

Quelquefois une fermentation acide succède à une fermentation alcaline, et ainsi s'explique l'hétérogénéité de ces calculs dont le centre est de l'acide urique, et dont la périphérie est composée de sels alcalins.

De cet exposé pathogénique (chimique et mécanique) sur la formation des graviers et des calculs, on peut légitimement conclure qu'ils naissent tantôt d'une affection générale, c'est-à-dire, de la diathèse goutteuse, tantôt d'une altération locale de la vessie ; enfin que pour la création des calculs d'un certain volume, on peut invoquer l'influence de ces deux causes réunies.

Gravelle urique. — Dans le chapitre suivant, en parlant de la diathèse goutteuse, nous reviendrons sur quelques faits concernant l'histoire de la gravelle urique, qui en est souvent une manifestation. Remarquons seulement que les eaux carbo-sodiques de Vals, quand elles ne le devraient qu'à leur propriété d'être très alcalines, ont le privilège de porter sur les graviers uriques, leur action désagrégeante normale, d'en diminuer le volume et d'en rendre plus facile l'expulsion par les voies naturelles.

Nous ajouterons, à cette occasion, que nos eaux les plus chargées en bi-carbonate de soude et en acide carbonique, telles que celles des sources *Rigolette* et *Magdeleine*, sont celles qui conviennent le mieux, à cause de cette action désagrégeante plus grande chez elles que dans les eaux des sources voisines. Rappelons-nous, en effet, ce que nous avons dit de l'acide carbonique à propos des calculs biliaires et appliquons-le ici : ce gaz qui désagrège les roches feldspathiques et micacées, ne pourrait-il rien sur des calculs d'urate de chaux ?

Quelques faits, observés à Vals pendant l'été de 1866, tendent fort à nous faire pencher vers une réponse affirmative, nous avons même essuyé de la part de quelques malades une explosion de mécontentement contre nos eaux, quand au bout de 6 ou 8 jours, un ou plusieurs petits graviers s'étant détachés des reins et glissant dans l'urétère, leur faisaient éprouver ces douleurs lombaires qui précèdent ordinairement de quelques heures la sortie du corps étranger, ainsi qu'on en aura un exemple dans l'observation suivante :

OBSERVATION DE GRAVELLE URIQUE.

M. C..., de Lyon, moulinier en soie, âgé de 38 ans, replet, vigoureux et sanguin, est atteint de la gravelle depuis plusieurs années, et a déjà rendu, à diverses reprises, des graviers de la grosseur d'une lentille, rougeâtres, rugueux et friables. M. le docteur Girin l'envoie à Vals, où il arrive le 9 juin.

Il se plaint d'éprouver une pesanteur, un malaise vers la région rénale droite ; se langue est blanche, l'appétit nul et il digère lentement. Ses urines rougissent fortement le papier de tournesol ; son pouls est à 65.

Mis immédiatement à l'usage de l'eau de la source *Magdeleine* en boisson (6 verrées par jour) et à celui des bains alcalins, le 12, il est déjà sous l'influence des eaux carbo-sodiques ; les urines ne donnent plus de réaction acide, mais le malade se lamente de ne pas rendre la moitié de ce qu'il boit, car en outre de ce qu'il consomme d'eau pour son traitement, il fait usage à ses repas de celle de la *Saint-Jean*.

Le 13, la douleur dans les reins devient intolérable : aussi M. C... veut s'en aller et n'entendre à rien ; mais le 14 le mal a

disparu du rein et siège dans le testicule droit, qui est fortement rétracté ; le 16, un calcul urique du volume d'un gros pois
est expulsé de la vessie.

Dès lors le malade va bien ; son appétit a reparu et ses digestions se font bien ; il boit jusqu'à 8 verrées par jour de l'eau de
la *Magdeleine*, et il s'en retourne à Lyon le 1ᵉʳ juillet, dans un
état de santé qui paraît s'être soutenu jusqu'à ce jour.

L'excès de l'acide urique, dans l'économie, se traduit
assez souvent par des sables rouges qui se déposent au fond
du vase dans lequel on laisse séjourner de l'urine ; ce trouble morbide s'accompagne souvent de pesanteur dans les
reins et de dyspepsie.

On en voit fréquemment des exemples à Vals ; nous en
prenons un au hasard.

OBSERVATION DE SABLES URIQUES.

M. le docteur Ollier, de Lyon, nous envoie, le 17 août, une
dame J..., de Saint-Bonnet-le-Château : elle est âgée de 54 ans
et présente une corpulence si énorme qu'elle attire l'attention
de tout le monde. La gravelle urique, en effet, se rencontre
souvent chez les personnes mangeant beaucoup de viande et
chargées d'embonpoint.

La malade rend mal compte de son état, et attribue ses douleurs de reins à une métrite : un examen attentif nous fait
reconnaître tout simplement une gravelle urique et des sables
rouges dans les urines. Pendant 22 jours, elle boit soir et matin
5 à 6 verrées de l'eau de la source *Magdeleine*, et même parfois
beaucoup plus sans en être incommodée. Chez elle la tolérance
des graveleux pour les eaux alcalines est manifeste. Le 9 septembre, elle quitte Vals bien portante, et aucune récidive n'a
encore eu lieu au moment où nous écrivons.

Nous pourrions, s'il en était besoin, multiplier ces observations ; nous terminerons par la suivante, dans laquelle
apparaissaient alternativement les sables et les graviers

uriques, et dans laquelle on verra un malade, inutilement traité à d'autres thermes, ne trouver qu'à Vals la guérison de sa gravelle urique.

OBSERVATIONS DE GRAVIERS ET DE SABLES ROUGES.

M. R..., de Clermont (Hérault), âgé de 52 ans, de profession sédentaire, et menant une vie morale et exemplaire, vient à Vals, où il nous est adressé par M. le docteur Beauclair. Sa maladie est une gravelle urique, produisant des sables rouges et parfois de petits graviers dont il nous montre trois échantillons, qui ont été expulsés à différentes époques sans beaucoup de douleurs.

Les urines sont faciles et donnent une très forte réaction acide ; la langue est un peu blanche et les phénomènes dyspeptiques sont prononcés. Nous constatons aussi des douleurs rénales.

Ce malade nous raconte que M. le docteur Beauclair l'a envoyé deux fois à Vichy, deux fois à Andabre, et aussi prendre des bains dans une station thermale dont le nom nous échappe. Il nous dit que tous ces traitements ont été des palliatifs d'un jour, et n'ont rien ou presque rien changé à sa position. Il paraît souffrant et abattu. Nous lui conseillons l'eau de la *Magdeleine* en boisson, deux verrées soir et matin, et les bains alcalins.

Le traitement est suivi jusqu'au 21ᵉ jour, en augmentant la dose d'eau minérale alternée, quand il y a de la constipation, avec celle de la source *Précieuse*.

Bientôt les urines deviennent moins acides, puis cessent de l'être, et les sables disparaissent.

Le vingtième jour, la cure est complète, l'état général très bon, le teint coloré, et le malade présente à son départ tous les signes d'une guérison parfaite. Il ne craint pas de témoigner par ses paroles sa reconnaissance pour les vertus lithontriptiques des eaux de Vals, bien supérieures selon lui, à celles des autres thermes, où il avait été envoyé les années précédentes.

C'est qu'en effet, dès qu'on les a expérimentées, il est impossible de ne pas accorder, aux eaux carbo-sodiques de notre station, une large et heureuse part d'influence, non seulement dans la gravelle urique, mais encore dans celles qui sont le produit de la fermentation alcaline, et ne considérant les faits qu'à un point de vue général, on peut dire que dans toutes les espèces, la médication alcaline, surtout par les eaux minérales, a pour effet, comme le disait Petit, de Vichy, d'augmenter et de renouveler la sécrétion urinaire, de dissoudre les mucosités agglomérées et de suspendre la fermentation. Ces eaux portent réellement sur le catarrhe de la vessie leur action modificatrice et préventive.

Si l'on vient à considérer les graviers sous la rapport de leur nature chimique, on n'est pas étonné de voir les alcalins agir directement sur ceux dont l'origine se trouve dans la fermentation acide, et l'on comprend que, dans ce cas, l'acide urique insoluble étant transformé en urate de soude soluble, par l'usage prolongé des eaux sodiques, non seulement on guérit la gravelle, mais encore on la prévient.

Gravelle phosphatée.— Si les lois de la chimie ne se prêtent pas encore à démontrer complètement, de la part des eaux sodiques, un pouvoir de désagrégation directe sur la gravelle phosphatique, l'expérience est là pour prouver l'utilité de ces eaux dans le traitement de la gravelle alcaline. Les modifications qu'elles produisent alors, peuvent s'expliquer par la propriété désagrégeante et dissolvante qu'elles ont sur le mucus, et aussi par le nouveau facies qu'elles impriment au catarrhe de la vessie lui-même, soit qu'elles appellent sur la muqueuse une sorte d'irritation substitutive, soit aussi que les eaux alcalines de Vals, très gazeuses, agissent par l'acide carbonique sur cette membrane, en vertu des propriétés qu'on lui reconnaît aujourd'hui, celles d'être stimulant et anti-septique.

Pour ce qui concerne les véritables calculs, sans partager, a l'égard des eaux alcalines, une exagération d'influence que l'on a cru devoir accréditer, nous dirons que les eaux sodiques de Vals, pour lesquelles nous ne revendiquons pas le pouvoir de désagréger complètement ces gros corps étrangers, ont certainement pour effet de modifier heureusement l'état de la muqueuse vésicale, de diminuer le catarrhe qui en a été la cause première ou tout au moins qui l'accompagne toujours, d'empêcher ce calcul de prendre un plus grand volume, mais tout cela comme moyen adjuvant, sans préjudice des procédés chirurgicaux.

Depuis longtemps déjà, on avait cherché par un traitement local, par une réaction chimique opérée sur les calculs vésicaux, à faciliter leur expulsion, et le chirurgien Bonnet (de Lyon) avait même fait sur ce sujet un mémoire qui fut remarqué.

De nos jours encore, en Angleterre, Benjamin Brodie, Hoskins, Roberts, ont de nouveau essayé ce genre de médication, et ce dernier emploie en injections des solutions très étendues de bi-carbonate de soude. Selon ce médecin, l'eau contenant 1 sur 100 de sel alcalin, serait préférable à une eau qui en serait plus chargée, et tel est, à peu de chose près, le degré de saturation alcaline de l'eau de la source *Magdeleine* de Vals.

Sans prétendre dissoudre les calculs à l'aide de nos eaux alcalines, nous pensons néanmoins qu'elles pourraient être utilement employées en injections, en se servant de l'irrigateur *Eguisier*, et à l'aide d'une sonde à double courant.

Dans tous les cas, le calcul une fois parti, ce traitement pourrait prévenir la formation de nouveaux graviers dans la vessie, et les eaux alcalines prises en boisson, activant la désassimilation organique, diminueraient la proportion d'acide urique et des urates, produits d'une combustion incomplète.

M. le docteur Demarquay, dans le but d'activer cette combustion, emploie dans sa pratique les inhalations d'oxygène ; mais il fait précéder ces inhalations de l'usage des eaux sodiques, afin que, le sang étant rendu alcalin, la solubilité de l'oxygène devienne par là plus facile.

Catarrhe vésical et engorgement prostatique — Le catarrhe de la vessie est commun chez les vieillards, pour lesquels il est souvent une cause de gravelle quand il n'en est pas un effet, comme nous venons de le dire. Cette maladie ne doit pas nous arrêter longtemps après ce qui vient d'être rapporté ; et tout le monde sait qu'elle peut être consécutive à une lésion des reins ou de la prostate. Il nous suffira de rappeler que cet état morbide altère promptement la constitution, jette le malade dans l'abattement et le conduirait promptement au marasme, si les eaux carbo-sodiques, employées à propos, ne venaient heureusement soutenir les forces digestives, faciliter et régulariser l'excrétion des urines, et, par leurs propriétés antiseptiques et résolutives, modifier utilement la muqueuse vésicale.

L'engorgement de la prostate est ordinairement très rebelle ; son traitement par les eaux de Vals est néanmoins indiqué, surtout en vue de leurs propriétés résolutives. Il amène souvent d'heureux résultats : Par la mobilité du voyage qui influe sur l'état hypocondriaque du malade, par l'amélioration que les eaux impriment à la digestion, sorte de pivot de la santé, et enfin, en diluant les urines dont elles facilitent la sortie. Ces eaux sont encore très utiles en prévenant ou en guérissant le catarrhe vésical, conséquence presque inévitable de l'engorgement de la prostate.

Cystite chronique. — Ce qui précède s'applique également à la cystite chronique, et on pourrait déduire aussi l'influence thérapeutique des eaux carbo-sodiques de Vals, dans cette maladie, de tout ce qui a été écrit sur les eaux alcalines, depuis A. Fabre, Dupasquier, jusqu'à MM. Pétrequin et Socquet. Ces derniers nous disent en effet : « Par » l'emploi des eaux alcalines, les urines tendent à devenir » plus abondantes, plus limpides ; on y remarque la diminution et souvent la disparition, plus tard, du dépôt muqueux que le refroidissement ou le repos y développe. On » voit aussi disparaître le sédiment briqueté qu'elles présentent lorsqu'elles sont fortement acides ; enfin, elles perdent

» leurs principes colorants, ne déposent plus ni mucus, ni
» acide, passent à l'état neutre et finissent par devenir
» alcalines. »

Métrite, leucorrhée, aménorrhée et stérilité. — C'est
encore à MM. Pétrequin et Socquet que nous emprunterons
quelques lignes pour édifier le lecteur sur l'influence des
eaux carbo-sodiques dans ces différents états morbides. On
lit dans leur excellent *Traité des Eaux minérales* : « Chez
» la femme, les eaux alcalines exercent une action physio-
» logique complexe sur le système utérin. Elles diminuent
» les sécrétions catarrhales, et nous trouvons le même ré-
» sultat signalé pour la leucorrhée....... Quant aux troubles
» de la menstruation, qui se lient soit à une chlorose, soit à
» un engorgement de la matrice (docteur Willemain), ils sont
» avantageusement combattus aux mêmes sources..... C'est
» sans doute par cet ensemble de circonstances qu'elles peu-
» vent favoriser la fécondation : c'est à ce point de vue que
» l'on a pu les préconiser contre la stérilité. »
A propos de cette dernière proposition, si elle était avancée d'une manière trop absolue, il serait inutile, croyons-
nous, de faire observer que nous en déclinerions la respon-
sabilité. Nous dirons cependant, que, s'il ne s'agissait pas
d'une stérilité congénitale et pour ainsi dire organique, mais
d'une infécondité par cause morbide acquise, nous avons depuis longtemps remarqué des cas de stérilité éventuelle ayant
cédé à l'usage des eaux de Plombières, et, à notre connaissance, le même fait s'est répété pour les eaux de Vals, employées en boissons et en bains.

CHAPITRE VII.

Diathèse goutteuse.

Comme pour tant d'autres lésions morbides, sous le rapport de son étiologie, l'histoire de la goutte repose sur des données incertaines et obscures, quoique, depuis Hippocrate, cette maladie ait été observée, étudiée et décrite par la plupart des nosographes.

Un grand pas cependant parait avoir été fait de nos jours, relativement à la cause prochaine de la goutte, et l'on en donne, comme raison explicative, la présence de l'acide urique en excès dans le sang (Garrod).

On n'en est donc plus, comme au temps où régnaient les théories de l'Ecole de Broussais, à la considérer comme le résultat d'une inflammation des articulations, ni à rechercher, avec Chomel, si le rhumatisme et la goutte sont une même affection, ne variant que par la forme et le siège de ses manifestations.

Erasme l'avait appelée la sœur de la gravelle, car on avait déjà remarqué depuis longtemps que les goutteux sont sujets à une sorte de gravelle (urique) et *vice versa*.

On connait les douleurs atroces dont se plaignent, au moment des accès, les gens atteints de la goutte, les divers symptômes qui l'accompagnent et les concrétions tophacées qu'elle laisse parfois dans les articulations, où elle a révélé son existence. Que sait-on aujourd'hui de ses conditions pathogéniques ?

Rien autre, sinon qu'elle parait dépendre d'une prédisposition héréditaire, et qu'elle atteint de préférence les personnes adonnées aux excès de table, et celles que des occupations trop sédentaires privent de mouvements et d'exercice.

Avec ces données, dont une seule a une véritable valeur (l'excès d'acide urique dans le sang), on a formulé la théorie suivante pour expliquer la diathèse goutteuse, et l'on a dit : Elle est constituée par un excès d'apport dans l'économie d'une part, et un défaut d'assimilation d'autre part.

C'est qu'en effet, pour l'entretien de la vie normale, il est nécessaire que le double travail que subissent les substances alimentaires, soit convenablement équilibré, c'est-à-dire, que les molécules nouvelles, apportées dans les tissus pour en faire partie, ou *l'assimilation*, soient en corrélation de quantité exacte avec le départ des molécules anciennes et leur rejet du corps, autrement dit, avec la *désassimilation*.

Ce dernier travail a pour principal élément la formation et l'excrétion d'un principe azoté, de l'urée ou mieux de l'acide urique : Or si l'assimilation vient à l'emporter notablement sur les pertes, c'est-à-dire, s'il y a production en excès d'acide urique par le fait d'une nourriture trop copieuse ou trop succulente et que la désassimilation soit plus que compensée par cette alimentation trop substantielle, par des boissons nutritives, telles que la bière, le vin, etc., il est tout naturel de retrouver, en proportion anormale trop grande, l'acide urique dans le sang des goutteux, dans leur peau, et surtout dans leurs articulations, où il constitue les tophus, en s'y combinant avec la chaux ou la soude.

A cette théorie, on objecte qu'il y a beaucoup plus de gourmands que de goutteux. En effet, nous sommes loin d'admettre les excès de table comme la cause unique de la diathèse goutteuse, mais bien seulement comme déterminant l'explosion d'un état morbide, renfermé en puissance dans un organisme héréditairement prédisposé.

Chez les podagres, on trouve l'acide urique, non seulement dans le sang et les tissus dont nous avons parlé, mais encore dans les glandes rénales, dans les tubes urinifères des pyramides, ainsi que cela ressort des travaux de Garrod et de Cornil, et notamment des recherches dont ce dernier a consigné les résultats dans l'ouvrage qu'il a publié sur la goutte, en 1865.

Par ce fait, on comprend la sorte de parenté que l'on a cru reconnaître depuis longtemps entre cette maladie et la gravelle, puisque pour cette dernière comme pour la goutte, souvent, par l'excès de l'acide urique dans l'économie, des concrétions uratiques, développées à l'intérieur des reins, s'en détachent, puis descendent par l'urétère dans le vessie, où, en outre, par leur contact irritant, elles donnent lieu d'abord à un état catarrhal et bientôt après, à la formation sur place d'une nouvelle gravelle locale.

Après cette courte digression sur la gravelle, nous rentrerons dans notre sujet, en disant qu'il est à peu près établi que la goutte est le résultat d'une disproportion entre la nourriture assimilée et l'urée excrétée ; et nous ajouterons que la pathologie de cette affection vient appuyer cette théorie physiologique.

En effet, pendant quelque temps on voit les goutteux jouir d'un grand bien-être et d'une santé parfaite, aussitôt après qu'un accès de goutte aiguë est passé. La raison en est que le malade vient d'éprouver une fièvre violente qui augmente ses pertes ; car, tous les médecins le savent, dans l'état fébrile, la respiration et les autres fonctions désassimilatrices s'accélèrent. Rapportons le bénéfice de ce fait au cas particulier qui nous occupe, et nous admettrons une élimination prompte et rapide de la proportion excédante de l'acide urique ; nous y verrons aussi que, dans une certaine mesure, l'opinion ancienne de la criticité de la goutte est assez fondée.

Le meilleur des guides, la nature, nous montre ainsi la voie à suivre dans la médication de la goutte : exciter la désassimilation par l'exercice, et, en outre, empêcher les excès de nutrition ; tels sont les deux pivots sur lesquels on fait reposer la thérapeutique de cette diathèse, et, pour remplir la première indication par un autre procédé, Cadet de Vaux conseillait de faire boire de l'eau par grande quantité, une demi-verrée toutes les demi-heures. Ce moyen qui augmente en effet la quantité d'urée excrétée, constituait pour ce médecin, le traitement exclusif de la goutte.

L'exercice a, de son côté, une grande importance ; car il accélère la circulation et la respiration, et soumet ainsi plus souvent les éléments nutritifs qui voyagent dans le sang à l'action des organes excréteurs, les véritables agents de la désassimilation. Ici, nous devons nous souvenir que nous écrivons au point de vue de la thérapeutique des eaux de Vals, et dire que, tout en acceptant volontiers les autres moyens médicinaux et hygiéniques, propres à remplir les deux médications formulées ci-dessus, nous avons souvent trouvé dans les eaux alcalines de Vals, dans les tempérantes surtout (*St-Jean*), parfois dans les laxatives, (*Désirée* et *Précieuse*), un moyen de diminuer, par leur propriété antiplastique, la pléthore; effet des excès de nutrition, et cause de la goutte.

Dans sa marche, cette affection nous montre encore d'autres faits particuliers, qui viennent plaider en faveur de nos eaux. D'abord la diathèse goutteuse, qui, pendant un certain temps, s'était manifestée seulement par des accès très aigus, ne paraissant qu'à des intervalles très éloignés, devient plus tard irrégulière ou chronique, et les accès, s'ils n'ont plus la même intensité, la même fixité que les précédents, sont précédés et annoncés, considération importante pour nous, par des prodromes la plupart du temps dyspeptiques.

Dans cette deuxième phase de la diathèse goutteuse, les eaux de Vals sont très utiles, en apaisant les symptômes immédiats et en prévenant de nouveaux accès.

De l'état chronique, la goutte tend à passer à une troisième période, dans laquelle une thérapeutique débilitante serait nuisible. Les malades deviennent languissants, faibles, amaigris, car leur digestion ne se fait plus. Dans cet état de prostration, leurs douleurs influent davantage sur leur moral, et bientôt ils sont hypocondriaques. C'est une véritable cachexie goutteuse, et alors, tout en surveillant le régime, le moment est venu de permettre l'usage des toniques et de donner les eaux alcalines reconstituantes, celles de la *Magdeleine* ou de la *Rigolette*, par exemple.

Nous nous résumerons donc en disant, que les eaux alcalines gazeuses de Vals sont indiquées dans les trois degrés de cette maladie :

1° A la première période, les tempérantes (*Saint-Jean*, etc.), par leurs qualités anti-plastiques, et par la grande quantité que l'on peut en faire prendre aux malades sans inconvénient.

2° Dans la période chronique, les laxatives, à cause de leurs qualités dérivatives sur l'intestin et de leur influence sur la sécrétion urinaire, et aussi parce qu'elles favorisent les digestions.

3° Enfin, dans la période ultime ou cachectique, les eaux toniques et reconstituantes, *Magdeleine* et *Rigolette*, qui ont du fer, du chlorure de sodium, et partant, toutes les propriétés des eaux alcalines gazeuses altérantes et roborantes.

Si l'on ajoute à ces moyens un régime approprié, la modération dans l'usage du vin, du thé, de la bière et du café, l'entretien de l'activité musculaire, la distraction du voyage, l'agrément du séjour à la campagne, on aura rempli les principales indications réclamées par la thérapeutique de la goutte, et on pourra trouver à Vals tout ce qu'il faut pour obvier aux effets d'une diathèse profondément enracinée dans l'économie, pour en rendre les manifestations plus rares et empêcher celles-ci d'être par trop préjudiciables à la santé. L'observation suivante va étayer nos assertions.

OBSERVATION DE DIATHÈSE GOUTTEUSE.

Mademoiselle St-M... (de Lyon), âgée de 50 ans, nous est adressée par M. le docteur Chassagny ; elle est sous l'influence d'une ancienne diathèse goutteuse, ainsi que l'ont été, dit-elle, sa mère et sa grand'mère.

Deux articulations de la main droite (à l'annulaire et à l'index) sont gonflées et douloureuses, et offrent l'apparence de ce que l'on appelle à Lyon un rhumatisme noueux. Il y a deux ans, la malade a éprouvé également, au gros orteil du pied gauche, de la rougeur, de la douleur et du gonflement, en un mot, un véritable accès de goutte. Elle ne présente aujourd'hui que des phénomènes dyspeptiques peu prononcés, pas de réaction fébrile ; seulement les articulations de la main droite gonflées sont très sensibles, et il existe en outre une faiblesse générale.

Elle commence son traitement le 15 juin, en prenant l'eau de la source *Rigolette*, 4 verrées par jour, et un bain d'eau minérale chaque jour, tout le temps de la cure thermale.

Le 19, nous la mettons à l'usage de l'eau de la *Magdeleine*, et, peu soumise à nos prescriptions, elle en prend jusqu'à dix verrées par jour. Après quelques oscillations en bien et en mal, la tolérance s'était établie, lorsque le 30 juin, Mademoiselle St-M... est prise tout à coup d'un indicible dégoût pour les eaux alcalines, même les moins minéralisées. Nous suspendîmes le traitement deux jours, et la malade put le continuer ensuite jusqu'au 12 juillet et en éprouver un notable soulagement ; car à cette date ses douleurs avaient disparu, et le gonflement des articulations avait considérablement diminué. Nous pûmes écrire à notre excellent confrère, M. le docteur Chassagny : « La diathèse goutteuse chez votre malade est-elle suffisamment combattue ? c'est ce que l'avenir seul révélera ; mais pour le moment l'état général est excellent, et c'est, croyons-nous, tout ce que l'on pouvait espérer d'une première saison à Vals. »

CHAPITRE VIII.

Rhumatisme chronique en général.

La goutte, avons-nous dit, n'est plus confondue aujour-
d'hui avec le rhumatisme ; ce sont deux maladies distinctes,
mais les conditions pathogéniques du dernier sont plus
obscures encore que celles de la diathèse goutteuse. Il a été
le sujet d'études sérieuses de la part d'un grand nombre de
médecins célèbres, dont les recherches anatomo-pathologiques ont fait connaitre les résultats ultimes de la maladie,
sans apprendre beaucoup sur sa nature et son étiologie.

Par l'acuïté de la douleur, par ses retours brusques et
parfois périodiques, le rhumatisme affecte une certaine
analogie avec la goutte ; comme celle-ci, par sa position dans
les articulations, par sa manifestation soudaine à l'occasion
d'un refroidissement subit, rappelle quelquefois ce qui se
passe chez un malade qui vient d'être atteint d'un rhumatisme
aigu. Enfin leurs symptômes apparents, transportés parfois
d'un organe sur un autre, font admettre pour l'une comme
pour l'autre, la préexistence d'un état morbide chez le sujet
malade, et leur donnent une certaine ressemblance que les
pathologistes rejettent bientôt, quand ils étudient et constatent les altérations anatomiques produites par le rhumatisme et par la goutte.

Ainsi, entre ces deux états morbides, les points de contact
n'existent qu'en apparence et dans leurs expressions sympto-

matiques secondaires ; et tandis que la diathèse goutteuse est caractérisée par la présence en excès de l'acide urique dans le sang, celui-ci offre chez le rhumatisant une plasticité anormale, et une augmentation considérable dans la proportion de sa fibrine, ainsi que l'ont démontré les analyses de MM. Andral, Gavarret, Nasse, Simon, Rodier, etc.

Par son caractère récidiviste et par quelques-uns de ses symptômes, le rhumatisme paraît se rattacher le plus ordinairement à un état constitutionnel, opinion corroborée par la manière de voir d'un grand nombre d'auteurs, qui admettent une prédisposition héréditaire, et dans ses savantes leçons faites à la Salpétrière, M. le Dr Charcot dit, en effet, que cette maladie se relie souvent à une diathèse hémorrhagique.

Quant à sa cause occasionnelle, Sydenham, Boerhaave, et presque tous les praticiens ont reconnu, comme fait d'observation, que dans la majorité des cas, l'invasion du rhumatisme est précédée, sur tout le corps ou sur la partie douloureuse, d'une action de contact prolongée d'un froid sec ou humide.

Sans nous arrêter à retracer les diverses manifestations du rhumatisme, puisque nous l'étudions ici seulement au point de vue de sa thérapeutique par les eaux alcalines de Vals, nous ne mettrons en relief qu'un petit nombre des désordres morbides qu'il produit, et contre lesquels le traitement thermal a prise pour les amender toujours et quelquefois pour les guérir.

L'anémie suit de près l'invasion du rhumatisme aigu. Ce phénomène, noté avec insistance par les médecins modernes, a également lieu d'une manière tout aussi prononcée dans l'état sub-aigu (Dr Charcot), et nous ferons remarquer que l'anémie existe à plus forte raison dans la forme chronique, et peut même aller jusqu'à l'état de cachexie.

Un sang trop plastique nourrit mal, avons nous dit, dans notre examen des éléments minéralisateurs des eaux alcalines de Vals ; partant il engendre des maladies, et ultérieurement l'anémie. Dès lors, il est donc rationnel de s'adresser au bi-carbonate de soude, à nos eaux alcalines gazeuses surtout pour rendre au sang sa fluidité normale, et secondairement pour mettre à profit les effets stimulants et reconstituants de la médication hydro-alcaline.

Nous avons eu l'occasion de mettre ce précepte en pratique, même dans le rhumatisme aigu, et nous en avons traité par nos eaux sodiques les plus minéralisées, celles des sources *Désirée* et *Magdeleine*. Elles ont répondu à nos désirs, en procurant aux malades des résultats heureux et prompts. Nous n'avons pas craint de provoquer, par cette médication, une métastase de la manifestation morbide; bien mieux, nous avons espéré la prévenir et nous avons réussi. Nous avons même appris plus tard avec plaisir que des praticiens distingués avaient également obtenu de très bons résultats de l'emploi du bi-carbonate de soude dans des formes aiguës de rhumatisme. Par les eaux de Vals (*Désirée* et *Magdeleine*), nous donnions 10 à 12 grammes de sel alcalin par 24 heures, et nous obtenions en cinq à six jours le ralentissement du pouls, descendant de 120 pulsations à 80 par minute (*Gazette des Hôpitaux*, 29 mai 1866), tandis que MM. les docteurs Jaccoud, Vulpian et Charcot en ont administré de 20 à 40 grammes dans un jour, et les docteurs anglais Golding, Bird, Dickinson et Garrod sont allés jusqu'à 40 et 50 grammes. Loin de s'en repentir, ils ont constaté, comme nous, par l'emploi des eaux de Vals, la diminution des douleurs, le ralentissement du pouls, et, en conséquence, l'abaissement de la chaleur fébrile.

Est-il donc imprudent, comme nous ont paru le craindre quelques médecins, d'administrer en boisson les eaux alcalines dans les trois formes du rhumatisme, et notamment dans la forme chronique, alors qu'il faut s'opposer aux progrès de l'anémie prononcée ou de la cachexie menaçante ?

Si, d'autre part, nous portons notre attention sur les changements éprouvés par quelques-unes des sécrétions chez les rhumatisants, nous trouvons la salive acide ; la sueur le devient plus que dans l'état normal, plus même que dans la goutte. Les urines contiennent des dépôts uratiques. L'a-

bondance des matières colorantes que cette dernière sécrétion présente, semble indiquer (docteur Charcot) la destruction des globules du sang ; l'urine est aussi moins
aqueuse et renferme plus d'urée que dans l'état normal, ce
qui tend à donner plus promptement à la maladie le caractère
anémique ; enfin les sérosités épanchées dans le péricarde et
les articulations sont aussi acides. Si le *contraria contrariis
curantur* a encore quelque chose de vrai, c'est dans le rhumatisme qu'il faut ne pas oublier l'action spéciale des eaux alcalines gazeuses et compter sur leurs propriétés, pour combattre
avantageusement la débilité fonctionnelle générale et pour
alcaliniser les sécrétions.

Une opinion récente et d'origine anglaise voudrait expliquer les phénomènes particuliers du rhumatisme (chaleur,
douleur et gonflement dans les tissus atteints) par l'hypothèse suivante : l'acide lactique se formant par la désassimilation des tissus fibreux et venant à être produit en excès,
se dépose dans les organes et donne à la maladie rhumatismale ses caractères distinctifs.

Cette théorie serait exacte, ce qui est mis en doute par le
savant médecin de la Salpétrière, ou bien l'affection présen-
terait, dans ses effets immédiats, l'existence dans le sang de
quelques matières étrangères à la constitution de ce fluide
nourricier, que, dans un cas comme dans l'autre, les eaux
bi-carbonatées sodiques de Vals n'en seraient pas moins un
des meilleurs moyens pour combattre, non seulement la
manifestation rhumatique (douleur, chaleur, gonflement,
etc.), mais aussi l'anémie générale consécutive.

Nous avons vu, en effet, que le bi-carbonate de soude a
été administré avec succès, quoique à très haute dose, alors
qu'il y avait une réaction fébrile intense, de la douleur, et
tous les autres symptômes de la période aiguë ; il est évident
que dans la forme chronique, son action sera encore plus
favorable, surtout si on le donne en boisson, dilué dans une
eau minérale naturelle, et si en même temps on y joint l'influence résolutive du bain alcalin.

Presque toutes les eaux minérales ont la propriété d'exciter les fonctions de la peau, et c'est pour cela qu'elles ont toutes des succès dans le traitement du rhumatisme. Mais les eaux alcalines portant leur influence jusque dans la profondeur des tissus, modifiant les humeurs, s'attaquant, pour ainsi dire, à la diathèse et en changeant la constitution générale, obtiennent des effets plus durables que les autres médications hydro-minérales, qui s'adressent plus directement à la manifestation morbide locale.

Il n'est pas rare de voir les eaux sodiques, allant chercher le mal jusque dans sa racine, ramener, soit par les boissons, soit par les bains, quelques symptômes de douleur dans les premiers jours du traitement. Ce phénomène, dont il n'y a pas à s'inquiéter, car il disparaît assez vite, indique un commencement de réaction très utile à la guérison ; aussi affecte-t-il de préférence les organes les plus spécialement atteints.

On s'est beaucoup occupé, dans ces derniers temps, des relations métastatiques qu'il y a entre l'urétrite blennorrhagique et le rhumatisme ; on sait que ce dernier en montre d'autres, et que, véritable protée, changeant parfois la forme de ses manifestations, il en transporte aussi la scène des organes de la vie de relation sur ceux de la vie animale. Nous en dirons un mot dans le chapitre suivant, lorsqu'il sera question de l'état catarrhal, et sans nous arrêter à décrire les symptômes si nombreux et si variés du rhumatisme, considéré ici seulement, comme nous le disions tout à l'heure, au point de vue de son traitement par les eaux alcalines, nous rappellerons un de ces nombreux exemples, comme nous en voyons communément à Vals, et dans lesquels la maladie, par un effet reflexe, va porter le trouble dans des organes bien éloignés de ceux où, d'abord, elle a pris naissance.

OBSERVATION, RHUMATISME VISCÉRAL.

Madame L. R..., âgée de 48 ans, forte et replète, occupée assidûment dans un grand magasin ouvert à tous les vents, froid et humide, est depuis longtemps affectée d'un rhumatisme, dont elle a été légèrement soulagée par la cure thermale qu'elle a faite à Vichy, il y a deux ans.

A son arrivée à Vals, où l'envoie M. le docteur Bossu, de Lyon, elle est pâle, anémique, quoique de forte corpulence.

La langue est blanche, la digestion se fait très mal, et la diarrhée est fréquente. Le rhumatisme ne se manifeste plus sur les jambes qui étaient son lieu d'élection ordinaire.

Le ventre est un peu obèse ; il n'offre pas d'altération grave, mais un peu de sensibilité à l'estomac. Un peu de diarrhée, avons-nous dit, est un des phénomènes morbides prédominants ; en conséquence nous conseillons 4 1/2 verrées matin et soir de l'eau de la source *Rigolette* et des bains alcalins. La dose de boisson est augmentée à mesure que l'estomac la supporte mieux. Le traitement fut suivi ainsi pendant 22 jours, et en fin de compte la malade put retourner à Lyon, ne se ressentant plus de sa dyspepsie rhumatismale. L'estomac avait repris l'intégrité de ses fonctions, et l'anémie, par ce fait, avait peu à peu disparu.

A mesure que le rhumatisme cédait du côté des organes digestifs, les douleurs faisaient une apparition autour des malléoles où elles se firent sentir vives, mais fugaces ; car la malade en fut entièrement délivrée au bout de quelques jours. Depuis lors, la dyspepsie rhumatique, et les autres symptômes pour lesquels Madame L. R... était venue à Vals, n'ont pas reparu, ainsi que nous l'avons appris avec plaisir de notre excellent confrère M. le docteur Bossu.

Quand on jette les yeux sur la liste nombreuse et presque indéfinie des drogues préconisées contre l'affection dont nous venons de parler, drogues dont les effets, infidèles ou éphémères, laissent constamment planer sur le malade la crainte trop bien fondée d'une rechute ; quand on peut dire encore, comme au temps de Scudamore, que l'expérience des siècles ne nous offre aucun remède certain contre le rhumatisme, et enfin, quand on voit les médecins d'aujourd'hui avouer que cette maladie est presque toujours rebelle aux moyens de l'art le plus méthodiquement employé, on reste convaincu que son traitement par les eaux alcalines est encore, somme toute, le plus sage et le plus rationnel.

CHAPITRE IX.

État catarrhal en général. — Bronchorrhée.

Bien que l'on n'en soit plus, comme aux temps d'Hippocrate ou de Celse, à se demander si les flux muqueux des bronches descendent du cerveau, on pourrait encore être tenté de rechercher avec Galien, sinon les différences qui existent entre cet état morbide et le rhumatisme, mais ce qu'il peut y avoir de commun entre ces deux maladies : état catarrhal et état rhumatique.

C'est qu'en effet, on n'exerce pas longtemps la médecine dans une ville populeuse, froide et humide, surtout pendant l'hiver, sans avoir été nombre de fois témoin de transformations souvent brusques du catarrhe en rhumatisme, et réciproquement. Alors aussi, on est tout disposé à admettre pour ces deux affections une identité d'origine, se traduisant sous deux formes différentes, selon les conditions pathogéniques qui président à leur développement et à leurs manifestations.

Celui qui partage cette opinion n'est pas loin de s'étonner de ne pas voir les eaux bi-carbonatées sodiques plus fréquemment employées comme tisanes, dans les catarrhes en général et dans la bronchorrhée en particulier. Puisque les eaux de cette nature ont une heureuse influence modificatrice dans le rhumatisme, il est assez logique de se demander si elles ne seraient pas également efficaces dans le catarrhe des voies respiratoires.

D'une part, il est constant que le traitement thermal alcalin modifie et guérit souvent les flux muqueux de la vessie et ceux d'autres organes, comme nous n'avons pas manqué de le rappeler dans le VI° chapitre.

D'autre part, nous ferons remarquer qu'une réaction dans le sens de la médication alcaline commence à se manifester, puisque depuis quelques années les eaux alcalines gazeuses d'Ems, dans le duché de Nassau, ressemblant, par leur composition chimique, à celles de nos sources de Vals peu minéralisées, sont spécialement fréquentées en vue de leur action curative sur les catarrhes chroniques. De quelle raison pourrait-on arguer pour ne pas reconnaître aux eaux de Vals, une aussi grande propriété curative qu'à celles d'Ems, dans le traitement du catarrhe des voies respiratoires, affec·tion que l'on dirige d'une manière encore plus spéciale sur les stations d'eaux sulfureuses des Pyrénées et des Alpes, ou sur celles d'eaux salines de l'Auvergne?

Sans chercher à empiéter sur les domaines bien acquis par les thermes auxquels nous faisons allusion, il est cependant permis de chercher à apprécier ce que l'on peut espérer obtenir des eaux carbo-sodiques dans les affections catarrhales bronchiques, en dehors même de ce qu'il est prouvé qu'elles donnent dans les flux muqueux en général.

Evidemment, si l'on connaissait la nature intime de l'état catarrhal, on irait droit au but, et on lui opposerait des moyens spécifiques, si toutefois on en avait. Or ici, l'on se trouve, comme pour tant d'autres lésions, réduit à constater des effets, et malgré tous les progrès promis par le rationnalisme médical, il y a quelques années, on en est encore à faire la chasse aux symptômes et à poursuire la destruction des manifestations pathologiques plutôt que l'élément morbide qui les a développées.

Comme nos confrères, nous connaissons et apprécions toute la valeur thérapeutique des agents médicinaux affectés au traitement des flux muqueux, et comme eux, nous sommes tout disposé à faire appel à la matière médicale toutes les fois que cela peut être utile. Mais ils savent comme nous que ces agents ne répondent pas toujours à nos espérances, et, tout en faisant des vœux pour que l'action des médicaments ordinaires, préconisés contre les catarrhes, soit mieux précisée, nous croyons ne pas agir contre l'intérêt des malades en faisant entrer dans la liste des moyens déjà employés, un médicament anti-catarrhal de plus.

Nous allons donc examiner quelques uns des caractères de la bronchorrhée, et ce que nous en dirons pourra s'appliquer en grande partie aux différents flux muqueux dont il a déjà été question dans ce recueil.

Le catarrhe bronchique, sous le rapport de la nature et de la quantité de la matière sécrétée, présente de notables différences selon l'époque où on l'observe ; il en existe également dans les altérations éprouvées par la membrane muqueuse, siège de la sécrétion morbide. A un moment donné, la maladie ne présente plus aucun des traits de l'inflammation ; c'est un état passif, paraissant déterminé par une modification spéciale imprimée à l'innervation et dans lequel on remarque : la sécrétion expectorée viciée, des troubles dans la circulation, et même aussi l'altération de la muqueuse, offrant parfois une turgescence qui rappelle celle de la membrane interne de l'estomac dans le catarrhe stomacal des Allemands, ou la gastrite des médecins français.

Dans ces nuances de la maladie, les eaux alcalines résolutives et fluidifiantes ont souvent leur à-propos d'application : elles produisent, sur le siège du mal, une sorte d'irritation substitutive qui facilite la résolution de la membrane muqueuse engorgée, et, lors même que l'état morbide de cette membrane irait jusqu'au ramollissement, l'acide carbonique libre viendrait ici en aide pour redonner de la tonicité aux tissus altérés.

La difficulté de la respiration est encore un phénomène fréquent du catarrhe bronchique, que le bi-carbonate de soude tend à diminuer par son action sur l'hématose, et aussi l'acide carbonique, par celle qu'il possède sur les muscles qui facilitent la respiration.

La viscosité de la matière expectorée, son odeur putride,

sont diminuées par l'usage des eaux alcalines gazeuses, et quand celles-ci commencent à ramener la fluidité des crachats, on est en droit d'espérer une prochaine résolution de la maladie.

Les sueurs ne sont abondantes que si l'état catarrhal touche à son terme, et les eaux carbo-sodiques sont propres à précipiter le moment d'arrivée de ce phénomène critique, en augmentant considérablement les fonctions de la peau.

Une même remarque a été faite au sujet de la sécrétion urinaire; elle devient abondante, trouble et sédimenteuse dans la dernière période du catarrhe. Or cette crise heureuse se fait moins attendre quand le malade est mis à l'usage des eaux de Vals, que s'il est soumis au régime des tisanes soi-disant diurétiques.

Enfin, et c'est ici que l'influence des eaux carbo-sodiques est en dehors de toute contestation, l'état catarrhal est nuisible par l'épuisement, l'anémie qu'il entraîne à sa suite, il l'est également parce qu'il est entretenu par la détérioration du malade; donc, quelle qu'en soit la forme, aiguë ou chronique, quelle qu'en soit la nature, inflammatoire, rhumatique ou névro-pathique, l'une des indications les plus urgentes est d'aller au-devant des effets désorganisateurs, et, pour atteindre ce but, on ne saurait faire mieux que de s'adresser à une médication tonique et reconstituante, et notamment à celle fournie par les eaux alcalines gazeuses, dont l'action locale sur la muqueuse bronchique se traduit d'abord par une excitation substitutive suivie de résolution, action qui tend aussi à amoindrir les symptômes de viscosité et de purulence dans l'expectoration et à diminuer la gêne de la respiration, puis d'une manière générale à rectifier les fonctions nutritives, et en un mot à relever les synergies vitales du système nerveux.

Parfois, dans le but d'imiter le mouvement diarrhéique qui s'établit dans la dernière période du catarrhe des bronches à l'état aigu, il est utile d'exciter un peu les évacuations alvines. On obtient cet effet par les eaux des sources *Désirée* et *Précieuse*; mais si l'on se propose seulement la reconstitution du sujet, il est préférable d'employer celle des sources *Rigolette* ou *Magdeleine.*

Bientôt, en parlant de l'établissement de Vals, nous insisterons sur l'utilité des bains alcalins dans la plupart des maladies chroniques. On peut en effet considérer le tégument externe comme une sorte de dynamomètre qui aide à mesurer la gravité d'une affection et dont il dénonce à l'avance la terminaison fatale, quand on ne trouve aucun moyen de s'opposer à la persistance de ses altérations physiologiques.

Dans l'état catarrhal, l'affaiblissement des fonctions de la peau, la diminution dans sa circulation et ses sécrétions, se traduisent souvent par sa décoloration, par un refroidissement insolite, difficile à vaincre, très pénible, renaissant dès que l'on s'éloigne d'un foyer de calorique. Cet affaiblissement fonctionnel est toujours l'indice soit d'un état anémique, soit de la production d'un sang trop acide, trop coagulable et circulant avec lenteur dans les organes affaiblis, ainsi disposés à rester le siège d'altérations morbides.

Or quel que soit l'état pathologique interne que produisent la trop grande plasticité du sang ou son appauvrissement, tant que la peau reste froide, décolorée, sans réaction, il n'y a nulle espérance de guérison. Donc, il importe avant tout de vaincre l'atonie des capillaires de la membrane tégumentaire, dont l'intégrité fonctionnelle, attendu ses nombreuses sympathies avec les autres appareils organiques, est si nécessaire au retour et à l'entretien de la santé.

C'est là un des triomphes des eaux alcalines gazeuses de Vals, et aucune eau, sous ce rapport, ne peut leur être comparée. En stimulant le système nerveux, puis les muscles, et notamment le cœur, influence reconnue au gaz carbonique, en diffluant le sang et en lui permettant mieux d'atteindre et de pénétrer les vaisseaux capillaires du derme, les eaux alcalines gazeuses de Vals sont très aptes à fournir les éléments d'une réaction salutaire de l'intérieur à la périphérie du corps, et à faciliter par ce fait une sorte de débacle des matériaux ou mieux des influences morbides internes.

On comprend donc que l'action des bains alcalins et gazeux ne soit pas à dédaigner, et nous montrerons plus tard comment elle peut rappeler et accroître l'excitation à la peau.

Nous remarquerons pourtant que cet appel au derme n'est pas produit par les bains alcalins seulement, mais qu'il est obtenu aussi par les eaux prises en boissons; aussi avons-nous vu bien des personnes frileuses et débilitées, que l'on aurait dit ne tenir à la vie que par le lien le plus faible, éprouver bientôt, après avoir bu de l'eau de Vals, un sentiment de douce chaleur à la surface du corps, et, si par un léger exercice, ces malades favorisent le commencement de la reconstitution des capillaires sous-épidermiques, on ne tarde pas à voir la peau blanchir, devenir rosée, l'équilibre de la caloricité se rétablir peu à peu, et dès lors l'amélioration faire de rapides progrès.

CHAPITRE X.

Maladies de la peau (Dermatoses).

Les diverses altérations morbides apparaissant sur le tégument externe, constituent une classe très nombreuse de maladies, et si, parmi elles, il en est qui ne réclament pas l'emploi des alcalins comme moyen principal de traitement, mais seulement quelquefois dans leur période ultime ou cachectique, il en est d'autres pour lesquelles cette médication, c'est-à-dire les eaux alcalines, sont de véritables spécifiques.

Ainsi, pour certaines maladies de la peau, c'est la période avancée qui marque le moment où les alcalins conviennent comme remèdes adjuvants ; pour d'autres, la nature même de l'affection détermine l'emploi presque exclusif des eaux alcalines, comme un des meilleurs moyens de les traiter. Nous allons tâcher de préciser les faits, en nous appuyant sur les divisions théoriques et les données thérapeutiques, les plus généralement admises aujourd'hui au sujet des dermatoses.

A un de leurs points de vue étiologiques, les maladies de la peau peuvent être divisées en affections purement locales et en manifestations sur le derme, d'une altération générale de l'économie.

Parmi les premières, le groupe des affections *parasitaires* (favus, teigne tonsurante, pelade, sycosis etc.) échappent évidemment dans leurs causes à l'action des alcalins et ressortent des moyens parasiticides. Encore pourrait-on jusqu'à un certain point, par l'emploi des eaux sodiques, corriger, guérir même, les épiphénomènes inflammatoires symptomatiques du parasite (impétigo), ou ceux consécutifs au traitement, qui viennent assez souvent obliger de suspendre la médication parasiticide.

D'autres maladies purement locales, déterminées par une irritation produite sur place, sont essentiellement passagères et ne méritent pas une mention.

Un deuxième groupe de dermatoses comprend celles qui dépendent de l'altération constitutionnelle de l'économie, telles sont les *scrofulides* se reliant à un tempérament scrofuleux, les *herpétides* ou herpès et les *syphilides*.

A ces lésions de la peau que l'on pourrait qualifier d'invétérées, il faut des remèdes très actifs, de puissants modificateurs du sang et des humeurs profondément altérées. Nous en reparlerons dans la troisième partie de ce recueil, en faisant l'histoire de la source *Dominique*. Nous relaterons alors des observations intéressantes relevées à l'hospice de l'Antiquaille de Lyon, et que nous devons à la bonne amitié de M. le docteur Bonnaric, médecin en chef.

Ici, les alcalins ne sont plus que des adjuvants souvent utiles pour soutenir les forces nutritives et parer à l'anémie que les états diathésiques tendent à produire. Dans les herpès, leur action est encore avantageuse à un autre point de vue, ainsi que nous le dirons bientôt.

Enfin un troisième groupe, que M. le Dr Bazin place sous la dépendance de l'arthritis, a de plus grandes relations avec les eaux alcalines. Ces affections ou *arthritides* représentent, dit M. le Dr Pidoux, comme un tronc commun, l'arthrite, lequel se divise en deux branches formées par le rhumatisme et la diathèse goutteuse.

Nous laisserons donc de côté les syphilides et scrofulides dont nous aurons à parler dans la 3e partie, nous réservant d'insister ici sur l'utilité des eaux alcalines de Vals dans les herpétides et les arthritides.

Il n'est pas toujours facile de reconnaître la nature de ces maladies, ni la période à laquelle elles sont parvenues, et comme c'est là, cependant, un point essentiel pour fixer le traitement, le médecin a bien garde de négliger aucun des éléments de diagnostic, éléments dont nous n'avons pas à nous occuper ici.

Nous dirons seulement que les arthritides ont été divisées en primitives, secondaires et tardives; c'est sur les secondaires que M. Bazin reconnaît aux alcalins une efficacité particulière. Avec MM. Cazenave, Gibert, Hardy, Devergie et Bonnaric (de Lyon), il les conseille non seulement comme remède curatif, mais encore comme un moyen préservatif. Il insiste, en outre, sur l'utilité spéciale des bains alcalins dans la forme squammeuse des affections arthritiques.

On comprend d'ailleurs, d'après ce que nous avons dit du rhumatisme et de la diathèse goutteuse, quelle heureuse modification les eaux sodiques peuvent apporter à l'état local, qui, en définitive, n'est qu'une expression symptomatique d'un état général, dans lequel nous avons vu ces eaux avoir la propriété de produire souvent une amélioration considérable et parfois aussi la guérison.

Nous venons de dire que la principale difficulté que présente cette manière d'envisager les maladies de la peau, consiste à en bien établir le diagnostic. Or ici, de même que l'iodure de potassium pour la syphilis, les alcalins serviront, telle est l'opinion de M. Bazin, comme de pierre de touche, et montreront, par les succès ou les insuccès que l'on en obtiendra tout d'abord, si l'on a affaire à une affection arthritique ou non.

Quant aux affections herpétiques, si les eaux alcalines n'ont pas une action spécifique aussi marquée, elles nous seront encore utiles en améliorant la constitution, en agissant sur la peau comme substitutives et révulsives ; d'ailleurs nous trouverons à Vals d'autres moyens de traitement favorables, si nous voulons utiliser, soit l'arsenic de la source *Dominique*, soit l'action légèrement purgative des sources *Désirée* et *Précieuse*.

Si, dans ces notes abrégées, nous n'avons pas parlé des

différentes formes des maladies cutanées, c'est que nous n'avons pas voulu embarrasser le cours de ce recueil, de descriptions que tout le monde connaît.

Nous avons seulement cherché à rappeler les circonstances dans lesquelles les alcalins peuvent être utiles, et au lieu de dire, comme on faisait autrefois : telle médication convient à l'eczéma, telle autre au psoriasis, et ainsi pour toutes les lésions de la peau, nous avons vu, avec les dermatologues modernes, dans la cause générale de l'affection, l'indication thérapeutique de la maladie ; plusieurs formes morbides, en effet, pouvant dépendre d'une même affection générale, la manifestation locale demande le même traitement que l'alté ration constitutionnelle ou diathésique dont elle est un produit.

Pour terminer ce chapitre, nous conclurons en disant, que les eaux alcalines sont utiles pour combattre les dermatoses et employées : 1° comme moyen adjuvant dans les formes purement locales ; 2° comme spécifique dans les arthritides secondaires ; 3° enfin, comme reconstituantes dans les états cachectiques, si fréquemment la suite de ce genre de maladies, qu'ils entretiennent, après avoir été produits par elles.

CHAPITRE XI.

Du bain en général. — Du bain tiède.
Du bain alcalin et de l'établissement thermal
de Vals en particulier.

Dans le nouveau dictionnaire de médecine et de chirurgie pratiques, M. le docteur Oré, avec un grand talent d'analyse, rend compte de tout ce qui peut intéresser dans la question des bains. Nous ne reviendrons pas après lui sur les ingénieuses recherches expérimentales, faites par divers observateurs dans le but de reconnaître l'existence et la valeur des propriétés absorbantes de la peau ; nous en ferons seulement connaître les conclusions, opposées, il est vrai, aux idées généralement reçues sur l'action des bains, mais représentant, selon M. le docteur Oré, le résumé ou le dernier mot de la science à ce sujet. On nous permettra cependant quelques légères réserves.

Après l'immersion dans un bain pendant une ou deux heures, on voit que l'eau n'adhère pas au corps et glisse sur lui comme sur une toile cirée, protégée qu'est la peau par la matière grasse sébacée qui en entretient la souplesse et la douceur. Aussi, dans un bain de 23 à 27 degrés centigrades, le corps n'absorbe-t-il que 20 à 50 grammes d'eau, résultat constaté par la balance. Dans un bain de 27 à 30 degrés cent., l'absorption compense l'exhalation cutanée ; c'est le point isotherme, le corps ne gagne ni ne perd, mais il y a échange. Enfin dans un bain de 30 à 36 degrés centigrades, le corps perd de son poids.

D'autres expériences ont démontré que les substances minérales dissoutes dans le bain, ne se retrouvent ni dans la salive, ni dans les urines, et que les substances végétales toxiques ne produisent aucune altération de fonctions, le cas réservé, où il existerait une plaie sur le derme, ou bien que ces agents toxiques auraient sur lui une action destructive. Ces faits ont été prouvés expérimentalement par MM. Réveil, Homolle, Daniau, Lhébert, Demarquay, etc., et ont permis à M. Oré de poser les conclusions suivantes :

1° « L'augmentation du poids du corps après le bain, quand elle a lieu, est trop insignifiante pour que l'on puisse y trouver un argument sérieux en faveur de l'absorption par la peau. »

2° « Les substances salines, iodure de potassium, carbonate de soude, etc., en dissolution dans l'eau, n'ayant pas été retrouvées dans la salive, ni dans les urines, et les substances végétales toxiques n'ayant exercé aucune influence sur la circulation et l'innervation, il est impossible d'admettre que la peau possède dans le bain la propriété d'absorber. »

3° « Les bains simples, minéraux ou médicamenteux, n'ont qu'une action de contact, qui varie selon la nature des substances tenues en dissolution. »

On a reconnu encore que tout bain, quelque matière qu'il contienne, acide, neutre ou alcaline, a pour effet constant d'alcaliniser les urines.

Nous voilà donc bien éloignés de ce que l'on croit généralement du prétendu fait de la pénétration de l'eau et des substances dissoutes à travers l'épiderme, et de ce que l'on trouve écrit dans presque tous les ouvrages sur les eaux minérales, bien loin aussi de cette opinion émise par M. Durand Fardel :

« La pénétration rapide des principes minéralisateurs ou médicamenteux, circonstance particulièrement importante chez les malades qui ne prennent pas ou prennent à peine de l'eau en boisson, est prouvée par la neutralisation ou l'alcalinisation de l'urine. » (Lettres sur Vichy).

Le même auteur répète, en parlant des piscines : « Leurs

propriétés thérapeutiques sont de permettre, par la durée du bain, à une plus grande proportion de principes médicamenteux, d'être absorbée par la peau. »

Sans prendre à la lettre cette donnée théorique de l'habile praticien hydropathe de Vichy, en contradiction flagrante avec les modernes expérimentateurs, nous croyons qu'en faisant abstraction des idées de rapidité et de quantité, M. Durand Fardel est dans le vrai, et que l'on aurait tort de nier d'une manière absolue la pénétration des substances médicamenteuses du bain alcalin dans le torrent circulatoire.

Remarquons d'abord que l'introduction dans le corps des matières du bain a pu être constatée, si des frictions, un bain de vapeur ou tout autre procédé détruisant la substance sébacée et l'épiderme, ont enlevé à la peau son tégument protecteur, et que, en réalité, c'est dans des conditions un peu semblables qu'agit l'eau des bains carbo-sodiques de Vals. La soude détruit la matière grasse de la peau, et l'acide carbonique fait sur elle, en l'excitant, l'office de frictions, comme l'ont reconnu M. Herpin, (de Metz), et d'autres observateurs. Avec une eau qui savonne la peau et la stimule, comme, par exemple, celle de Vals, quand la température est favorable à l'absorption (25 à 27°), quand enfin les bains sont pris chaque jour, et prolongés de une à deux heures, la pénétration du liquide doit devenir de plus en plus considérable, et il faut encore faire entrer en ligne de compte l'idiosyncrasie et les prédispositions particulières de certaines personnes qui urinent abondamment, 5, 10 et 15 fois pendant qu'elles sont dans le bain et en sortent avec le même poids.

Pour ce dernier fait, nous savons que l'on peut nous objecter l'influence du milieu, comme, par exemple, de l'air humide d'une cave sur celui qui y descend, et se trouve pris bientôt d'un subit besoin d'uriner. Mais ce besoin ne se manifeste guère qu'une fois, et peut être expliqué par l'absorption pulmonaire et la suppression momentanée de la perspiration cutanée.

Quant à l'introduction des substances médicamenteuses dans l'organisme, la nier absolument, c'est sans doute aller trop loin. On fait résoudre chaque jour des goîtres ou d'autres tumeurs anormales par l'emploi de la teinture d'iode en topique ; les emplâtres d'opium, de belladone, de chlorhydrate de morphine, calment profondément une douleur ; une application largement arrosée de laudanum soulage promptement les coliques intestinales qui ont résisté à des cataplasmes simples, et nous avons eu plusieurs clients qui ne pouvaient maintenir ceux-ci sur le ventre, s'ils contenaient des feuilles de belladone, sans éprouver bientôt une large dilatation des pupilles ; un panaris reste indolore tout le temps que l'on tient le doigt malade dans une teinture d'opium ; et enfin nous avons vu provoquer le vomissement par l'application d'un peu d'émétique en dissolution, sur la peau épigastrique. Il serait donc encore utile de rechercher expérimentalement, si les conclusions de M. le docteur Oré ne sont pas trop négatives, à l'endroit de la propriété absorbante de la peau, variable, il est vrai, dans une foule de circonstances et qui doit être plus grande chez une personne faible, maladive, sans réaction, dont l'épiderme est sec, que chez un sujet vigoureux et dans des conditions constitutionnelles tout opposées.

Enfin, pour bien apprécier la valeur thérapeutique du bain alcalin, il ne faudrait pas oublier de le considérer sous le point de vue clinique, lequel en résumé comporte aussi bien des enseignements, et permet aux praticiens de ne pas se trouver désarmés et hésitant chaque jour en face d'une théorie nouvelle, qui peut-être doit tomber le lendemain. En effet, par rapport aux malades, quelle que soit l'idée spéculative que leurs médecins se soient formée de l'absorption dans les bains, tous se comportent dans l'exercice de leur art comme s'ils croyaient à la pénétrabilité endosmique de la peau, et ont soin de spécifier exactement la nature des substances qu'il faut ajouter aux bains, se déterminant d'après l'action qu'elles doivent produire, quand elles sont absorbées.

D'ailleurs, M. Oré le dit lui-même, le bain tiède a au moins l'avantage de tenir la peau plus longtemps en contact avec les substances dissoutes ou délayées dans l'eau, et d'en faire mieux éprouver l'influence topique ou sédative, et cette action de la médication balnéaire, estimée à sa juste valeur, c'est-à-dire comme permettant l'introduction dans le système capillaire veineux d'un peu d'eau et des agents minéraux qui y sont contenus, laisse aux bains alcalins de Vals une assez grande part d'influence sur la guérison des maladies. Reconnaissons cependant que, par les bains, on n'obtiendra pas des résultats aussi sûrs, ni aussi prompts que par l'eau prise en boissons, ces dernières étant en réalité la base fondamentale de tout traitement thermal, puisque l'estomac est la grande et véritable voie pour conduire, dans les humeurs et dans les tissus, d'une manière certaine et dans les conditions les plus favorables, les modificateurs de l'économie.

Il est à peine utile de dire un mot des bains froids et des bains très chauds dans lesquels on ne reste que quelques minutes, et qui, par le contact que l'eau exerce sur la peau, donnent d'abord une sensation brusque et vive de froid ou de chaleur ; puis amènent, plus tard, des phénomènes de réaction, ayant pour résultat de ranimer les fonctions du derme, et d'être, par cela même, souvent très utiles dans un grand nombre d'états morbides. Ce genre d'immersion, parfois dangereux, a besoin d'être réglementé par l'avis d'un médecin, et comme il ne réclame nullement l'emploi d'une eau minérale, nous n'entrerons pas dans d'autres détails à son sujet.

C'est du bain tiède ou légèrement chaud (de 26 à 30° cent.), selon la disposition du corps, que nous nous occuperons d'une manière plus particulière. C'est celui qu'on appelle avec raison bain hygiénique, et c'est le plus communément employé. On peut y rester, depuis une jusqu'à plusieurs heures, et quand il est fait avec l'eau alcaline gazeuse de Vals, y subir, croyons-nous, dans une certaine mesure, l'influence médicatrice du bi-carbonate de soude, de quelques autres sels dissous dans l'eau, ainsi que celle de l'acide carbonique qui figure pour 200 grammes au moins dans l'eau de chaque bain.

Le contact de ce gaz avec la peau, possède, d'après les expériences de MM. Herpin (de Metz, et Faure (d'Esnaux), comme nous l'avons dit dans le deuxième chapitre, une action énergique sur le système vasculaire et nerveux ; il rappelle promptement la chaleur et la transpiration périphérique. Selon ces observateurs, « il produit aussi un excellent effet dans les maladies qui ont pour cause la suppression ou le dérangement de la transpiration ; il rappelle les flux sanguins veineux habituels, accidentellement supprimés, spécialement les hémorroïdes, et surtout la menstruation qu'il rend plus abondante et dont il fait avancer les époques. »

Par ses qualités anti-septiques, disent-ils encore, l'acide carbonique assainit et améliore les plaies et les suppurations de mauvaise nature, tant externes qu'internes. Ajoutons qu'il est anti-leucorrhéique, comme conséquence des effets reconstitutifs dont nous venons de parler, et si nous rappelons que le bain alcalin de Vals contient 6 à 700 grammes de bi-carbonate de soude, sel fluidifiant et résolutif, (2 ou 3 fois la quantité que nous en prescrivons par bain dans nos villes), on comprendra quelle ressource notre médication balnéaire peut offrir dans le traitement des maladies chroniques, et particulièrement contre les irritations vaginales, la métrite chronique et d'autres altérations morbides fréquentes chez la femme. Le bi-carbonate de soude à haute dose, comme il l'est dans le bain de Vals, opère une sorte de lixiviation sur le tégument externe, en augmente la faculté absorbante et exhalante, en diminue la rigidité produite par les dartres, ce qui a permis à MM. Rayer et Cazenave, de modifier heureusement des eczéma chroniques par des bains alcalins, comme on le fait aussi très fréquemment dans le service du Dr Bonnario, à l'hospice de l'Antiquaille, de Lyon, résultats en tout semblables à ceux que nous avons vus se produire par les eaux de Vals. En effet, nos bains excitent un peu la peau, et la font légèrement rougir, en provoquant une sorte d'irritation substitutive, que l'on pourrait comparer à celle qu'y causerait une solution très étendue de nitrate d'argent, et ayant pour but de faire tomber les squames et de diminuer leur largeur et leur épaisseur, quand elles se reproduiraient.

Les écailles furfuracées, les dartres farineuses disparaissent peu à peu par l'usage des bains alcalins, notamment par ceux de Vals, et quand on y adjoint l'usage interne des mêmes eaux alcalines, le traitement est bientôt suivi d'heureux résultats.

En parlant du rhumatisme, nous avons fait connaître les bons effets que l'on obtient contre cette affection par nos eaux bi-carbonatées sodiques en bains, en douches et en boissons. Les frictions exercées sur les parties endolories avec toute espèce de liniments, ont pour objet de ranimer les fonctions de la peau sur un point déterminé. N'arrive-t-on pas au même but par nos bains et nos douches, sans durcir ni fatiguer le tégument externe, comme le font les frictions ? Il est presque inutile de dire que le triomphe des eaux alcalines, de celles de Vals particulièrement, se révèle manifestement dans les engorgements des viscères abdominaux et dans les deux affections qu'Erasme appelle les deux sœurs : La *goutte* et la *gravelle*.

Le bain tiède alcalin de Vals, par l'effet de ses principes minéralisateurs, est un peu plus excitant et tonique que le bain tempéré d'eau douce, en sorte qu'un sujet affaibli par la maladie peut en prendre un plus grand nombre de suite sans voir ses forces diminuer, et sans être obligé de les suspendre. Si l'action stimulante du bain sur l'organisme en arrive à causer de la fatigue, ce qui se reconnaît à l'agitation, à l'insomnie, à un état fébrile et à quelques phénomènes nerveux, comme de la céphalalgie, des palpitations, etc., on peut remédier à cette première influence des bains minéraux, soit en augmentant la quantité relative d'eau douce, soit en prenant le bain moins chaud de 2 ou 3 degrés, soit enfin en y ajoutant un peu d'amidon cuit ou de la colle de Flandre dissoute.

En entrant dans le bain d'eau minérale tiède, le corps éprouve les mêmes phénomènes physiologiques que dans le bain d'eau douce ; c'est d'abord un petit sentiment d'oppression et de resserrement de courte durée. Après quelques instants c'est une disposition à la somnolence ; le pouls devient dur, plus large et plus fréquent, la figure se colore et se perle d'une légère moiteur. Enfin le besoin d'uriner revient de temps en temps, et son produit est plus abondant.

Pendant l'immersion du corps dans le bain, la surface du derme se déterge, rougit parfois un peu, mais s'adoucit et se ramollit en se débarrassant de son enduit sébacé et des squames morbides dont elle peut être recouverte : en outre, par cette lixiviation générale, sorte de pansement en grand, le bain d'eau minérale de Vals tend à restituer à la peau, si elle les a perdues, ses fonctions indispensables : la transpiration et l'exhalation.

On sait combien l'intégrité de cette dernière propriété de la peau d'exhaler constamment de la vapeur d'eau est nécessaire à la santé, et combien deviennent rebelles les maladies, quand la perspiration cutanée fait défaut, même incomplètement. Les praticiens remarquent tous les jours chez les personnes atteintes de fièvre consomptive, longtemps même avant l'état de marasme, que la peau des membres, aux côtés externes surtout, se noircit promptement par la poussière qui s'y incruste ; alors, en effet, la perspiration n'y met plus obstacle, et ceux qui observent attentivement, constatent chez les dyspeptiques, les goutteux et les gens atteints de maladies de foie, que les fonctions de la peau sont toujours amoindries ou perverties. Chez ces malades, le manque d'exhalation cutanée suspend l'équilibre des sécrétions, notamment des membranes muqueuses pulmonaires, ralentit la circulation dans les vaisseaux capillaires, et fait disparaître la condition *sine qua non* d'une bonne santé.

Si l'on veut bien se souvenir des expériences de Balbiani, huilant ou vernissant le corps d'animaux, qu'il voyait par ce fait périr en quelques heures, avec un grand abaissement de température ; si l'on songe que le végétal lui-même, dont le

tronc a été verni, ne tarde pas à sécher et mourir, on se fera
une idée de la grande importance de la perspiration cutanée. Un de ses plus précieux effets est de concourir avec la
transpiration au phénomène de la calorification, si indispensable à l'entretien de la vie, conservant au corps un degré à
peu près égal de température, quelle que soit celle de l'atmosphère, et pouvant seule permettre à l'homme de vivre
sous la zone torride comme dans les régions boréales.

L'expérience clinique est encore là, pour montrer l'influence heureuse des bains alcalins, même si l'on admettait
que l'épiderme ne se laisse mouiller, ni traverser par l'eau,
et qu'il n'absorbe pas les substances médicamenteuses mises
en contact avec lui, ce qui est controuvé pour les eaux carbo-
sodiques de Vals. L'action du bain serait encore suffisante
pour déterminer des crises favorables, et devenir un important auxiliaire du traitement par les eaux prises en boissons,
celui-ci restant toujours, néanmoins, le plus essentiel.

Contre-indiqué très rarement, et seulement dans les états
fébriles intenses, le bain alcalin amène dans l'économie des
modifications que l'on peut regarder comme un progrès vers
la santé. Le malade en sort, sauf de rares exceptions, ayant
acquis un sentiment de bien-être général. Il lui semble qu'il
marche avec plus de vigueur et de légèreté et que son appétit
normal est revenu ; il transpire avec plus de facilité, et cependant il se sent frais et dispos : toutes ses fonctions, en un
mot, lui paraissent avoir gagné à la fois du calme et de la
force.

En résumé, comme tous les bains minéraux, et même
mieux que la plupart d'entre eux, celui de Vals, parce qu'il
contient de la soude et de l'acide carbonique, assouplit, déterge et excite la peau, lui redonne ses propriétés les plus
utiles, augmente toutes les sécrétions, celle de l'urine entre autres et les rend alcalines; puis en admettant, ce qui est
incontestable, que la plante des pieds, la paume des mains
et les muqueuses baignant dans l'eau, laissent pénétrer dans
l'économie et chaque jour de plus en plus le liquide du bain,
surtout quand il est à la température de 25 à 28° centigrades,

nous pourrons dire de l'action balnéaire des eaux de Vals, ce que l'observation clinique y prouve chaque jour, et ce que M. le docteur Oré a écrit avec raison en parlant du bain alcalin en général : « Il ranime la circulation capillaire languissante, imprime une nouvelle direction à l'énergie vitale, ramène à l'état physiologique les sécrétions viciées ou supprimées, provoque des éruptions, des furoncles, produit enfin dans l'économie une transmutation interne, un changement profond, en un mot il retrempe en quelque sorte le corps du malade. »

CHAPITRE XII.

Indications et contre-indications
des eaux bi-carbonatées sodiques de Vals
De la tolérance.

Le nombre des affections susceptibles d'être vaincues, ou
de celles qui peuvent être notablement amendées par les
eaux alcalines gazeuses de Vals, embrasse un cadre nosologique très étendu. On s'en fera une idée d'autant plus juste
que l'on se sera mieux rendu compte des modifications produites sur l'innervation et sur les deux fonctions corrélatives :
assimilation et désassimilation, par les éléments minéraux
contenus dans ces eaux. Aussi ne croyons-nous pas nécessaire de rappeler ici toutes les formes morbides traitées à
nos thermes avec un succès sinon toujours complet, du moins
relativement considérable.

On sait assez généralement, même de par le monde pro-
fane, que les dyspepsies, les gastralgies, les gastrites et autres
maladies du tube digestif, que les affections du foie et des
autres viscères abdominaux sont du domaine des eaux alcalines gazeuses. On n'ignore pas non plus que les chloroses,
les anémies et certaines maladies diathésiques ou constitutionnelles, telles que les rhumatismes, la goutte, les catarrhes
et quelques dermatoses, sont tributaires des eaux sodiques
de Vals.

Aussi dirons-nous tout simplement aux médecins, les seuls
et véritables juges d'un traitement quelconque :

Relever les forces vitales, et par ainsi, redonner aux actes organiques, à la nutrition et aux sécrétions surtout, leur marche régulière : telle est l'action spéciale produite par les eaux alcalines gazeuses en général, et particulièrement par celles de notre station thermale.

D'une première amélioration dans l'état du système nerveux, et d'elle seule, relève le fonctionnement normal de tous les appareils humains, comme de la vapeur comprimée dans une chaudière, proviennent la force et le mouvement d'une machine compliquée.

Nous avons toujours remarqué, en effet, que l'un des premiers résultats des eaux carbo-sodiques, quand elles doivent avoir un succès réel, est non seulement d'accroître immédiatement les forces pour l'accomplissement des actes physiologiques d'exosmose et d'endosmose, et de tous ceux qui concourent aux fonctions assimilatrices et de déperdition, mais aussi de relever la vigueur du système musculaire et des autres organes d'expression de la vie de relation.

Quand ce criterium, presque toujours fidèle, d'une action salutaire des eaux de Vals, vient à manquer, cela tient, tantôt à un effet d'excitation trop grande, tantôt à une sorte d'indigestion de l'eau prise en boisson. Si, en diminuant les doses, ou en faisant passer le malade à une source moins minéralisée, la tolérance n'est pas obtenue, on doit chercher des adjuvants au traitement dans les agents de la matière médicale et de l'hygiène. — Nous avons vu souvent des malades disposés à quitter la station deux jours après leur arrivée, parce que les eaux sodiques, mal supportées par l'estomac, paraissaient aggraver leur souffrance. Puis, tout à coup ils changeaient diamétralement d'opinion, après avoir pris, pendant deux ou trois jours, le soir en se couchant, deux ou trois centigrammes d'extrait d'opium. Il en est qui ajoutent à l'eau minérale un peu de sirop ou une cuillerée à café de kirsch, d'anisette ou d'autre liqueur, et qui par ces moyens, voient bientôt la tolérance s'établir, et les bons effets des eaux alcalines se manifester.

Dans l'examen des contre-indications à l'emploi de nos eaux carbo-sodiques, le total du poids des principes fixes sert d'abord de base, et l'on sait que l'eau de la *Saint-Jean* toujours acceptée, est même d'un effet favorable dans les maladies à réaction fébrile, et lorsque l'estomac est douloureux.

Cette eau légère, peu active relativement, échappe à toutes les lois des contre-indications formulées contre les eaux minérales en général; car elle agit à la manière de tisane délayante, tempérant la chaleur du sang, facilement digérée et incapable d'avoir, sur l'économie souffrante, la moindre influence fâcheuse; aussi constitue-elle, pour la station de Vals, un précieux privilège. Il n'en est plus de même pour les eaux plus fortement chargées de sels alcalins et de gaz carbonique libre. La première contre-indication est une lésion organique déjà avancée, mais seulement des organes qui servent à la digestion. La seconde, c'est l'état fébrile, soit dit pour nous mettre à l'unisson de tous ceux qui ont écrit sur les eaux minérales. Nous signalons donc cette dernière, plutôt par imitation que par conviction; car plusieurs fois nous avons fait prendre des eaux des sources *Désirée* et *Précieuse*, par doses fractionnées et comme des tisanes ordinaires, dans différents cas de rhumatisme aigu, et nous avons eu lieu de nous en applaudir, ainsi que nous l'avons déjà dit en parlant des effets du bi-carbonate de soude, donné à haute dose dans cette maladie.

Dans les hypertrophies du cœur, dans les hypérémies actives des autres organes, dans les dispositions aux congestions cérébrales, chez les personnes d'un tempérament pléthorique, il est évidemment sage d'éviter l'emploi des eaux de Vals les plus ferrugineuses; mais la station en possède qui le sont à peine, telles que les deux sources dont nous venons de parler. Elles contiennent d'ailleurs du bi-carbonate de magnésie, ce qui leur constitue une propriété élective très utile contre ces prédispositions morbides. Elles agissent en effet, sur l'intestin comme une boisson légèrement laxative et dérivative, susceptible de rendre d'excellents services alors que l'eau de la *Rigolette* ou celle de la *Magdeleine*, trop toniques, seraient mal à propos conseillées.

Nous croyons en avoir assez dit pour faire comprendre tout le soin qu'il faut apporter à l'étude des eaux de Vals, pour distinguer les différences que les sources ont entre elles, sous le rapport de la minéralisation et de leurs propriétés médicinales, et afin d'en varier les applications en raison de l'état du sang, des menaces de congestions, de l'existence d'hypérémies actives ou passives, et des phénomènes morbides, tant sympathiques qu'idiopathiques de l'intestin, notamment quand ils se traduisent par de la diarrhée ou de la constipation.

C'est à Vals que le précepte hippocratique, *occasio preceps*, peut souvent trouver son application ; car en outre des différences de minéralisation des sources, il convient, nous venons de le dire, de tenir compte de l'état particulier des malades, de leur idiosyncrasie et de la tolérance qu'ils éprouvent pour l'eau minérale, en raison de sa qualité et de sa quantité.

En règle générale, on peut établir que, lorsqu'il y a de la douleur, de la fièvre, ou d'autres phénomènes bien marqués de réaction, on doit s'adresser aux eaux faiblement minéralisées, à celle de la source *St-Jean* de préférence. S'il y a une constipation légère, ce sera à l'eau de la *Précieuse*, et si la constipation est opiniâtre, on emploiera celle de la *Désirée*. Dans des conditions inverses, l'eau de la *Rigolette*, quand le malade n'est pas habitué aux alcalins, celle de la *Magdeleine*, quand il a déjà fait usage de ce genre de médication, sont indiquées par la logique et mieux encore par l'expérience.

Enfin les bains alcalins, très utiles s'il y a apyrexie, doivent être pris avec ménagement quand la fièvre existe, ou bien être remplacés par des bains émollients.

Si une eau produit soit du dégoût, soit de la pesanteur et de la douleur à l'estomac, il faut la supprimer ou la changer, sauf à y revenir plus tard. Si, au contraire, la tolérance est complète, on peut en user dans une large mesure. Nous avons vu des malades boire aux sources sodiques de Vals jusqu'à 30 verrées, matin et soir, sans en être incommodés.

Pour montrer qu'en médecine, moins qu'en nulle autre science appliquée, il n'y a pas de règle sans exception, nous citerons, en dehors de la thérapeutique hydro-minérale, un exemple remarquable de tolérance relative, qui nous fournira des conclusions logiquement applicables à l'emploi, même abusif, de la médication alcaline.

En 1863, nous avions à traiter un débitant de liqueurs d'un *delirium tremens* violent, et prenant à chaque instant une plus grande gravité ; pas de sommeil depuis quatre jours, le malade voit des serpents de feu et d'autres animaux, produits de l'hallucination ; il faut la camisole de force et des hommes pour le contenir. Or, nous avions déjà remarqué chez d'autres personnes atteintes de cette terrible affection, que la mort survient vers la fin du cinquième jour, quand l'insomnie est tout à fait complète. Les moyens dérivatifs et révulsifs, les remèdes antispasmodiques les plus énergiques ayant été employés sans résultat, nous prescrivons 50 centigrammes d'extrait aqueux d'opium en dissolution dans 50 grammes d'eau, donnés par cuillerée à café de 20 en 20 minutes.

Cette dose de narcotique, énorme pour qui n'y est pas habitué, était presque toute administrée, quand le malade tomba dans un profond sommeil, sans interruption pendant 6 heures. Dès lors la guérison fit de rapides progrès.

Il en est de même pour les eaux minérales ; tel qui supporte mal celle d'une source s'il est gastralgique, pourra en boire beaucoup et avec plaisir s'il devient goutteux ou graveleux. A ce point de vue, chaque malade est un sujet d'études, et la tolérance dont il est pourvu, nous sert comme de pierre de touche pour reconnaître les contre-indications particulières.

TROISIÈME PARTIE

DE LA SOURCE DOMINIQUE

(Deuxième genre des eaux de Vals. — Eau acide ferro-arsenicale)

CHAPITRE 1er

Situation. — Début. — Origine. — Mode de minéralisation.
Qualités chimiques de l'eau.

Sur l'arrière plan d'un petit vallon pittoresque et verdoyant, fermé à l'Est par de hautes montagnes recouvertes de vignes et de grands châtaigniers, jaillit la source *Dominique*, à peu près ignorée, il y a trois siècles. Un solide édifice moderne, embelli d'un revêtement extérieur, dont les matériaux sont tirés des volcans voisins, indique l'antre de la nymphe où l'on parvient en gravissant sans effort, car la pente en est douce, une rampe de cent quatre-vingts mètres au-dessus des dernières sources d'eau alcaline gazeuze les plus élevées, la *Rigolette* et la *Désirée*.

Le nom du grand prêcheur lui a été donné, répètent à l'envi toutes les notices écrites sur Vals, à l'occasion d'une cure merveilleuse pour le temps. C'était au commencement du XVIIe siècle, nous l'avons dit plus haut ; et le malade

13

reconnaissant qui a baptisé la source, n'était autre qu'un religieux de l'ordre des Dominicains, tourmenté depuis plusieurs années, et presque réduit à un état de marasme, par une fièvre quarte rebelle.

A partir de cette époque, Geoffroy, Buchoz, et tous les auteurs qui ont écrit sur les eaux minérales de Vals, ont fait mention expresse de la source *Dominique*. Ils la citent même avant la *Saint-Jean*, plutôt probablement pour ses qualités rares et singulières, que pour son ancienneté; mais, qu'elle soit antérieure à toute autre ou seulement contemporaine des plus anciennes, elle n'en est pas moins d'un âge assez respectable, bientôt trois cents ans. Sa réputation, il est vrai, n'a pris un grand essor que depuis un nombre d'années assez restreint, néanmoins suffisant pour lui avoir conquis des titres sérieux à la reconnaissance des malades et à la confiance des médecins.

Dans le principe, on usait de l'eau de la source *Dominique* avec une certaine hésitation, car on la croyait vitriolique et cuivrée. Cette demi-erreur (elle contient de l'acide sulfurique, mais non du cuivre) n'empêchait pas de l'employer en collyre contre les maladies des yeux, comme aussi d'en imbiber des compresses pour les appliquer sur des plaies anciennes et sordides, dans le but de les déterger et d'en activer la cicatrisation.

On la prenait aussi en boisson, et dès l'année 1774, Vincent Raulin reconnaît et *n'oublie pas d'écrire*, que depuis longtemps déjà on l'administrait avec succès dans les fièvres intermittentes, et qu'on pouvait la considérer, à juste titre, comme un excellent remède fébrifuge et anti-périodique.

L'existence d'une source acide n'est pas une anomalie dans la nature; on en connaît plusieurs, toutes également situées dans le voisinage des volcans, et contenant dans leurs eaux de l'acide sulfurique et des sels de fer. M. Guibourt, dans son ouvrage (*Histoire des drogues simples*) nous dit que la rivière *Rio-vinagre* en Amérique, roule dans ses ondes de l'acide sulfurique libre, mais il y a loin de là, à la composition complexe de l'eau de la source *Dominique*, combinaison précieuse de fer, de soufre, de phosphore et d'arsenic, sans similaire connue jusqu'à ce jour.

On tient pour inexplicable la présence de cette source acide dans un lieu si voisin des sources d'eau alcaline : l'étonnement cessera bientôt, si l'on considère qu'elle vient très probablement des massifs de montagnes qui servent de contreforts à la chaîne du Coiron, tandis que les eaux carbosodiques semblent dériver de la chaîne de montagnes qui bordent la rive droite de la Volane, sous laquelle elles passent par une sorte de tunnel, syphon ou conduit naturel, pour regagner la rive gauche de cette rivière et déboucher non loin de la source *Dominique*. L'inspection du pays et l'opinion de géologues distingués nous autorisent à admettre, pour ces deux genres d'eau (alcaline et acide), des lieux d'origine différents, malgré la proximité de leur point d'émergence.

On trouve en abondance aux abords de la source *Dominique*, des pierres de natures diverses. Ce sont principalement des micas grisâtres, verdâtres ou à feuilles argentines ; des silicates et des sulfures de fer, et enfin d'autres pyrites dont la présence en ce lieu, et sur la montagne d'où sort l'eau de la *Dominique* peut en expliquer la composition chimique. On remarque encore sur la masse de roche feldspathique et micacée d'où elle sourd, de larges taches d'un jaune verdâtre que l'on serait tenté d'attribuer à du vert de Schéel délayé par les pluies. Ce sont en effet des pyrites arsenicaux, qui se dissolvent par les eaux de filtration dans les massifs des montagnes occidentales du Coiron, d'où elles apportent leur tribut de sel arsenical à la source *Dominique*.

Les autres pyrites se décomposent également, soit par l'influence de l'eau, soit mieux encore par l'action dissolvante de l'acide sulfurique qui se forme au fur et à mesure que la dissolution des roches a lieu, et pour servir à son tour de dissolvant aux pyrites les plus résistants. De la lixiviation de la roche feldspathique, des réactions chimiques qui l'accompagnent et la favorisent, résulte l'eau minérale de la source *Dominique* dont l'analyse qualitative, faite par

M. O. Henry, a donné les résultats rapportés dans le tableau suivant :

Sur 1,000 grammes d'eau on a trouvé :

groupé ainsi, 1.75.			
Acide sulfurique. . .	Acide sulfurique.		1.30
id. arsénique. . .	Silicate acide. . .		
Sesquioxyde de fer..	Arséniate acide.	sesquioxyde	
Chaux et soude. . .	Phosphate acide. .	de fer.	
Acide silicique. . . .	Sulfate acide . . .		0.44
Chlore..	Sulfate de chaux.		
Acide phosphorique.	Chlorure de sodium.		
Matière organique. .	Matière organique..		
			1.74

L'eau de la source *Dominique* accuse 14 degrés 1/2 au thermomètre centigrade. Elle est claire, limpide, d'un goût légèrement acide et ferrugineux, mais nullement désagréable, car la majorité des malades la boivent avec plaisir. Elle s'écoule par deux issues principales qu'elle s'est lente· ment ouvertes dans la roche. Le captage en a été artistement fait, et deux robinets servent à la consommation des buveurs, comme à la mise en bouteilles qui est pratiquée avec le plus grand soin.

Les qualités physiques de cette eau, notamment sa fraicheur, et les cures qu'on lui voit opérer chaque jour, appellent à la *Dominique* un grand nombre de malades qui veulent y boire malgré des contre-indications formelles. Nous sommes donc souvent obligé de nous raidir contre l'inobédience et l'obstination qu'ils y mettent. Nous avons aussi à nous élever contre l'imprudence de ceux qui en prennent sans mesure ; 8 verrées par jour sont déjà une dose très forte, car bien que cette eau soit très digestible, parfois fort utile contre certaines dyspepsies à forme sèche ou tenant à un abaissement de l'innervation, elle amène de la diarrhée, quand on en fait un usage abusif, ce qui met dans la nécessité de suspendre le traitement 2 ou 3 jours.

A l'inspection du tableau synthétique de l'eau de la *Dominique,* on juge de suite qu'elle doit avoir sur l'économie une influence profonde et énergique. Les observations multiples faites par nous, tant à Vals que dans notre pratique à Lyon, de même que celles publiées par nos honorables confrères, ont légitimé cette induction. Elles nous ont prouvé que la résultante curative, due à des agents médicinaux de propriétés diverses, mais non contraires, permet d'employer avec succès l'eau de la source *Dominique* au traitement des nombreuses et graves affections de nature variée dont nous parlerons bientôt.

CHAPITRE II.

Importance thérapeutique générale.
Des éléments minéraux de l'eau de la source Dominique.
De leur action sur l'économie.

Pour donner une idée de l'importance et de la réalité des effets médicinaux que l'on peut retirer de l'usage de l'eau de la source *Dominique*, il suffira d'un simple rapprochement, déjà présenté par les médecins qui ont écrit, dans ces dernières années, sur les eaux de Vals. Les eaux du *Mont-Dore*, en Auvergne, renferment quelques atomes d'arsenic, et l'on en a conclu qu'elles leur devaient leur bonne influence dans certaines maladies de poitrine. D'autre part, MM. Imbert-Goubert et l'Héritier attribuent à un milligramme d'arsenic, contenu par chaque litre d'eau thermale, les propriétés curatives des sources de Plombières.

Or, M. O. Henry a estimé à 3 milligrammes $1/10^e$ par mille grammes, la quantité de ce métalloïde dissous dans l'eau de la *Dominique* : la bienséance et la logique nous dispensent d'en dire davantage sur ce sujet.

En outre de l'arsenic, nous avons vu que notre deuxième genre des eaux de Vals renferme, par litre, 1 gramme 30 d'acide sulfurique libre, du phosphate, du silicate de fer, etc. Chacune de ces substances composées a, par elle-même ou par ses dérivés, des influences physiologiques et thérapeutiques sur l'organisme, et doit être rangée parmi les plus puissants modificateurs de l'économie.

Etudier séparément les actes physiologiques produits sur l'organisme par les éléments minéralisateurs de la source *Dominique*, c'est en faire une sorte d'analyse préparatoire, destinée à nous éviter plus tard des répétitions de détail, quand nous nous occuperons de la partie thérapeutique. Nous conserverons donc ici la marche que nous avons déjà suivie dans l'examen des eaux alcalines gazeuses de Vals, et nous rappellerons d'abord quelques-unes des opinions des auteurs les plus autorisés sur les effets que le soufre, la silice, le phosphore, le fer et l'arsenic, peuvent produire sur l'économie, lorsqu'ils y sont introduits à petites doses, dilués et combinés dans une eau minérale.

LE SOUFRE fait partie de nos tissus, des os principalement, où il est à l'état de sulfate de chaux. Dans l'économie, son rôle est encore de ranimer la vitalité des tissus, de les stimuler dans leurs fonctions, tout en leur fournissant des éléments de nutrition. On conçoit alors pourquoi il est conseillé dans les affections catarrhales, comme aussi dans le rhumatisme ; c'est lui, en effet, qui constitue l'agent médicinal le plus précieux des eaux minérales employées dans quelques stations thermales contre ces deux affections.

Ce métalloïde est un destructeur des produits épigénétiques du sang, et en conséquence, un des remèdes les plus efficaces contre les maladies de la peau, dont il rétablit et ranime les fonctions, à preuve les animaux dont le pelage devient si doux, si fourré et si brillant, lorsqu'on mêle du soufre à leurs aliments. Aussi la thérapeutique des dermatoses serait-elle considérablement restreinte dans ses formules et diminuée de valeur, si l'on en supprimait le soufre.

Dans l'eau de la source *Dominique*, il est à l'état d'acide sulfurique, mais largement dilué (1 gramme 30 par litre), comme dans la préparation pharmaceutique connue sous le nom de limonade minérale, souvent employée en médecine pour modérer les hémorrhagies graves. L'acide sulfurique a, en effet, la propriété d'augmenter la plasticité du sang, et, d'autre part, il devient selon M. Gubler, un agent qui fournit, comme son radical, le soufre, des éléments de nutrition aux tissus, et les stimule dans leurs actes vitaux. Enfin, combiné au fer et à la chaux, il conserve et augmente ses propriétés altérantes et reconstituantes.

La Silice n'est pas employée en médecine, et cependant son rôle dans l'économie animale est peut-être plus important qu'on ne le croit généralement. A l'état de silicate de fer acide, elle est soluble, et telle elle se trouve dans l'eau de la *Dominique*. Dans l'estomac, elle abandonne le fer pour fournir du silicate de soude, qui, d'après les expériences de M. le docteur Pétrequin, contribue puissamment à alcaliniser les urines.

Selon d'autres observateurs, la silice et les silicates ont une action thérapeutique contre les affections goutteuses et graveleuses.

Le Phosphore, comme le soufre, fournit des matériaux à la nutrition des tissus, surtout à celle des os et de la pulpe nerveuse. Dans l'eau de la source *Dominique*, il se présente à l'état de phosphate de fer, employé aujourd'hui comme un bon agent de reconstitution, et qui a fait en cette qualité le succès des sirops conseillés contre le rachitisme, les scrofules et la tuberculose prodomique.

Dans l'estomac, le phosphate de fer subit une première décomposition, en abandonnant sa base, qui se combine avec les acides lactique et chlorhydrique, pour passer dans la circulation générale à l'état de lactate et de chlorure de fer, tandis que, mis en liberté, l'acide phosphorique, véritable élément organique, est entraîné lui-même dans l'économie, où il va remplir, au besoin, le double rôle d'aliment et de substance médicamenteuse.

L'eau de la source *Dominique* a, dit-on, paru provoquer chez quelques personnes une sorte de réveil de la fonction génésique. Cette action élective est-elle due au phosphore ou à l'ensemble des éléments toniques que cette eau contient ? Nous pencherions volontiers vers la dernière de ces deux hypothèses, si toutefois, le fait lui-même nous était bien prouvé.

Fer. — En analysant un végétal, dit M. Georges Ville (*Conférences agricoles*), on y trouve 14 éléments, dont 13, pris séparément ou ensemble, ne suffisent pas pour produire une plante normale et capable de *porter graines*. Il faut, de toute nécessité, y ajouter l'azote, bien qu'il n'entre dans la composition des végétaux, que pour une ou deux parties sur cent.

Une remarque analogue peut être faite pour le fer, en ce qui concerne les animaux à sang rouge. Que voyons-nous en effet, lorsqu'il vient à faire relativement défaut dans l'organisme ? des tissus décolorés, une faiblesse générale, une innervation pervertie, en un mot des désordres fonctionnels qui rappellent exactement ceux que M. le professeur Ville a constatés dans les végétaux privés d'azote. Aussi la Providence a-t-elle répandu partout cet élément matériel, indispensable à la vie normale, et le trouve-t-on dans presque toutes les substances alimentaires.

Tous les médecins connaissent trop bien les accidents pathologiques graves, résultats ordinaires d'une diminution notable de la proportion de fer qui doit exister dans le torrent circulatoire sanguin, pour que nous soyons obligé de rappeler ici avec détails, que c'est un des points de départ de la chlorose, des anémies, de la leucocytémie, des névroses, de la scrofule, et d'autres états morbides nombreux. Ils savent aussi que ce n'est pas, parce que le fer n'existait pas dans les matériaux de l'alimentation, que le sang en a été privé, mais bien parce que des conditions pathogéniques préexistantes se sont opposées à son assimilation et l'ont fait rejeter de l'économie.

Ils admettent encore, généralement, que l'indication thérapeutique rationnelle n'est pas uniquement de donner du fer au malade dont le sang est déglobulisé, encore moins de le donner en grande quantité, par masse, pour ainsi dire, mais de l'administrer peu à la fois, sous une forme et dans des conditions qui le rendent facilement assimilable. Tous savent de plus, que pour assurer le succès de la médication martiale, il convient de chercher en même temps, par des moyens appropriés, à remédier à l'une des causes premières de tous les désordres : le trouble de l'innervation ; car de lui provient en effet la perversion des fonctions assimilatrices.

Ainsi pour permettre au fer de parvenir dans le sang, la première condition est donc : le calme rétabli dans l'état névro-pathique, qui, dans la plupart des maladies, retentit, n'importe son point de départ, jusque sur l'organe digestif. La seconde, c'est que le fer soit dissous, ou mieux qu'il trouve dans l'estomac, dans les sucs gastriques où ils existent normalement, les acides lactique et chlorhydrique par lesquels il doit être transformé en lactate et en chlorure de fer. En effet, les expériences récentes de M. Mialhe ont confirmé que, sous ces deux états, le métal est admis par les vaisseaux absorbants de l'estomac et des intestins, et c'est aussi sous ces deux formes qu'il répond le mieux aux exigences de la fonction hématosique.

Administré à petite dose, et absorbé, un médicament peut atteindre le but que l'on se propose ; il fatigue inutilement, donné à profusion, mais rejeté. Cette vérité élémentaire, admise aujourd'hui par la plupart des médecins, semble opérer un commencement de réaction en faveur de la diminution des doses de remèdes. Néanmoins le fer est souvent employé en médecine d'une manière abusive, ainsi que le démontrent les études et les expériences de M. le professeur Corneliani (de Pavie), et desquelles il conclut qu'une minime partie de fer seulement peut être absorbée, quelle que soit la quantité ingérée en une fois dans l'estomac.

Par conséquent, en donner peu, mais dans des conditions d'assimilation convenables, et pour cela ramener l'intégrité des fonctions digestives, sont les règles à suivre pour obtenir du fer tout ce que l'on est en droit d'en attendre dans la chlorose, les anémies et les autres affections caractérisées par la diminution des globules du sang. Cette double indication est facilement remplie, avons-nous déjà dit, quand on donne le fer dilué par la nature dans les eaux alcalines gazeuses ; car il s'y trouve à l'état de bi-carbonate instable dans l'estomac, et formant bientôt par son protoxyde naissant les lactate et chlorure de fer, nécessaires aux actes de l'osmose.

L'eau de la source *Dominique*, ingérée dans l'estomac, offre des phénomènes analogues ; les silicate, phosphate, arséniate de fer etc., se décomposent, et pendant que leurs acides se portent sur d'autres bases, le protoxyde de fer, mis en liberté, se combine aux acides chlorhydrique et lactique, subissant ainsi la transformation nécessaire pour être admis par les vaisseaux chyleux, et conduit dans la grande circulation sanguine d'abord, puis aller dans les poumons, au contact de l'air, éprouver enfin l'importante modification qui en fait un élément vital du sang.

L'Arsenic est l'un des agents thérapeutiques les plus précieux de l'eau de la source *Dominique* ; il s'y trouve à l'état d'arséniate de fer, et lors même, ce qui ne peut être mis en doute, que dans l'estomac, ce dernier subirait une décomposition, ses éléments n'en constitueraient pas moins des remèdes d'une grande valeur dans le traitement de nombreuses affections.

Presque tous les poisons ont, en effet, soit dit pour les malades, et non pour les médecins, une influence physiologique salutaire et très puissante sur l'économie, alors qu'ils sont donnés en proportions convenables ; l'arsenic ne fait pas exception à cette règle ; son action sur l'organisme, étudiée avec soin, a montré que, s'il ne faut pas se départir des doses minimes, et si l'on doit un peu compter sur le temps, on peut, de son emploi judicieux, retirer les plus grands résultats thérapeutiques. Aussi cet agent médicinal dont le nom seul effrayait autrefois, a-t-il conquis aujourd'hui une large place dans la pratique de la médecine.

Il est curieux de lire ce qui a été écrit sur les effets que l'on obtient de l'arsenic, dans certains pays, pour donner de l'embonpoint, de la force et de la vigueur aux hommes ; dans d'autres, de la graisse, un pelage luisant et une respiration plus facile aux chevaux. MM. Trousseau et Pidoux, dans leur excellent ouvrage de *matière médicale*, n'ont rien oublié sur ce sujet, et ont principalement insisté sur l'action de l'arsenic dans les fonctions du poumon, particulièrement dans l'acte respiratoire qu'il facilite d'une manière surprenante.

Pour faire apprécier ce que peut l'eau de la *Dominique* dans le traitement de quelques maladies, nous dirons seulement ici deux mots de l'arsenic dans ses rapports avec la médecine,

MM. Schmitz et Brett-Schneider ont reconnu, par diverses expériences, que ce métalloïde diminue la combustion de la graisse, ralentit les mouvements de décomposition, et rend moindre l'exhalation de l'acide carbonique par le poumon et celle de l'urée par les reins ; ce qui revient à dire qu'il empêche la déperdition des forces et tend à faire engraisser, en un mot, qu'il est reconstituant.

On l'emploie encore journellement comme sédatif du système nerveux, et nous avons souvent constaté, que donné à petites doses (2 gouttes par jour de la liqueur de Fowler, par exemple), il diminue la sensibilité morbide de l'estomac et ramène l'appétit. Fowler, Pearson, M. le Dr Boudin et nombre d'autres praticiens distingués ont obtenu de belles cures par l'emploi de l'arsenic dans les névralgies viscérales rebelles, les névropathies du cœur, les fièvres intermittentes, et tous ces faits constatés aujourd'hui dans la pratique ordinaire de la plupart des médecins, ne laissent aucun doute sur l'action sédative que cet agent mécicinal exerce sur le système nerveux, et aussi sur le phénomène encore mystérieux de la périodicité de certaines maladies.

Ainsi pour quelques auteurs, l'arsenic donne de l'embonpoint, de la force, une respiration large et facile ; pour d'autres, il provoque l'appétit et calme les névropathies, effets divers, mais nullement contradictoires, car l'irritabilité morbide, en suspendant le jeu normal des fonctions, déprime plutôt l'énergie vitale qu'elle ne l'augmente. Nous n'avons pas dit tout encore ; l'arsenic possède une autre et bien précieuse propriété. En agissant sur les glandes hémato-poïétiques et sur le sang (M. Gubler), en le purifiant (qu'on nous passe cette expression), en rendant impossible, ou en dé-

truisant la génération des produits épigénétiques (MM. Trousseau et Pidoux) dans les humeurs et dans les tissus, l'arsenic a mérité, comme remède altérant ou anti-diathésique,
la confiance des dermatologues les plus distingués.

L'étude micographique des altérations morbides est depuis
quelques années à l'ordre du jour, et si elle promet à l'art de
guérir, de brillantes et fertiles découvertes, elle tend aussi à
augmenter l'importance des médicaments altérants ; car il
est hors de doute que des principes nouveaux dans le sang,
sans analogues dans l'économie, sont fréquemment, comme
le dit M. le professeur Andral, la cause de maladies, dont la
nature nous est inconnue, et l'arsenic, ajouterons-nous, devient pour elles un excellent moyen de traitement, lent, il
est vrai, à longue portée, comme tout médicament anti-diathésique qu'il faut donner à très petites doses et longtemps,
mais qu'il est rationnel d'employer en médecine, puisque,
introduit dans les humeurs et dans les tissus, il en fait disparaître les produits parasites et destructeurs.

En résumé, si l'arsenic à doses élevées est un poison violent, donné par milligrammes, comme dans l'eau de la
source *Dominique*, il est aussi bienfaisant et n'est pas plus
dangereux que le phosphore et l'iode contenus dans les huiles
de poissons.

Nous répéterons que, étudié à différents points de vue, il
s'est montré, pour les observateurs les plus attentifs, doué
de quatre propriétés bien précieuses, savoir : d'être un sédatif
du système nerveux, un anti-périodique, un altérant, et
enfin un puissant agent de reconstitution.

Entre les diverses et profondes modifications physiologiques et thérapeutiques produites par les éléments minéralisateurs de l'eau sulfo-ferro arsenicale de Vals, il n'y a pas
d'antipathie ni d'antagonisme, et les effets des uns ne détrui-
sent pas ceux des autres. Ces agents médicinaux paraissent
au contraire s'entr'aider pour amener un même résultat : la
santé, et cela en procurant à l'organisme l'épuration et la re-

constitution du sang, l'équilibre et le calme au système nerveux, une plus grande facilité dans la respiration, plus de
lenteur et d'ampleur dans le rhythme du pouls, et, comme le
disent quelques auteurs en parlant de l'arsenic, la résurrection de la face, des forces et de l'embonpoint.

Cependant, toutes les fois qu'il s'agit d'employer un remède
énergique, on se demande tout d'abord s'il n'y a pas de
contre-indications, et le plus souvent cet examen a pour
conséquence de faire combiner l'action du remède héroïque
avec celle d'une autre substance capable d'en tempérer les
effets. C'est ainsi que l'on associe journellement l'opium à
l'iode, au mercure, au quinquina, etc. De même, les éléments minéraux toniques de la source *Dominique* nous ont
fait appréhender quelquefois de la conseiller à des personnes
d'apparence délicate ; mais chose bien remarquable, une fois
cette crainte vaincue, c'est précisément dans ces circonstances
qu'elle nous a souvent le mieux réussi. La reconstitution du
malade semblait marcher comme à pas de géants, et l'on
eût dit que l'action calmante et modératrice de l'arsenic contenait sans l'annihiler, mais dans de justes limites, celle
excitante du fer et de l'acide sulfurique.

En effet, l'eau de la source *Dominique* porte avec elle son
modérateur, l'arsenic; c'est dire qu'elle est bien rarement
contre-indiquée. On comprend néanmoins que lorsque la
diète est indispensable, lorsque l'état fébrile est intense,
lorsqu'il y a une hypérémie active ou une constitution pléthorique très prononcée, ce n'est pas à l'eau de la source
Dominique, si éminemment tonique et reconstituante, qu'il
serait prudent de s'adresser.

Si l'on a présentes à la mémoire les actions physiologiques
propres à ses éléments, cette eau, unique dans son genre,
laisse entrevoir à *priori*, par sa composition chimique, les
lésions morbides qu'elle peut combattre avec succès, et l'expérience clinique est venue confirmer ce que, par hasard ou
par induction, on avait appris de ses propriétés thérapeutiques. Comme ils s'y attendaient, les médecins de Vals l'ont
presque toujours trouvée efficace contre la chlorose, les ané-

mies, les névralgies, les névroses, les fièvres intermittentes rebelles au quinquina, dans quelques maladies de la peau et dans les diathèses où prédominent le lymphatisme et l'abaissement des fonctions vitales, telles que la scrofule, le rachitisme et la tuberculose.

Aujourd'hui, les médecins de Vals ne sont pas les seuls qui considèrent l'eau de la source *Dominique* comme une bonne acquisition pour la matière médicale. Des expériences intéressantes ont été faites par d'autres praticiens pour constater ses diverses propriétés. Nous citerons bientôt en parlant des maladies de la peau, quelques observations relevées à l'hospice de l'Antiquaille de Lyon.

Aussi, la réputation de cette source tend tous les jours à s'accroître, et nous pouvons affirmer que, malgré son arsenic, ou plutôt à cause de cet agent médicinal, un tiers des malades qui se rendent à Vals chaque année, y sont envoyés en vue d'un traitement par l'eau de la source *Dominique* ; la plupart des autres, redirons-nous encore, témoins des beaux et prompts résultats obtenus par cette eau salutaire, demandent à être dirigés sur la même source.

En effet, c'est en voyant l'eau de la *Dominique* aux prises avec les affections névro-sténiques et les états morbides anémiques et languissants, que l'on peut se faire une haute et juste idée de sa puissance curative. De nombreuses observations ont été publiées déjà sur ce sujet ; nous en ferons connaître encore quelques-unes, tout en regrettant que notre cadre limité nous oblige d'écourter un peu cet exposé clinique.

CHAPITRE III.

Chlorose et Anémie. — Névroses. — Névralgies et Cachexie.

CHLOROSE ET ANÉMIE.

Malgré l'identité des descriptions qu'en ont faites la plupart des auteurs, malgré plusieurs points de contact et d'analogie, c'est-à-dire, des symptômes communs, la chlorose et l'anémie sont deux états morbides qui ne doivent pas être confondus.

Sauf de rares exceptions, c'est chez les jeunes filles que l'on rencontre la CHLOROSE sans signe de phlegmasie, et si la malade est exempte de lésions organiques, si elle n'est ni tuberculeuse, ni scrofuleuse, on constate seulement des phénomènes nerveux dans les fonctions digestive, circulatoire et cataméniale; le sang est appauvri, il contient moins de globules rouges; mais, en résumé, tous les accidents paraissent se produire sous l'influence d'une perversion de l'innervation.

Quand l'affection se relie à une diathèse tuberculeuse, rachitique, scrofuleuse ou rhumatique, elle n'est plus qu'un épiphénomène, et réclame le traitement de ces mêmes diathèses. Or, l'eau de la *Dominique* convient aux trois premières, ainsi que nous le verrons plus tard.

Quand la chlorose existe dans son état de simplicité, la beauté des formes se conserve d'autant mieux que la maladie guérit assez promptement par l'emploi sagement combiné des amers, des ferrugineux et des sédatifs du système nerveux. L'eau de la *Dominique* répond encore, on ne peut mieux, aux diverses indications qu'on cherche à remplir par l'emploi de ces agents médicinaux.

L'ANÉMIE, au contraire, atteint les deux sexes et tous les âges ; elle offre, parmi les caractères les plus saillants, une débilité et une maigreur générales, la pâleur ou mieux la blancheur de la peau, différente de celle que donne la chlorose. L'état anémique est accidentellement produit par une hémorrhagie ou une maladie préexistante ; des pertes cataméniales abondantes en sont souvent la cause et aussi la conséquence ; quelquefois elle est acquise sous l'influence d'un milieu délétère ou d'un régime insuffisant ; elle est plus voisine de la cachexie et peut y conduire en peu de temps ; enfin, à moins qu'elle ne soit la suite d'une hémorrhagie accidentelle, elle est assez longue à guérir.

Le sang, dans ces deux états morbides, éprouve une déglobulisation notable ; mais il y a souvent polyménorrhée dans l'anémie, et le sang est d'un rouge foncé avec peu de fibrine. Dans la chlorose, il y a aménorrhée ou apparition irrégulière des règles, dont le sang est pâle. Ces observations ont une importance pratique ; car bien que le fer convienne à l'une et à l'autre, on peut aider très favorablement son action dans l'anémie, en l'associant à un peu d'ergot de seigle, ce qui serait un non-sens dans la chlorose. L'état de mariage devient souvent une cause efficiente de guérison dans cette dernière ; il est presque toujours fâcheux dans l'anémie.

En résumé, la CHLOROSE est une entité pathologique, une maladie primitive, caractérisée par la déglobulisation du sang et par des phénomènes nerveux qui s'y rattachent ; elle a pour point de départ une perversion de l'innervation, tenant parfois à un état particulier de l'utérus, s'étendant sympathiquement à l'estomac, lequel, par de mauvaises digestions, amène la raréfaction des globules du sang, son appauvrissement et diverses altérations fonctionnelles.

L'ANÉMIE est toujours un état pathologique consécutif à

14

une lésion apparente ou insaisissable ; elle n'a de commun avec la chlorose que l'altération de l'innervation et l'appauvrissement du sang.

Cette dernière est une maladie ; l'anémie est un symptôme ; la cachexie est l'anémie portée à sa dernière période.

Les propriétés reconstituantes et sédatives de l'eau de la source *Dominique* en font un remède promptement efficace pour combattre ces différents états morbides. Chez les anémiques, elle refait le sang, lui donne sa plasticité normale, en supprime les pertes trop abondantes, et le dispose à faciliter la guérison des tissus ou des appareils, dont les lésions ont produit les désordres secondaires qui constituent l'état d'anémie. Souvent l'eau de la *Dominique* suffit seule pour rétablir la santé ; mais on peut, au besoin, l'aider par une médication appropriée.

Dans la chlorose simple, l'eau de la source *Dominique* n'a jamais besoin d'adjuvant. Elle a prise sur le système nerveux, le tonifie et l'apaise, et fait en conséquence promptement disparaître tous les phénomènes morbides, depuis l'innervation générale qui est la cause première de la maladie, jusqu'aux altérations fonctionnelles qui en sont la conséquence.

Dans les états de cachexie, elle donne des résultats d'autant plus heureux qu'elle s'adresse mieux aux maladies qui ont amené les désordres fonctionnels comme, par exemple, dans les altérations ultimes qui sont les suites d'une infection palustre ou d'une diathèse herpétique. Les observations suivantes, tirées de la clinique de Vals, montreront la salutaire influence de l'eau de la *Dominique* dans la chlorose et les anémies.

OBSERVATION DE CHLOROSE.

Mademoiselle Lemp..., de Lyon, âgée de 19 ans, d'une constitution nerveuse et lymphatique, encore grasse, quoique malade depuis six mois, vient à Vals le 15 août. A la moindre marche, au plus léger exercice, elle est essouflée, sent son cœur battre avec violence, et s'accuse de manquer de force et de courage. Le pouls est constamment à 120, et l'auscultation, si elle n'offre rien de remarquable vers les poumons, permet d'entendre très manifestement le bruit de souffle dans les artères carotides.

L'appétit s'est conservé, mais la malade recherche les aliments vinaigrés et de haut goût; elle mâche à la dérobée quelques grains de café; elle aime à sentir des odeurs nullement suaves, celles du mortier, du papier fraîchement imprimé, etc. La menstruation est irrégulière et reste parfois deux mois sans paraître; elle est peu abondante et donne un sang rose. Comme dans les vraies chloroses, la peau est d'un jaune de cire et laisse apercevoir quelques veines bleuâtres.

Immédiatement mise à l'eau de la source *Dominique*, une verrée matin et soir, puis deux, puis enfin six par jour, nous voyons bientôt céder les palpitations du cœur, et la respiration devenir plus large; c'est dire que les forces revenaient. Aussi Mademoiselle L.... employa-t-elle les derniers jours qu'elle passa à Vals à faire de longues promenades. Ce changement dans ses habitudes l'étonnait agréablement; son teint était devenu blanc et vif, et après 24 jours de traitement, elle partit non seulement avec les apparences, mais avec la réalité d'une santé rétablie ; car depuis huit mois elle n'a pas éprouvé le moindre symptôme de la maladie pour laquelle elle était venue à Vals.

Aux accidents caractéristiques de la chlorose, viennent se joindre fréquemment des troubles dyspeptiques, se reliant tantôt à un état d'irritation des voies digestives, tantôt au phénomène général qui produit et qui entretient la maladie, c'est-à-dire, à la perversion de l'innervation. Dans le premier cas, c'est par les eaux sodiques et ferrugineuses, *Rigolette* et *Magdeleine*, que nous traitons la chlorose, avons-nous dit dans la 2ᵉ partie de ce recueil, et, dans le second cas, c'est par l'eau de la source *Dominique*.

OBSERVATION DE CHLOROSE AVEC DYSPEPSIE.

Le 15 juillet, M. le docteur Lassalle, de Villefranche (Rhône), nous adresse une jeune personne de 18 ans, Mademoiselle Ma-

rie G...; elle éprouve un peu de pesanteur à l'épigastre, parfois
des nausées, et le matin quelques rejets de matières glaireuses.
La langue est blanche ; le pouls a 90 ; le teint jaune paille ; la
menstruation régulière mais peu abondante.

Cette chlorose a déjà résisté aux préparations martiales, aux
amers, aux antispasmodiques et aux autres agents thérapeutiques actifs ; car l'habile médecin de Villefranche l'a traitée
avec méthode et avec toute l'énergie que peut se permettre une
expérience consommée.

L'eau de la source *Dominique* eut raison de cette affection
en 22 jours ; la jeune malade, timide comme le sont souvent les
chlorotiques, ne vint qu'une ou deux fois nous rendre compte
de l'effet de son traitement ; mais nous l'apercevions parfois aux
sources, et nous suivions à son insu les progrès de la guérison,
qui, de même que chez la malade précédente, ne s'est pas
démentie.

Les exemples de succès semblables et aussi prompts sont
très fréquents à Vals. Nous citerons encore le fait suivant,
en abrégeant les détails :

Mademoiselle Julie M..., de Valréas (Vaucluse), jolie personne
de 18 ans, chlorotique, éprouvait des battements de cœur, de
l'essoufflement, de la faiblesse dans les jambes et de l'aménorrhée. Elle n'avait pu être guérie chez elle, malgré l'emploi de
nombreux médicaments convenablement administrés, des ferrugineux, puis d'autres remèdes, la digitale, le quina, etc....
Dès que nous eûmes reconnu la tolérance de l'estomac pour
l'eau de la source *Dominique*, nous en fîmes prendre six
verrées par jour, et après deux semaines de traitement, l'état de
chlorose avait complètement disparu.

L'anémie étant un symptôme amené par divers troubles
morbides, parfois très graves, est en conséquence plus commune que la chlorose. Si les altérations, auxquelles elle se
relie, ne sont pas au-dessus des ressources de l'art, on la
guérit aisément à Vals ; à l'appui de cette assertion nous citerons le fait suivant :

OBSERVATION D'ANÉMIE SIMPLE.

Mademoiselle M..., d'Avignon, âgée de 15 ans et demi, est une grande et belle personne bien constituée, mais dont la menstruation abondante fournit, pendant 7 à 8 jours, un sang très fluide et très foncé en couleur ; elle ressent des palpitations de cœur et de la faiblesse, son pouls est petit et donne 112 pulsations à la minute.

Les bons soins de M. le docteur Chauffard avaient un peu diminué les palpitations ; il avait employé la digitale, l'huile de foie de morue et quelques préparations martiales ; l'état maladif restait stationnaire, entretenu probablement par le retour fréquent de la polyménorrhée. M. le docteur Chauffard prend la détermination de nous envoyer la malade avec une lettre dans laquelle nous lisons : « Mademoiselle M... a besoin d'être reconstituée en quelque sorte, et c'est dans ce but unique que je lui ai conseillé les eaux de Vals sous toutes les formes. »

Mise en traitement le 21 juillet (4, 5 et 6 verrées par jour de l'eau de la *Dominique*, et un bain alcalin de 2 en 2 jours), la guérison fut si prompte, que nous pûmes, en moins de 18 jours, renvoyer chez elle non plus une malade pâle et languissante, comme elle l'était à son arrivée à Vals, mais une personne vive, alerte, au teint coloré, en un mot bien portante. Deux mois après, nous apprenions de la bouche même de l'éminent praticien d'Avignon que la cure était radicale.

OBSERVATION D'ANÉMIE AVEC VERTIGE INTESTINAL, DYSPEPSIE, AMÉNORRHÉE ET LEUCORRHÉE.

M. le docteur Pillet, de Lyon, nous adresse le 24 juin, Madame L..., âgée de 26 ans, mariée depuis deux ans. Quoique nullement réglée, elle avait toujours été bien portante, lorsqu'il y a 18 mois, la perte subite d'un enfant de sa famille vint altérer sa santé de telle façon, que des épistaxis supplémentaires fréquents furent dès lors supprimés et qu'elle devint leucorrhéique et dyspeptique.

L'appétit existe encore ; la première digestion se fait passablement, mais trois heures après le repas, apparaissent des borborygmes, des flatuosités et du vertige intestinal.

Cette malade est devenue très impressionnable ; si l'on examine le pouls, il donne d'abord 120, puis 100, puis 80 pulsations à la minute, après quelques instants. Elle éprouve des agitations et des frayeurs sans cause explicable ; elle marche avec difficulté et se fatigue très vite.

Dans sa lettre de recommandation, M. le docteur Pillet nous disait : « Je suis assuré que l'antique réputation des eaux de Vals ne faillira pas contre les pertes blanches habituelles de la malade ». L'habile praticien ne se trompait pas ; le 14 juillet, après 21 jours de traitement, porté progressivement jusqu'à 6 verrées par jour de l'eau de la source *Dominique*, Mme L..... s'en retournait à Lyon dans un état très satisfaisant. Les forces étaient revenues avec l'amélioration des fonctions digestives, la leucorrhée avait disparu ; il n'y avait plus de terreurs vaines, plus de vertiges.

Si cette malade avait pu prolonger son séjour à Vals et y faire deux saisons, l'eau de la *Dominique*, aurait peut-être rappelé la fonction cataméniale que, dans un vague souvenir elle croyait avoir eue une ou deux fois, à quinze ans. Un sentiment de molimen sanguin qu'elle disait éprouver dans le ventre, pendant les derniers jours qu'elle est restée près de nous, nous en avait donné l'espérance.

OBSERVATION D'ANÉMIE AVEC CARDIALGIE.

Les palpitations de cœur sous l'influence nerveuse, sans hypertrophie de cet organe, ayant néanmoins, par leur durée, produit l'anémie, sont souvent calmées par l'eau de la source *Dominique*, sédative et reconstituante, et l'anémie ne tarde pas à être elle-même guérie.

Madame P..., de l'Arbresle (Rhône), âgée de 28 ans, envoyée à Vals par un médecin de Lyon, avait cette blancheur pâle qui accompagne l'anémie chez les personnes dont les règles sont trop abondantes ; elle ressentait des palpitations de cœur au moindre exercice et une grande faiblesse. Vingt jours de traitement suffirent pour amener une reconstitution générale et une coloration rosée de la figure ; les gencives perdirent leur couleur blafarde ; les battements de cœur cessèrent ; seul, le pouls avait encore une vitesse anormale ; mais quelques granules de digitaline en eurent bientôt fait justice.

Chez cette malade, les palpitations de cœur étaient régulières et de force moyenne ; il n'y avait pas d'augmentation du volume de cet organe, car, bien que l'arsenic maintienne, paraît-il, dans des limites convenables, les effets reconstituants des agents toniques de l'eau de la *Dominique*, il est prudent de n'en pas conseiller l'usage dans les maladies organiques du cœur, lorsque l'on craint d'augmenter les congestions sanguines, comme aussi dans les hypérémies du poumon pouvant s'accompagner d'hémorrhagies.

Chez les enfants, à la suite de bronchites chroniques, de rougeole ou de coqueluche, chez les jeunes femmes ou les adolescents, on voit souvent un état anémique être accompagné d'une petite toux sèche, rebelle aux moyens ordinaires ; nous en avons eu de nombreux exemples très promptement guéris par l'eau de la *Dominique*, dont les principes calmants et toniques se prêtent alors un mutuel appui.

NÉVROSES.

Dans le plus grand nombre de névroses, le sang est altéré, et le malade offre les caractères marqués de la chloro-anémie ; en outre, les accidents morbides sont souvent intermittents ; dès lors, on le comprend sans peine, tout comme la chlorose, les autres affections névro-pathiques peuvent être souvent modifiées heureusement par l'eau de la source *Dominique*, quand elles ne se relient pas à quelque altération incurable.

La plupart du temps, ces maladies semblent avoir pour point de départ une altération de l'innervation amoindrie, excitée ou pervertie ; presque toujours les troubles fonctionnels augmentent par la diète et la saignée, et, comme le disent les auteurs du *Compendium de médecine pratique*, si l'on est d'accord sur la nécessité d'agir sur le système nerveux, au choix du moyen d'action commence l'embarras du thérapeutiste.

Mais son incertitude ne sera pas de longue durée, s'il se souvient que l'eau de la source *Dominique* agit sur le système nerveux par son arsenic, comme sur le sang par ses éléments toniques, et si, d'autre part, il est convaincu de cette vérité également énoncée par MM. Monneret et Fleury : « Le meilleur moyen de faire cesser l'excitation du système nerveux, est de tonifier tous les systèmes et de reconstituer en quelque sorte le fluide sanguin. Le traitement tonique et corroborant est celui qui réussit le mieux dans les névroses qui affectent les organes de la vie de nutrition ; il est aussi indiqué dans celles de la vie de relation, telles que l'hystérie, l'hypocondrie, la catalepsie. »

La *chorée*, par exemple, cède à l'emploi du fer, et MM. Long, Millet (de Tours), Guersent et Aran, l'ont guérie par de petites doses d'arsenic, qui jouait ici le rôle de modérateur de l'innervation, et remplaçait avec avantage les opiacés et les anti-spasmodiques. Si donc nous n'avions sous les yeux un exemple récent d'une chorée guérie très promptement par l'eau de la *Dominique*, nous n'en admettrions pas moins, comme conséquence logique de sa composition chimique, l'heureuse influence de l'eau ferro-arsenicale de Vals, dans le traitement de cette singulière névrose.

Nous l'avons vue également, et ces deux faits ont été relatés dans les journaux de médecine, faire céder : 1° un état hystérique grave que n'avait pu modifier l'emploi antérieur d'autres moyens très énergiques, 2° éloigner de un à quinze jours les accès chez un malade épileptique.

NÉVRALGIES.

Les préparations toniques, et principalement les ferrugineux, ont une utilité incontestable dans le traitement des névralgies, toutes les fois que la constitution est détériorée, et qu'elles sont la manifestation, si fréquente d'ailleurs, d'un état chloro-anémique. Aussi, rien de plus naturel que de voir l'eau sulfo-ferro-arsenicale de Vals réussir à atténuer ou même à faire disparaître les douleurs névralgiques, tant continues que périodiques.

C'est en invoquant la double action sédative et reconstituante de cette eau, que l'on se rend compte de ses succès dans la névralgie simple, et la propriété anti-périodique de l'arsenic explique pourquoi elle réussit également, lorsque la maladie offre le type intermittent.

Cette dernière forme, il est vrai, est rarement rebelle au sulfate de quinine, et l'eau de la *Dominique* pourra être ici considérée comme un en cas, dont nous avons cependant retiré de bons effets, lorsque la névropathie périodique se compliquait d'anémie.

Fowler, Pearson, et, plus récemment, M. le docteur Boudin, ont assez insisté sur ce fait clinique, passé aujourd'hui dans la pratique ordinaire, pour qu'il soit nécessaire de nous y arrêter davantage, ayant d'ailleurs publié dans les journaux de médecine quelques observations sur ce sujet.

CACHEXIE.

Si, jusqu'à ce jour, on n'a pas encore donné une bonne définition de l'état cachectique, on est cependant d'accord pour y voir la période déplorable et ultime des affections chroniques. Or, en présence de cette généralisation d'une affection d'abord locale et restreinte dans le principe, généralisation contre laquelle le médecin paraît le plus souvent désarmé, on doit être heureux de trouver quelquefois encore un secours inespéré dans l'eau de la source *Dominique* ; et on l'y rencontrera presque à coup sûr, si les organes ne sont pas atteints de dégénérescence, et si la lésion morbide primitive est justiciable de l'eau sulfo-ferro-arsenicale de Vals, ou de l'un de ses éléments, l'arsenic, le soufre, le phosphore, etc.

Les idées que le mot de cachexie réveille dans l'esprit, revêtent si rarement la forme de l'espérance, que nous n'osons guère insister sur ce sujet. Néanmoins, le témoignage des honorables docteurs Tourette et Chabanne, et des anciens médecins qui ont écrit sur Vals, l'histoire de la cure célèbre du moine Dominicain qui, en laissant son nom à la source, y a rattaché une des plus précieuses légendes du pays, enfin quelques faits dont nous avons été témoin nous-même, nous font mettre hors de doute que l'on ne puisse obtenir des effets surprenants, inattendus quelquefois, de l'eau de la source *Dominique*, remède sans danger que le malade prend avec plaisir, qu'il faut lui administrer d'abord à petite dose, que l'on augmente au fur et à mesure que la tolérance s'établit. Mais en résumé, l'état cachectique étant le produit ultime d'une des maladies que nous avons déjà mentionnées, nous ne saurions nous y arrêter plus longtemps sans nous exposer à des redites inutiles.

CHAPITRE IV.

Fièvres intermittentes. — Infection paludéenne.
Engorgements de la rate.

A tout Seigneur, tout honneur, nous dit un vieux proverbe ;
au quina, la première place, quand il s'agit de fièvres et d'accidents intermittents. Ce serait certainement chercher à in-
duire en erreur le jeune praticien, et parfois le jeter dans une
route fausse et dangereuse, que de lui présenter l'eau de la
source *Dominique*, comme le meilleur moyen à choisir pour
combattre les fièvres d'accès. Sous le rapport de leurs propriétés anti-périodiques, le quina ou les sels de quinine ont
fait leurs preuves, et manquent rarement de produire l'effet
que l'on en attend, s'ils sont administrés dans des conditions
convenables.

Cependant, et sans qu'il soit nécessaire de s'appuyer sur
le dire des auteurs, de Torti, de Nepple entre autres, car il est
peu de praticiens qui ne l'aient constaté *de visu*, il est des
fièvres d'accès, cédant aisément au quinquina, mais qui se
reproduisent aussi très facilement après quelques jours. On
voit d'autre part, le malade s'habituer et ne plus être sensible aux effets de ce médicament, avant que les accès soient
complètement disparus. Ceux-ci éloignés dans leurs retours,
parfois atténués ou dénaturés, le quina devient alors incapable de les vaincre, et d'ailleurs les vertiges, la surdité et
les autres accidents qu'il peut provoquer, lorsqu'il est pris à
trop forte dose, en font redouter l'emploi au médecin comme
au fébricitant.

C'est à cette résistance de l'élément morbide, insaisissable et ignoré dans sa nature, quoi que l'on en ait dit jusqu'à ce jour, c'est contre les désordres qu'il produit peu à peu, que l'on opposera avec succès l'eau de la source *Dominique*, et qu'on la verra, grâce à l'arsenic qu'elle contient, mériter, à côté et parfois au-dessus du quinquina, le titre de médicament anti-périodique. En outre, grâce encore à ses éléments toniques, elle justifiera celui que nous lui avons expérimentalement reconnu, de remède anti-cachectique. Or cette dernière et importante propriété curative est d'autant plus essentielle que, par leur durée, on ne le sait que trop dans les pays où elles sont endémiques, les fièvres d'accès ont pour accidents consécutifs, des engorgements du foie, de la rate ou des intestins, produits ordinaires des troubles de la digestion et de la circulation ; puis des hydropisies plus ou moins étendues, une cachexie générale et enfin la mort.

Fowler, Pearson, M. Boudin et d'autres, ont obtenu des cures promptes et solides de névralgies périodiques et de fièvres d'accès, par l'emploi de liqueurs arsenicales, que l'eau de la source *Dominique* peut remplacer avec avantage, puisqu'elle contient 3 milligrammes et 1/10 d'arsenic par litre, et qu'en outre elle introduit dans le sang des éléments minéralisateurs toniques ; ce qui la rend plus apte que les liqueurs arsenicales citées plus haut, à intervenir heureusement contre l'état de marasme et d'hydropisie dont sont affectées les anciennes victimes d'infections palustres, contre la cachexie, en un mot, qui est la conséquence des énormes engorgements de la rate, du foie et des autres viscères de l'abdomen. Etablissons, par les deux exemples ci-après, la propriété anti-périodique de l'eau de la source *Dominique*.

OBSERVATION. — FIÈVRE INTERMITTENTE TIERCE.

M. A..., âgé de 26 ans, habite momentanément à Livron (Drôme), ou il s'occupe d'affaires commerciales. Il avait contracté à Sidi-bel-Abès, province d'Oran, en Afrique, une fièvre intermittente à type tierce pendant le mois de mars précédent. On lui a fait prendre à cette occasion, dit-il, beaucoup de quinine, et sa fièvre avait été coupée à deux reprises différentes. Elle revint encore, il y a deux mois, et offre des accès irréguliers, tous les 4, 3 ou 2 jours, avec les trois stades de frisson, de chaleur et de sueur.

Quoique le foie et la rate soient plus volumineux que dans l'état normal, ce malade est encore actif et vigoureux. S'il n'est pas encore atteint d'anémie, il éprouve des troubles dyspeptiques ; il sent que ses forces vont diminuer, que son courage commence à s'abattre, et il vient à Vals le 20 du mois d'août avec le vif désir de s'y guérir. Aussi ne recule-t-il pas devant six verrées par jour de l'eau de la source *Dominique* jusqu'au 30, et ensuite huit verrées jusqu'au 10 septembre. Notons ici que les personnes atteintes de fièvres intermittentes, éprouvent, pour l'eau acide de Vals, la même tolérance que les goutteux ou les graveleux possèdent pour les eaux alcalines.

En trois semaines le malade fut complètement débarrassé de ses accès fébriles, et les engorgements hépatiques et spléniques disparurent presque entièrement. Les nouvelles, que nous en avons reçues 4 mois plus tard, ont confirmé la permanence de son bon état de santé.

OBSERVATION. — FIÈVRE INTERMITTENTE IRRÉGULIÈRE.

Henri Lagarde, âgé de 36 ans, ancien soldat de l'armée d'Afrique, d'où il est revenu depuis 3 mois seulement, a eu, à trois ou quatre reprises différentes, la fièvre tierce bien caractérisée par les stades de frisson, de chaleur et de sueur, avec complication de vomissements, de vertiges, etc.

Chaque fois qu'il était à nouveau atteint de la fièvre, il devenait plus difficile à guérir, et même la dernière fois (il y a 7 ou 8 mois), à Boghard, sur le chemin de Laghouat, étant entré à l'hôpital, il y a pris, dit-il, en 40 jours, 30 fois du sulfate de quinine sans aucun succès. Aujourd'hui les accès sont de forme irrégulière et reviennent tous les jours. Ainsi, le dimanche précédent il a éprouvé des frissons et des vomissements à 2 heures ; le lundi, vomissements et transpiration à midi ; le mardi, frissons, grande chaleur sèche, non suivie de sueur ; aujourd'hui, mercredi 1ᵉʳ août, le malade se présente à notre examen.

Cet homme, qui paraît doué d'un tempérament sanguin et d'une constitution vigoureuse, commence à devenir anémique. Les vomissements pénibles et réitérés de matières liquides qui accompagnent les accès de fièvre, la fatigue des camps, ses séjours prolongés dans les hôpitaux, ont brisé son énergie native ; la rate et le foie sont gonflés, la langue est blanche ; le pouls est à 75 ; enfin l'appétit est nul et la digestion mauvaise.

Nous commençons le traitement par six demi-verrées chaque jour de l'eau de la source *Dominique* et nous arrivons graduellement jusqu'à 4 verrées matin et soir. Au bout de la première semaine de l'usage de cette eau, les accès avaient déjà disparu ; le traitement est suivi pendant 25 jours, et il amène heureusement chez le malade avec la guérison des accès fébriles, non seulement la cessation des troubles dyspeptiques, mais aussi une diminution notable dans le volume des organes engorgés, le foie et la rate.

Nous avons relaté dans les journaux de médecine un fait clinique remarquable, dont nous avons été témoin pendant le mois de juin 1866. M. P..., de Marseille, avait contracté en Morée, une fièvre intermittente quarte, qui depuis 18 mois avait résisté à plusieurs essais de traitement, mais avait été modifiée seulement dans ses manifestations périodiques. Les accès revenaient tous les 18 jours, et pendant 5 à 6, le malade était obligé de se tenir au lit, éprouvant du frisson, des malaises accablants, des sortes d'angoisses inexprimables. Il vint à nos thermes, et fut mis à l'usage de l'eau de la *Dominique* par l'un de nos collègues, qui eut le bonheur de le renvoyer parfaitement guéri, après 35 à 40 jours de traitement.

Si le cadre, que nous pouvons donner ici à chaque genre de maladie, n'était si restreint, nous aimerions à relater d'autres observations, et entre autres celle d'une fièvre intermittente, compliquée de névralgie de la rate, chez une dame envoyée à Vals, par M. le docteur Richoud, de Marseille. Essoufflée en marchant, anémique, la figure boursouflée, le ventre enflé et les jambes œdématiées, cette dame en était venue à être presque cachectique, et tout cela, par suite de l'engorgement de la rate qui était douloureuse. Nous vîmes tous ces symptômes disparaître en moins de 15 jours, sous l'action de l'eau de la source *Dominique*; il ne lui restait plus qu'un peu d'oppression, quand elle partit pour Marseille, nous promettant bien d'y continuer encore l'usage de l'eau arsenicale, pendant 2 ou 3 semaines.

Combien de fois témoin, ainsi que nos confrères de Vals, des succès obtenus par l'eau de la source *Dominique* dans le traitement de fièvres intermittentes, rebelles au sulfate de quinine et ayant amené des engorgements de la rate, parfois même un état cachectique, des urines albumineuses, des suffutions séreuses dans les membres inférieurs ou dans le ventre, n'avons-nous pas reporté notre pensée vers nos soldats d'Afrique, encore si fréquemment atteints de l'infection palustre? Quel grand bienfait leur serait rendu, s'ils étaient dirigés vers notre station, près de laquelle ils trouveraient, en outre, des eaux alcalines préconisées par M. le professeur Trousseau dans le traitement d'anciennes fièvres paludéennes, l'eau de la source *Dominique* si reconstituante, et si éminemment efficace contre les accidents morbides affectant des formes périodiques ?

CHAPITRE V.

Maladies de la peau (dermatoses).

Dans le deuxième chapitre, en insistant sur les propriétés altérantes de l'arsenic, notre but a été de préparer le lecteur à en tirer lui-même une conclusion légitime, relativement à l'emploi thérapeutique qu'il pourra faire de l'eau de la source *Dominique* pour le traitement des dermatoses, quand elles sont la conséquence d'une affection susceptible d'être elle-même heureusement modifiée par les préparations arsenicales.

Dès le commencement de ce siècle, les médecins anglais avaient reconnu l'efficacité des sels d'arsenic dans la lèpre et dans d'autres maladies de la peau à forme sèche, et, depuis lors, cet agent thérapeutique a fourni à nos dermatologistes en renom leurs cures les plus remarquables. On sait également aujourd'hui, que les tisanes de Feltz et d'Arnault ont dû leurs plus grands succès dans les affections herpétiques, partant la réputation dont elles jouissaient, aux minimes proportions d'arsenic, que le sulfure d'antimoine arsenié, entrant dans leur préparation, laissait dissoudre dans l'eau; ce qui donnait à ces tisanes un élément minéral commun avec l'eau de la source *Dominique*.

Si, d'autre part, on considère que plusieurs médecins spécialistes distingués, notamment M. Rayer (*Maladies de la peau*, t. I, p. 83), ont prétendu guérir des eczéma ulcérés, des lichens agrins et d'autres affections cutanées graves, en donnant aux malades de l'acide sulfurique, de 1 à 4 grammes par jour, largement étendu d'eau, on comprendra que la source *Dominique*, représentant parfaitement la limonade minérale de M. Rayer, et contenant en outre, le principe arsenical conseillé généralement contre une catégorie de dermatoses, puisse remplacer en même temps, dans une certaine mesure, et les préparations sulfuriques, et celles arsenicales.

C'est qu'en effet, quels que soient leurs différents modes de manifestation, un grand nombre de ces maladies de la peau semblent se relier à un état diathésique acquis ou congénital, et dépendre de la préexistence dans le sang de substances qui sont étrangères à sa constitution. Lors même que l'essence ou l'individualité de ces matières alibiles échappent à nos moyens d'investigation, il est par analogie permis de croire qu'elles appartiennent, très souvent du moins, aux innombrables corpuscules organiques qui composent les mystérieuses légions des êtres infiniment petits. Mais en résumé, ces substances, virus pour les uns, produits d'une fermentation chimique pour d'autres, qu'on les appelle principes anormaux avec M. Andral, ou produits épigénétiques avec MM. Trousseau et Pidoux, ces substances, disons-nous, n'en caractérisent pas moins un grand nombre de ces états morbides qui font dire aux personnes atteintes de maladies de la peau invétérées : qu'elles ont le sang et les humeurs viciés ; et au sujet desquelles M. le docteur Rayer a écrit, qu'ils sont une expression symptomatique d'une altération préexistante dans l'organisme.

Or le soufre et l'arsenic sont deux parasiticides, et en outre, à d'autres titres, des agents médicinaux très-utiles, de puissants modificateurs des affections générales et primitives dont la dermatose n'est elle-même qu'une des manifestations. L'eau de la source *Dominique*, contenant ces deux substances médicinales, sera donc un moyen énergique et très rationnellement mis en usage contre les maladies auxquelles nous faisons allusion ; il réussira d'autant mieux qu'il sera employé avec plus d'à-propos et de méthode.

Ce qu'il faut d'abord distinguer, ce sont les cas dans

lesquels on devra préférer l'eau de la source *Dominique*, c'est-à-dire le soufre et l'arsenic, aux remèdes alcalins ; et il n'est pas très difficile de fixer son opinion sur ce sujet. Il suffit de se souvenir de ce que nous avons dit, dans le chapitre X, 2º partie, en parlant des dermatoses que l'on doit traiter par les eaux sodiques : la forme de la lésion locale n'indique pas quel doit être son traitement, mais c'est la nature de l'affection dont elle est une manifestation qui peut servir de guide. Que ce soit, par exemple, un psoriasis ou un eczéma, ils demanderont un traitement par des alcalins, s'ils dérivent d'une affection générale goutteuse ou rhumatismale ; mais s'ils proviennent d'un état scrofuleux, herpétique, ou d'une autre diathèse tangible par l'arsenic ou le soufre, c'est à l'eau de la source *Dominique* qu'il faudra s'adresser.

Quant à la méthode, elle consiste à employer l'eau de la *Dominique* par petites doses (1 litre environ par jour), mais pendant un temps assez long (un à trois mois), comme on le pratique pour tout médicament diathésique à longue portée, introduisant des substances très actives dans l'économie, et allant chercher l'élément morbide, pour le combattre, dans les humeurs et jusque dans la profondeur des tissus.

Tant que de nouvelles études cliniques n'auront pas modifié les opinions qui ont cours aujourd'hui au sujet des maladies de la peau, il faudra croire que, dans la période aiguë, ces lésions ne sont pas justiciables des eaux minérales. Il nous semble néanmoins probable que l'eau de la source *Dominique*, joignant l'action sédative de l'arsenic aux propriétés reconstituantes de ses autres agents minéraux, peut faire exception à la règle.

Nous eussions aimé relater ici quelques observations intéressantes prises à Vals ; mais, en outre qu'il n'y vient qu'un nombre relativement très restreint de personnes atteintes de maladies de la peau, elles n'y restent que 20 à 22 jours, pendant lesquels, la plupart font de grandes courses, ne suivent aucun régime, et s'en vont alors que la maladie commence à perdre un peu de son intensité.

Nous étions donc resté, l'an dernier, dans l'incertitude sur la valeur de l'eau de la source *Dominique*, dans le traitement des maladies de la peau ; nous en sommes heureusement sorti, grâce à l'obligeance d'un de nos confrères et ami, M. le docteur Bonnaric, médecin en chef à l'hospice de l'Antiquaille de Lyon, où, depuis près de vingt ans, il voit chaque jour passer sous ses yeux toutes les formes de dermatoses.

Les propriétaires de la source *Dominique* ont fourni l'eau nécessaire au traitement de quatre malades, dont les observations ont été relevées avec beaucoup d'empressement et de soins par M. Merle, interne des hôpitaux de Lyon ; nous les donnons ici telles qu'elles nous ont été communiquées par M. le docteur Bonnaric.

Nous n'avons qu'un regret à exprimer, c'est que, par le fait d'un malentendu, l'eau ne soit pas arrivée toujours à point, pour qu'il n'y eût aucune interruption dans le traitement, ce qui l'a fait durer un mois de plus, mais par bonheur sans trop en altérer les résultats.

Hospice de l'Antiquaille de Lyon.

PREMIÈRE OBSERVATION. — ECZÉMA LICHÉNOÏDE

Dorfin, Marie, âgée de 36 ans, lingère à Marchampt, d'un tempérament lymphatique, d'une constitution faible, sans cependant avoir eu de maladies antérieures. Son père a eu, tout le cours de sa vie, des croûtes aux jambes.

Elle entre le 4 janvier à l'hospice de l'Antiquaille, salle Ste-Colette, n° 5. Elle porte sur les membres supérieurs, sur le cou et le visage, une éruption dont les caractères, peu faciles à distinguer, vu son ancienneté, permettent cependant de reconnaître un eczéma lichénoïde. Interrogée sur ses antécédents, voici ce qu'elle nous raconte : Réglée à 17 ans, sa menstruation a été régulière ; mais elle a souvent eu des pertes blanches ; mariée à 22, elle a eu trois enfants qui n'ont jamais présenté de maladies de la peau. En 1860, elle se fait une brûlure sur un des avant-bras, et un mois après, environ, elle voit apparaître autour de cette brûlure, guérie du reste, et large comme la paume de la main, une éruption en tout semblable à celle dont elle est maintenant affectée. Cette éruption ne tarde pas à s'étendre et occupe bientôt les deux membres supérieurs, le cou et le visage. La malade attribue l'apparition de sa dartre à l'application d'un linge imbibé de vert-de-gris sur la brûlure en voie de guérison. Traitée à cette époque par les bains sulfureux et l'eau d'Uriage, elle a vu l'éruption eczémateuse disparaître à peu près complètement. Mais un an après, celle-ci reparut vers l'automne avec moins d'intensité, il est vrai, pour disparaître, au bout de quelques mois, sans traitement aucun.

Depuis lors il y a eu, jusqu'à l'automme de 1866, des retours irréguliers de la maladie qui ne durait, d'ailleurs, que quelques semaines. Enfin en 1866, vers le milieu de l'automne, est apparu un eczéma lichénoïde, dont la durée et la gravité insolites ont engagé la malade à venir à l'hospice de l'Antiquaille.

Le lendemain de son entrée, 5 janvier, elle est soumise au traitement par l'eau de la *Dominique* (*intus et extra*), un verre matin et soir ; application de compresses imbibées de cette eau sur les parties affectées ; tisane de saponaire ; le 12, on ajoute aux prescriptions une cuillerée de sirop antiherpétique, de la pommade à l'iodure de soufre ; on remplace la tisane de saponaire par la tisane dépurative.

Le 29, suspension de l'eau de la *Dominique*.

L'état de la malade à ce moment est assez satisfaisant ; l'eczéma disparaît ; il y a amélioration sensible ; mais le lichen a subi peu de modifications ; quoi qu'il en soit, la guérison a commencé.

Abstention d'eau pendant 15 jours — Reprise vers le 10 février, pendant 8 jours environ. — Nouvelle suspension jusqu'au 2 mars : la malade a constaté une recrudescence dans son affection, chaque fois que l'eau était supprimée.

Le 25 mars, l'état du bras gauche est notablement amélioré ; la peau de l'avant-bras droit est encore dure, sèche, et elle est le siège d'une démangeaison assez vive en dehors de l'application du traitement.

L'éruption lichénoïde a cependaut beaucoup diminué. L'état du visage est très satisfaisant. — Reprise de l'eau de Vals (*intus et extra*). — La malade sort le 12 avril complètement guérie ; la peau ne présente même plus de trace de sa rudesse primitive.

DEUXIÈME OBSERVATION. — PSORIASIS GÉNÉRAL.

Musset, Benoite, 17 ans, de Pouilly (Loire), domestique, d'un tempérament sanguin, d'une bonne santé, entre à l'Antiquaille, le 9 novembre 1866 (salle Ste-Colette, dans le service de M. le Dr Bonnaric).

Visitée le lendemain de son arrivée, la malade présente un psoriasis, occupant tout le corps, des pieds jusqu'à la tête. Les plaques sont desséchées excepté aux coudes et aux genoux, où elles occupent l'étendue d'une pièce de 5 francs environ.

Aux questions qu'on lui fait sur ses antécédents, elle répond qu'elle a été d'assez bonne santé, mais qu'il y a dix ans, elle fut pendant 30 jours atteinte d'une fièvre typhoïde qui n'a pas laissé de traces. Un an auparavant une éruption squameuse analogue au psoriasis dont elle est actuellement affectée, s'était développée sur les coudes, les genoux et la surface antérieure des jambes ; quelques plaques discrètes, un peu plus confluentes au niveau des articulations, constituaient toute la maladie. Celle-ci n'a point été modifiée par la fièvre typhoïde. L'éruption reste stationnaire jusqu'à 16 ans ; aucun traitement n'a d'ailleurs été dirigé contre elle pendant tout ce temps. A cette époque, extension rapide de la maladie sur toute l'étendue des membres supérieurs. Traitement par des pommades dont la malade ignore la composition, bains ; guérison incomplète ; il persiste encore quelques squames aux coudes et aux genoux. Trois ou quatre mois plus tard, réapparition des plaques avec extension sur toute la poitrine. Quelque temps après, c'est-à-dire à 16 ans et demi, établissement de la menstruation, et sous cette influence, sans traitement aucun, disparition complète des plaques psoriasiques, si ce n'est aux coudes et aux genoux. Cette guérison n'est que passagère, car au bout de 8 ou 9 mois une nouvelle éruption, encore plus étendue que la précédente, puisqu'elle occupe tout le corps, apparaît, et décide la malade à entrer à l'Antiquaille pour y subir un traitement. Notons que la menstruation, régulière dans les 3 ou 4 premiers mois de son apparition, venait de subir une très grande irrégularité pendant les 3 mois qui ont précédé la dernière éruption. En effet, l'écoulement menstruel a été suspendu pendant 2 mois et aujourd'hui il revient, tantôt tous les 2 mois, tantôt tous les mois, quelquefois même tous les 15 jours. Telle est l'histoire de la malade.

Le 11 novembre, deux jours après son entrée à l'hospice, on prescrit : Tisane dépurative avec 0,25 c. d'iodure de potassium, un globule d'acide arsenieux, une pilule de conicine et de la pommade à l'iodo-chlorure de mercure 1/60. Le 29 novembre, suspension de la pommade qui a produit un peu de stomatite. Gargarisme astringent. Purgation. La pommade mercurielle est remplacée, le 5 décembre, par une autre composée de camphre, goudron et calomel.

Ce traitement est continué jusqu'aux derniers jours de décembre, époque à laquelle tout a été suspendu. A ce moment il a été permis de constater une amélioration sensible dans l'état de la malade ; les plaques avaient pâli partout ; les squames étaient tombées en partie ; mais les taches étaient encore très visibles, surtout aux coudes et aux genoux, localisation primitive du psoriasis.

Du 25 décembre 1866 au 5 janvier 1867, pas de traitement.

Le 5 janvier, eau de la *Dominique*, un verre matin et soir, application de compresses trempées dans cette eau sur les parties malades, le plus de temps possible.

Le 29 janvier, suspension du traitement, faute d'eau.

L'amélioration de la maladie sous l'influence du traitement antérieur au 5 janvier, a fait, par le moyen de l'eau de Vals, des progrès très visibles ; un plus grand nombre de plaques psoriasiques, de gouttelettes (*psoriasis guttata*), ont disparu, mais il en reste encore aux bras et aux jambes, ainsi qu'au visage et sur quelques points disséminés du corps. La malade n'est pas encore guérie.

Abstention d'eau pendant 15 jours. — Reprise pendant une huitaine de jours ; nouvelle suspension jusqu'au 2 mars. A cette époque, reprise.

Au 25 mars, la malade ne présente plus que des traces de son affection primitive aux deux coudes. Les deux genoux présentent un peu de rougeur. Le reste du corps est entièrement guéri.

TROISIÈME OBSERVATION. — PSORIASIS LOCALISÉ.

Agathe Copin, âgée de 28 ans, de St-Etienne (Loire), veloutière, d'un tempérament lymphatique. — Pas de maladie de peau dans la famille ; un de ses frères seulement a eu une tumeur blanche à l'un des genoux.

Elle entre le 20 octobre 1866 à l'hospice, dans la salle Ste-Colette (n° 7). Elle est affectée, depuis 6 ans, d'un psoriasis localisé aux avant-bras et aux jambes. La maladie, primitivement limitée aux coudes et aux jambes, s'est étendue successivement, et peu à peu, sans que des pommades dont la malade ignore la nature, et qui, du reste, furent employées peu de temps, aient en rien modifié l'éruption.

Mariée à 20 ans, deux grossesses successives n'ont amené aucun changement du côté de la dermatose. Elle entre à l'hospice de l'Antiquaille sur le conseil de ses parents, dans le service de M. Bonnaric. On la soumet le 24 octobre au traitement suivant : tisane dépurative, un globule d'acide arsénieux, pommade au goudron ; le 12 novembre, on ajoute aux prescriptions 4 pilules d'aloës et de savon ; le 26, on remplace la pommade au goudron par celle à l'iodo-chlorure de mercure. Le 23 décembre, suspension de toutes les prescriptions. A cette époque, le psoriasis s'est sensiblement amélioré ; quelques plaques ont disparu ; pas de traitement pendant un mois. Le 5 février, eau de la *Dominique*, un verre matin et soir ; compresses de la même eau sur les parties malades, et après un certain temps, l'on constate pour cette malade le même résultat que pour celle de l'observation n° 2, c'est-à-dire, amélioration très sensible, disparition de quelques plaques, pâleur de celles restantes, mais pas de guérison complète, ce qui peut être attribué au manque d'eau qui a eu lieu pendant 15 jours, après lesquels elle n'a été reprise que pendant 8. Enfin, au bout de ces 8 jours, la malade sort de l'hospice dans un état de santé bien amélioré, mais, avons-nous dit, non complètement rétablie.

QUATRIÈME OBSERVATION. — ECZÉMA LICHÉNOÏDE DES BRAS,
DES PIEDS ET DU DOS DES MAINS.

Marie Sartie, âgée de 32 ans, de Selle-Barmontaire, lingère, d'un tempérament lymphatique, entre le 8 octobre 1866, à l'hospice, salle Ste-Philomène, n° 1 ; elle est affectée d'un eczéma chronique des bras, des pieds et du dos des mains ; faible de constitution, elle a été réglée à 14 ans, mais très irrégulièrement ; depuis l'âge de 15 ans, elle est leucorrhéique. Vers cette même époque apparaît un eczéma autour des poignets et sur la face antérieure des avant-bras. Elle n'a pas subi de traitement jusqu'en décembre 1864, et dans cet intervalle, l'éruption semblait, dit la malade, prendre de l'extension et devenir plus intense par suite de l'irrégularité des époques menstruelles.

En 1864, elle entre, le 15 décembre, à l'Antiquaille (salle Ste-Marie), y reste 4 mois, pendant lesquels, sous l'influence d'un traitement approprié, l'éruption disparaît complètement. Trois mois après la sortie de la malade, réapparition de l'eczéma : nouveau traitement, succès incomplet. Vers la fin de 1865, extension de la maladie aux pieds. Traitement à la consultation gratuite par des pommades au goudron, des prises de soufre et d'arsenic. Persistance de la maladie. Enfin, en octobre 1866, Marie Sartie entre de nouveau à l'hospice pour être soumise au traitement suivant :

10 octobre. — Tisane dépurative — une cuillerée de sirop anti-herpétique — pommade composée de magnésie, 1 gr., soufre, 0,50, onguent citrin et rosat, Q s. — Bains sulfureux .

24 octobre. — Purgation.

12 janvier 1867. — Pommade de la veuve Farnier.

Sous l'influence du traitement précédent, la maladie s'est légèrement améliorée aux bras, mais les pieds ne sont point modifiés.

16 janvier. — Suspension de prescriptions. — Traitement par l'eau de la Dominique (*intus et extra*), un verre matin et soir, ainsi que des compresses imbibées de cette eau sur les parties malades.

29 janvier. — Suspension du traitement faute d'eau. A ce moment, l'eczéma présente une amélioration considérable ; il

a diminué d'un tiers de son étendue primitive, et ce qui reste est très sensiblement modifié, l'épiderme complètement sec, présente à peine quelques squames ; il est légèrement violacé ; il n'y a ni douleur ni prurit, mais il faudrait encore plusieurs semaines de traitement pour compléter la guérison.

Quant au lichen, il n'y en a presque plus de traces sur les bras, et il a complètement disparu sur les pieds.

Après avoir manqué pendant 15 jours, l'eau est reprise le 10 février, pendant 8 jours environ, puis suspendue jusqu'au 2 mars, reprise à cette dernière époque. Le 25 mars, le pied gauche est en voie d'amélioration, et n'offre plus que quelques papules lichénoïdes, mais l'éruption du pied droit a subi une recrudescence. La peau est rouge, l'éruption eczémato-lichénoïde est assez confluente.

Sous l'influence de l'eau de la *Dominique*, reprise le 2 mars, avons-nous dit (*intus et extra*), on constate, le 15 avril, la disparition complète de toute éruption cutanée, soit aux jambes, soit aux bras, et le 25 avril, jour du départ de la malade, sa guérison ne s'était pas encore démentie.

Ces observations portent leurs enseignements, mais elles eussent donné de moins satisfaisants résultats, qu'il faudrait néanmoins convenir que le traitement des maladies de la peau, quand elles se relient à des affections constitutionnelles, souvent héréditaires, par un remède antidiathésique et reconstituant, est le seul rationnel, et aussi le seul qui, allant détruire le mal dans les tissus, sans le chasser sur un organe, puisse faire éviter ces cruelles métastases qui, en quelques semaines, font quelquefois d'un dermatosique un phthisique, un sourd ou un amaurotique.

Quant aux syphilides, la question n'est pas encore jugée pour l'eau de la *Dominique*, et demande à de nouvelles observations la consécration de l'expérience. A Lyon, nous avons vu une dame guérir, en 50 jours, d'un eczéma syphilitique : observation publiée l'an dernier par la *Gazette des Hôpitaux*; mais nous avons échoué à Vals, chez un jeune homme envoyé à nos thermes par M. le docteur Donnedieu, d'Aigues-Vives (Hérault). Ce malade, il est vrai, se fatiguait beaucoup par de longues courses au soleil, et il partit au bout de 18 jours, alors que les taches syphilitiques commençaient à pâlir.

Il est à croire que nous eussions obtenu plus de succès par un traitement moins limité, favorisé par une plus grande modération dans les promenades et dans le régime, car l'*Escholiaste méd.*, journal de Lisbonne, rapportait, l'an dernier, l'exemple de deux militaires atteints de syphilis, ayant résisté aux agents mercuriaux et à l'iodure de potassium, qui furent guéris par l'arsenic donné à très petites doses. On pourrait donc essayer l'eau de la source *Dominique*, quand les autres moyens n'auraient pas réussi.

Le traitement mixte de quelques maladies de la peau, par l'eau acide ferro-arsenicale de la source *Dominique* à l'intérieur, et les bains alcalins, nous a paru de nature à réduire promptement quelques formes d'exenthème. En voici un exemple :

OBSERVATION DE PRURIGO.

Baptiste C..., de St-Pierre, près de Langogne (Lozère), âgé de 36 ans, a toujours été d'une bonne santé, excepté depuis trois ou quatre mois qu'il est atteint d'une maladie herpétique ; il porte à la partie postérieure des jambes, des cuisses et du tronc, de petites papules agglomérées, et surmontées d'une petite croûte sanguine caractéristique du prurigo. Sa peau présente la couleur brune que l'on remarque dans cette maladie, lorsqu'elle est déjà ancienne, car l'hyperestésie cutanée est très marquée chez lui, et il éprouve à tous moments du jour, particulièrement le soir, ces vives et intolérables démangeaisons, compagnes ordinaires du *prurigo formicans*. Ce malade passe son temps à se gratter et à se lacérer la peau, et, dit-il, ne peut ni dormir pendant la nuit, ni travailler durant le jour.

Ne trouvant dans le commémoratif nulle affection rhumatismale ou goutteuse, rien de ce qui pourrait déceler une diathèse autre que celle des herpétides, évidemment l'arsenic était ici le remède convenable et l'eau de la source *Dominique* fut conseillée (3 verrées matin et soir), et en outre un bain alcalin chaque jour.

Sous l'influence de ce traitement, les démangeaisons cessèrent bientôt, les papules s'affaissèrent et séchèrent ; enfin au bout de trois semaines, le prurigo, cette forme de dermatose ordinairement rebelle, avait complètement disparu.

CHAPITRE VI.

Rachitisme, Scrofule et Tuberculose.

Quelle que soit la cause première de ces affections, qu'elles soient acquises ou qu'elles se développent sous une influence héréditaire, elles ont toujours pour effet une altération de la nutrition se traduisant : par la prédominance du système lymphatique et son hypertrophie dans la scrofule ; par la production d'éléments matériels morbides dans la tuberculose ; et enfin par le ramollissement, le gonflement et la déviation des os dans le rachitisme.

Quand la maladie est transmise par voie d'hérédité, les phénomènes pathologiques restent souvent un temps fort long à l'état latent ; mais ils se déclarent d'autant plus promptement que le sujet vit dans des conditions d'hygiène défavorables et dépressives, telles qu'une nourriture insuffisante ou de mauvaise nature, une habitation froide et humide, des vêtements peu chauds, la non insolation ou seulement le manque de lumière, si préjudiciable à l'organisme humain.

On sait que, en soustrayant le malade à ces causes efficientes, on retarde ou l'on suspend l'évolution des symptômes morbides, même quelquefois au moment où ils ont acquis déjà une certaine gravité, et que l'on parvient ainsi à prolonger son existence d'une manière inespérée.

Comme nous, tous les médecins ont eu l'occasion de voir des personnes languissantes, que l'on jugeait près de tomber dans un état de consomption, retrouver dans les climats chauds, sous un ciel pur, et dans de bonnes conditions hygiéniques, des forces nouvelles et une santé bien supportable.

En 1842, nous donnions des soins à un jeune homme de Rillieux, à peine âgé de 22 ans, et affecté d'une adénite scrofuleuse multiple et suppurante. Aucun remède ne lui avait réussi, lorsque nous le décidâmes à vendre ses quelques parcelles de terre et à partir pour l'Afrique. Là, s'occupant d'un commerce de bimbeloterie, il suivit les armées, exposé le jour aux rayons d'un soleil brûlant, et la nuit, couchant souvent à la belle étoile, garanti seulement par son burnous de laine. Nous ne pensions plus à lui depuis longues années, lorsque, en 1859, nous sommes accosté dans une rue de Lyon, par un homme vigoureux que nous avions peine à reconnaître, et qui nous remercie chaudement du conseil que nous lui avions donné, car il avait trouvé en Afrique, et santé, et fortune.

Mais tous les malades ne peuvent s'exiler, et souvent tant de liens les retiennent attachés au sol où ils ont pris racine, que l'on est encore heureux de pouvoir leur offrir un remède qui, dans une certaine mesure, peut tenir la prédisposition morbide en échec, redonner de la chaleur et de la vitalité au sang, atténuer même les souffrances souvent inconscientes, mais réelles éprouvées dans ces maladies, et suspendre pour un temps indéterminé les désordres menaçants d'une diathèse scrofuleuse, rachitique ou tuberculeuse.

L'eau de la source *Dominique* nous paraît susceptible d'être cet agent de reconstitution, par ses éléments toniques, le phosphate de fer et l'acide sulfurique notamment, et en outre par son principe arsenical, elle tend à faire cesser les malaises insolites et obscurs, et les divers désordres nerveux qui accompagnent et accélèrent la marche de la désorganisation des tissus.

L'arsenic en effet, a pour phénomène constant, selon M. le professeur Hirtz, l'amélioration du physique, et, d'après M. le professeur Trousseau, il suspend la marche de la phthisie et constitue le meilleur moyen de s'opposer au progrès de l'angine granuleuse. Nous l'avons déjà dit, c'est à un milligramme d'arsenic par litre, contenu dans l'eau minérale du Mont-Dore que sont attribuées les cures de malades offrant des toux de mauvais caractère, résultats thérapeutiques que nous avons constatés nous-même et que nous avons également vus se produire à Vals, sous l'influence d'un traitement par l'eau de la source *Dominique*. Bien plus, non seulement nous y avons obtenu la guérison de toux anémiques, sèches ou de mauvaise nature, mais nous avons vu la prédisposition scrofuleuse y subir une métamorphose complète, et les symptômes graves d'adénites même suppurantes disparaître, pour faire place aux signes d'une riche sanguification et d'une santé florissante.

Dans le rachitisme, l'eau sulfo-ferro-arsenicale de Vals nous a procuré plusieurs cas de guérison, et nous a montré d'une manière évidente les prompts effets de sa puissance reconstitutive. Nous en avons relaté un exemple dans la *Gazette des Hôpitaux* (20 mars 1866), et dans cette observation, non seulement une chloro-anémie entée chez un sujet rachitique, a disparu en 40 jours de traitement par l'eau de la source *Dominique*, mais l'incurvation de la colonne épinière s'amenda au point que l'on eût dit que la jeune malade devait cette déviation, non à une diathèse rachitique, mais à une cause accidentelle.

Dans ce genre de maladie, l'arsenic facilite et améliore la digestion, mais ce qui donne la véritable explication des heureux effets de notre médication, c'est la présence du phosphate de fer et de l'acide sulfurique dans l'eau de la *Dominique;* car ils apportent à la nutrition des os leurs matériaux indispensables.

La scrofule apparaît le plus souvent de 5 à 15 ans, et c'est surtout au printemps que l'en en voit se manifester les premiers symptômes, comme si de toutes les causes dépressives, le froid et l'humidité étaient les plus efficientes pour produire cette affection, une de celles néanmoins que l'on peut espérer modifier heureusement, si par des moyens appropriés, employés avec sagesse et persévérance , on soustrait le malade aux conditions pathogéniques des accidents strumeux.

Nous n'avons pas à nous occuper ici des symptômes, ni des périodes de la scrofule, mais bien de sa thérapeutique dont l'ensemble doit viser surtout à reconstituer le malade, car, en outre du lymphatisme qui paraît avoir une majeure influence sur le développement de cet état morbide complexe, l'affection introduit elle-même dans l'organisme la dépression des forces et le trouble de toutes les fonctions.

Parmi les divers moyens de traitement, tant médicinaux qu'hygiéniques, que l'expérience du temps et une saine pratique ont enseignés, l'eau de la source *Dominique* est un de ceux que l'on devra le moins oublier. Par son arsenic, on soutient, on améliore l'acte digestif, on maintient les forces et l'embonpoint ; par ses éléments reconstituants (soufre, phosphore et fer), on redonne au sang et aux tissus la vitalité nécessaire pour se reformer et se guérir, d'autant mieux qu'on leur fournit en même temps leurs plus précieux matériaux de nutrition.

Mais n'oublions pas que le traitement est anti-diathésique, et en conséquence doit être longtemps suivi. L'eau de la *Dominique*, en effet, n'agira pas dans la scrofule comme dans la fièvre intermittente ou la chlorose ; d'où il suit que dans cette diathèse ainsi que pour le rachitisme, la tuberculose et les dermatoses, c'est surtout de l'eau transportée que l'on fera le plus souvent usage.

Néanmoins, si l'on ne peut pas toujours obtenir une guérison complète par un traitement d'une durée de 25 jours, laps de temps ordinairement consacré à une cure thermale, il y a des avantages certains à le commencer ou à le terminer près de la source bienfaisante ; car en effet, grâce à l'influence vivifiante d'un climat sain et d'un air toujours pur, l'amélioration marche plus vite, le remède semble mieux agir, et l'impulsion favorable imprimée à la reconstitution de l'organisme se soutient encore longtemps après que le traitement a cessé. D'ailleurs rien n'empêche de le continuer ensuite par l'usage des eaux transportées.

La saveur de l'eau de la source *Dominique*, quoique légèrement acidule et atramentaire, ne paraît pas déplaire aux malades ; beaucoup même la disent agréable à boire, surtout pendant les grandes chaleurs de l'été, alors que les huiles de poissons répugnant le plus, sont mal digérées et partant inefficaces. Sans doute, il ne faut pas toujours reculer devant l'odeur infecte et la saveur presque intolérable d'un médicament ; mais il est cependant permis, et, disons mieux, il est même avantageux de lui en préférer un autre, quand à un goût très supportable il joint des propriétés thérapeutiques au moins aussi certaines.

TUBERCULOSE. — Nous avons dit précédemment que nous avions vu des toux de mauvais caractère céder à l'usage de l'eau arsenicale de la source *Dominique*, tout aussi bien qu'au traitement thermal par les eaux du Mont-Dore. Evidemment, dans un cas comme dans l'autre, il ne s'agissait pas de la phthisie au deuxième, et encore moins au troisième degré ; car, dans ces deux dernières périodes de la maladie, il n'est pas utile de le rappeler aux médecins, ce n'est pas plus en Auvergne qu'aux Pyrénées, ou dans les montagnes de l'Ardèche, qu'on trouvera le moyen de suspendre, sinon pour un temps très court, les effets d'une diathèse tuberculeuse, alors qu'elle n'est plus déjà dans sa phase prodromique.

Aussi, c'est de sa première période que nous entendons parler, quand nous affirmons que l'eau de la source *Dominique* devient un précieux auxiliaire, dans le traitement de la terrible affection, qui nous occupe en ce moment.

Bien que depuis longtemps, on ait reconnu à tous les tempéraments le triste privilège de fournir des victimes à cette maladie trop commune, le tempérament lymphatique, apanage des constitutions molles et débiles, est encore celui qui en offre le plus d'exemples, et l'état anémique a été considéré comme la condition individuelle, qui présente le plus de chances à l'éclosion et au développement du produit accitentel, appelé tubercule, si, en outre, le sujet est entouré de circonstances hygiéniques défavorables.

Sous le point de vue pathogénique de cette affection, on est allé beaucoup plus loin, et on a démontré que, même sans une prédisposition diathésique originelle, l'organisme peut être influencé par des modificateurs, soit internes, soit externes, de manière à changer presque à volonté le mode vital d'un animal; et que si, d'une part, on arrive à fortifier considérablement sa constitution par des soins convenables, de l'autre on peut, avec la plus grande facilité, comme l'a pratiqué M. Coster sur des chiens, faire naître l'état anémique d'abord, puis bientôt après, la diathèse tuberculeuse; ce qui a permis à M. le docteur Perroud (de Lyon) de dire que l'hérédité n'est pas l'unique cause de la tuberculose, et qu'un individu peut, sous l'influence de divers agents modificateurs, voir entacher de ce vice diathésique le patrimoine vital qu'il a reçu de ses ascendants.

Si donc, par la mise en jeu de conditions favorables ou nuisibles, il est possible de relever la constitution, ou de la débiliter; si, par l'altération des fonctions digestives, on peut rendre habituel le défaut d'assimilation, considéré, par la plupart des auteurs, comme une cause puissante de l'appauvrissement du sang, de la prédominance lymphatique, et en dernière analyse, de la diathèse tuberculeuse, n'arrive-t-on pas ainsi à une conclusion forcée, savoir: que la thérapeutique de la phthisie au premier degré, indépendamment des ressources pharmaceutiques également très utiles à d'autres points de vue, doit avoir principalement pour but de combattre l'anémie et l'alanguissement fonctionnel général, qui précèdent et accompagnent le développement des tubercules.

A ce dernier point de vue, n'est-il pas logique de considérer l'eau de la source *Dominique*, comme un des meilleurs auxiliaires au traitement à apporter à la phthisie, avant que les phénomènes d'inflammation locale, de suppuration et de dépérissement consomptif, ne se soient trop ostensiblement prononcés.

Il est indubitable qu'elle y réussira, comme pour toutes les affections dans lesquelles il faudra, et dans lesquelles on pourra encore calmer l'irritabilité nerveuse surexcitée, rendre plus complète la digestion, et rétablir l'équilibre entre le système lymphatique, qui déjà prédomine, et le système sanguin, déprimé et appauvri. Le fait suivant est un de ces nombreux exemples de toux chronique qu'on voit chaque année à Vals, céder aux propriétés sédatives et reconstituantes de l'eau de la source *Dominique*.

OBSERVATION. — BRONCHITE CAPILLAIRE CHRONIQUE.

Madame M..., d'Orange (Vaucluse) est envoyée à Vals par M. le docteur Millet (Gonzague), dans un état d'amaigrissement et d'anémie manifeste. Depuis deux ou trois ans, elle est très assidûment occupée d'une comptabilité importante, ce qui a commencé à ébranler sa santé. Elle a perdu récemment une sœur, emportée par une maladie de poitrine, et, ce qui lui a été plus sensible encore, un jeune et unique enfant.

Toutes ces causes réunies, jointes peut-être à un refroidissement accidentel négligé, l'ont mise dans l'impossibilité de continuer son travail. Elle éprouve aujourd'hui une douleur permanente dans la poitrine, au-dessous de chaque sein, douleur accompagnée d'une petite toux sèche et d'un peu d'oppression, qui augmente par la marche. Le pouls est à 90 ; la menstruation est régulière, d'un rouge assez vif, mais elle est peu abondante. La langue est blanche, la digestion très lente,

A son arrivée à Vals, le 21 juin, un bain lui fut conseillé et parut aggraver les symptômes. Le 26, elle vint nous consulter pour la première fois. La poitrine présentait un peu de matité à la base ; l'auscultation faisait entendre du râle sibilant dans le haut du poumon droit. Vers le sommet du poumon gauche, la respiration est normale ; partout ailleurs elle est un peu obscure. L'oppression est assez marquée et la toux amène de petits crachats muqueux ; quelques-uns ont été très légèrement rougis de sang.

L'eau de la source *Dominique*, conseillée à la dose de trois demi-verrées, matin et soir, fut bien tolérée. Le 1er juillet, la dose était portée à cinq verrées par jour, puis à six, jusqu'à la fin du traitement, c'est-à-dire jusqu'au 15 juillet.

A ce moment l'amélioration était considérable ; les phénomènes dyspeptiques et l'oppression avaient cessé, la toux ne paraissait qu'un peu le matin, et on constatait, par l'auscultation, qu'un champ plus large s'était ouvert à l'introduction de l'air dans la poitrine,

Deux mois plus tard, nous avons appris avec plaisir, de M. le Dr Millet lui-même, que l'état de sa malade était satisfaisant.

La tuberculose et la scrofule marchent souvent de compagnie, et le même traitement qui leur est favorable lorsqu'elles sont isolées, leur est encore applicable, quand elles se trouvent réunies chez le même malade. L'exemple suivant que M. le professeur Berne, de Lyon, nous a donné l'occasion d'observer à Vals, en fournira la preuve.

OBSERVATION. — SCROFULE ET TUBERCULOSE.

J. B., âgé de 12 ans, a eu une enfance maladive, sa mère elle-même est d'une santé fort délicate et tousse fréquemment. Comme il s'enrhumait au moindre refroidissement, il fut mis très tard en pension et souvent obligé de s'absenter pour cause de maladie. Il avait eu plusieurs glandes engorgées autour du cou, et l'une d'elles ayant suppuré longtemps, avait laissé une large cicatrice à droite, sous le maxillaire inférieur.

M. le Dr Berne avait à plusieurs reprises cherché à reconstituer ce jeune garçon et à dissiper sa petite toux chronique, sèche et quinteuse. Il lui avait administré successivement du proto-iodure de fer, de l'huile de foie de morue, du quinquina, etc., le tout sans grand succès. Enfin il l'envoie à Vals le 10 juillet.

L'auscultation présente un peu d'obscurité dans la respiration, au sommet des poumons surtout. Les glandes cervicales et sous-maxillaires, déjà considérablement diminuées par le traitement rationnel et énergique employé par M. le Dr Berne, sont légèrement tuméfiées et la petite toux sèche se fait encore entendre de temps en temps, particulièrement le matin.

Mis à l'usage de l'eau de la source *Dominique*, trois demi-verrées, soir et matin, et plus tard jusqu'à 12 demi-verrées par jour, nous voyons peu à peu l'état général s'améliorer, l'enrouement disparaître, ainsi que la toux. Le 30, la santé paraît rétablie, mais il survient un épiphénomène dont nous avons été témoin quelquefois à Vals chez les malades traités par notre eau arsenicale, et qui a été signalé par M. le docteur Duffin, chez les personnes qu'on traite par l'arsenic, à savoir : la rougeur et le picotement des yeux. L'usage de l'eau n'en est pas moins continué jusqu'au 5 août, jour du départ de cet enfant, qui s'en va dans des conditions de santé relativement excellentes.

Il est engraissé, il respire largement, il ne tousse plus et les glandes du cou ne font plus saillie sous la peau. Des nouvelles ultérieures nous ont appris, que l'hiver n'a point détruit chez ce jeune garçon les bons effets qu'il avait obtenus de l'eau de la source *Dominique*.

Nous ne saurions mieux terminer ce que nous avons dit de l'eau de la source *Dominique* dans ses rapports avec la diathèse tuberculeuse, qu'en rappelant ici le *desideratum*, par nous exprimé déjà l'an dernier dans les journaux de médecine, en ces termes : « Si plus tard, dans ce beau pays, on peut disposer une salle d'inhalation pour y faire respirer l'eau de la source *Dominique* réduite à l'état moléculaire par un pulvérisateur, on y verra accourir chaque année des milliers de malades, pour y chercher un apaisement à leur fièvre et à leur toux quinteuse, un sursis aux progrès de leur mal, et en définitive pour y trouver, avec une amélioration notable de leur santé, les joies et les espérances que donne toujours la presque certitude d'un retour à une vie nouvelle.

Cette eau, en effet, respirée sous forme de brouillard, aurait certainement les plus heureux résultats, car la muqueuse pulmonaire est une large voie d'absorption, et l'arsenic est aujourd'hui fortement préconisé comme capable de suspendre les envahissements de la tuberculose. Or, le faire pénétrer dans l'économie malade par deux voies différentes, ne serait-ce pas doubler les chances de guérison ! »

L'introduction des médicaments par les conduits respiratoires, tend à prendre, depuis quelques années, de grandes proportions et attire sérieusement l'attention des médecins. MM. Sales-Girons et Demarquay ont, dans ces derniers temps, démontré que la pulvérisation des substances médicinales, des eaux minérales entre autres, constitue un moyen de traitement très efficace dans plusieurs maladies, parce qu'ainsi les remèdes portés dans les petites bronches, et jusque sur la surface pulmonaire interne, sont presque immédiatement mis en contact avec le sang. Aussi M. Béclard, dans son rapport à l'Académie de Médecine sur l'intéressant travail publié par M. Sales-Girons, a-t-il reconnu ce fait physiologique comme désormais acquis à la science.

Le poumon a, en effet, un pouvoir absorbant plus grand que celui de l'estomac. Telle est du moins la conclusion à laquelle s'élève M. Sales-Girons, par des expériences comparatives sur la force d'absorption de différents organes. De ses observations, tirant une dernière conséquence pratique, cet auteur va jusqu'à vouloir appliquer la grande propriété d'endosmose des voies respiratoires à la thérapeutique générale de plusieurs maladies, qui selon lui, dans l'avenir, devraient être traitées par les inhalations d'eaux médicinales, réduites en brouillard.

Mais pour rester dans les limites de ce qui est praticable aujourd'hui, et d'après l'exposé que nous venons de faire des propriétés curatives de l'eau de la source *Dominique*, répondant à quatre indications des plus importantes de l'art de guérir, puisqu'elle est à la fois *sédative*, *anti-diathésique*, *reconstituante* et *anti-périodique*, cette eau, dirons-nous, prise sur place ou transportée, peut rendre les plus grands services aux malades. Mieux connue qu'elle ne l'est encore, dans ses effets thérapeutiques, et partant mieux appréciée, elle sera également de plus en plus acceptée par les médecins, comme une ressource précieuse, comme un remède très avantageusement administré dans les mêmes circonstances morbides qui réclament l'emploi du quina, du fer, des iodures, de l'arsenic, des huiles de poissons et d'autres substances remplissant, prises séparément, une ou deux indications, mais non pas quatre comme l'eau de la source *Dominique*.

On trouve partout, dans les officines, les espèces minérales qui entrent dans la composition de l'eau sulfo-ferro-arsenicale de Vals, mais ce qu'on ne saurait y trouver, c'est le procédé qu'emploie la nature pour les doser, les mêler et les combiner dans les proportions les plus convenables au soulagement des malades. C'est ce qui a fait dire à M. Gubler, ce savant et judicieux observateur que nous avons cité plusieurs fois avec plaisir: « Les eaux minérales dans lesquelles les principes actifs sont naturellement atténués, sont des agents thérapeutiques précieux par leur innocuité, et par la sûreté de leur action. »

Pour ce qui concerne l'eau de la source *Dominique*, en particulier, n'y voyons-nous pas figurer, comme partie constituante, le phosphore dont l'utilité en médecine est mise en lumière par les nouvelles données de la pathologie, montrant que dans toutes les maladies s'accompagnant d'un amaigrissement considérable, partout où les actes organiques sont morbidement ralentis, il y a diminution de la matière phosphorée, caractère constant des cachexies scrofuleuses, tuberculeuses et autres. Ajoutons que combiné au fer, le phosphore devient, dans cette eau minérale, un puissant agent d'assimilation.

Nous pourrions en dire presque autant du soufre; et quant à l'arsenic qui fait aussi partie de l'eau acide de Vals, pour ne pas nous répéter, nous emprunterons textuellement ce qu'en a écrit avec tant de raison et de clarté M. le docteur Perroud (de Lyon) dans son beau travail sur *la tuberculose*, *pag.* 167: « A côté des différents stimulants stomachiques, nous devons placer l'arsenic dont l'action sur la nutrition est si manifeste, et si importante. L'usage journalier de ce médicament aura de très heureux effets sur les actes digestifs des personnes débiles, chez lesquelles l'atonie générale entretient un état de dyspepsie habituelle. On ordonnera donc tous les jours avec succès à ces malades, un milligramme d'acide arsenieux, comme le conseille

M. Germain de Château-Thierry, ou bien une ou deux gouttes de la liqueur de Fowler, comme le veut M. Bourguignon. »

Nous n'ajouterons qu'une remarque à ces appréciations de M. le docteur Perroud ; c'est qu'une verrée 1[2 de l'eau de la source *Dominique* contenant largement l'équivalent de la proportion d'acide arsenieux conseillée ci-dessus par MM. les docteurs Germain et Bourguignon, on peut, par l'emploi de cette eau minérale, non seulement faciliter les fonctions digestives, augmenter l'ampleur de la respiration, mais encore par ses éléments toniques et nutritifs, par ses principes ferreux, phosphorés et sulfureux, activer davantage le mouvement de reconstitution et atteindre aux résultats désirés, plus vite et plus sûrement, qu'en donnant l'arsenic isolément.

De même que par tous les genres de médication possibles, la durée du traitement par l'eau de la *Dominique*, est variable selon la nature ou l'intensité de l'état morbide ; et si dans la chlorose, les anémies simples, les fièvres intermittentes, il suffit d'en consommer pendant 20 ou 25 jours, il n'en est plus de même dans les affections diathésiques, alors qu'on veut lui faire jouer le rôle de remède altérant.

C'est ici l'occasion de nous souvenir des paroles de M. Gubler à propos de ce dernier ordre de remèdes : « Les altérants ne sont pas des agents extemporanés, mais des modificateurs à longue portée, quasi permanents, qui, médicaments diathésiques, agissent en se substituant à d'autres éléments dans le corps. » Pour remplir une telle indication, l'eau de la *Dominique* sera donnée à raison de deux à six verrées par jour, suivant la tolérance du sujet et la gravité du mal, mais pendant un, deux ou trois mois, et quelquefois même davantage.

C'est donc de l'eau transportée qu'on fera le plus souvent usage dans les maladies diathésiques ou constitutionnelles, et comme pour le traitement sur place, l'expérience nous a enseigné que le meilleur mode d'emploi est de la prendre pure ; que si toutefois on voulait l'adoucir légèrement, il conviendrait d'y ajouter du sirop de miel ou de glycose, de préférence au sucre ordinaire qui a l'inconvénient de subir une légère décomposition au contact de l'acide sulfurique.

Comme de toutes les eaux quelles qu'elles soient, minérales ou non, l'abus qu'on ferait de celle de la source *Dominique* produit l'indigestion et par suite la diarrhée, ce qui oblige quelquefois de suspendre le traitement, nous le répétons à dessein. Il est donc prudent de commencer par une dose peu élevée, 2 à 3 verrées par jour, dose qu'on peut porter assez rapidement à 6 ou même 8 verrées, si la tolérance s'établit sans peine. On fractionne alors cette quantité, en en buvant une partie aux repas, mêlée au vin, et en prenant l'autre partie matin et soir. Enfin, pour compléter la liste des précautions à observer, il faut éviter, ajouterons-nous, d'ingérer une verrée ou une demi-verrée d'eau, avant que la dose absorbée antérieurement ne soit en quelque sorte digérée, c'est-à-dire, qu'il convient presque toujours de laisser 25 à 30 minutes d'intervalle, selon la susceptibilité stomacale, entre les quantités d'eau prises chaque fois.

Comme avant Vincent Raulin, l'eau de la source *Dominique* est toujours un agent thérapeutique très efficace dans les fièvres intermittentes et dans d'autres accidents morbides périodiques. Depuis ce médecin, elle a fait ses preuves dans le traitement de la chlorose, des anémies et de quelques névroses. Elle a été souvent d'une utilité incontestable dans les dermatoses non dépendant de l'arthritis, et dans les diathèses scrofuleuse, rachitique et tuberculeuse. Même dans les cachexies produites à la longue par ces lésions diverses, les médecins de Vals, au moyen de cette eau salutaire, ont maintefois, contre toute espérance, prolongé de quelques années la vie de malades tombés dans un état désespéré.

L'eau de la source *Dominique*, on en a pu juger par l'exposé clinique, succinct et sans doute incomplet, que nous venons de faire, est un médicament complexe et à coup sûr très énergique, qui pourrait, à lui seul, établir sur une base solide la réputation d'une station d'eau minérale. Recèle-t-elle d'autres vertus médicinales encore ignorées ? C'est ce qu'un prochain avenir nous apprendra, car en maints pays déjà, elle est l'objet d'études cliniques sérieuses, et il y a tout lieu d'espérer que son histoire commencée à l'épisode légendaire du pieux moine Dominicain, qu'elle a rappelé à la vie, et qui lui a laissé son nom, s'enrichira bientôt d'un faisceau compact de nouvelles observations pratiques, tout au profit de l'humanité.

CONCLUSION.

Dans ce livre, espèce de *vade-mecum* des eaux de Vals,
modeste recueil que nous soumettons à la bienveillante
attention du lecteur, nous avons cherché, comme nous
l'avions promis en commençant, à rappeler aux médecins
les ressources hydrothérapiques et minérales de notre
station. Pour ce faire, nous avons donné quelques observations cliniques à l'appui de notre manière de voir, tou-
chant les modifications physiologiques que les principes
fixes de nos eaux provoquent sur l'organisme.

La plupart, sinon l'unanimité des auteurs qui se sont occupés ou qui s'occupent encore d'hydrologie médicale, nous
ont paru incliner vers cette opinion : que les effets thérapeutiques d'une eau minérale naturelle se modifient en raison des affections auxquelles on l'oppose, ce qui revient à
dire qu'elle ne se comporte pas de même, si on veut combattre la chlorose ou la névralgie, qu'elle agit d'une façon
dans la goutte et d'une autre dans le catarrhe de vessie.

Cette opinion, malgré ses nombreux adhérents, ne nous
semble pas acceptable sans réserve, parce que selon nous
elle ne traduit pas sainement les faits tels qu'ils se passent
dans l'économie malade. M. Patissier, croyons-nous, n'écri-
rait plus aujourd'hui que tout modificateur va de préférence
aboutir à l'organe souffrant, et le célèbre Bordeu n'abuse-
rait sans doute plus de la métaphore, jusqu'à dire que les

eaux minérales (celles des Pyrénées) *frappent à toutes les portes.*

Comme tout autre médicament, chaque eau médicinale naturelle, est douée d'une action *spéciale* qui ne se plie pas, comme un artiste pourrait le faire, aux caprices ou aux besoins d'un client. Cette action reste invariable pour toutes les maladies, et exerce toujours la même influence, simple ou complexe, sur un appareil d'organes, dont elle rectifie la fonction. Cette rectification a pour résultat consécutif le redressement d'autres fonctions placées sous la dépendance de la première.

Chargez une pile électrique, condensez la vapeur dans une chaudière, retendez le ressort d'une horloge, par tous ces actes, vous communiquerez la force et le mouvement aux rouages secondaires de tout un appareil mécanique, même aux plus éloignés du foyer de la force et de la cause motrice.

Tel a été notre thème. Nous avons cherché à montrer que les eaux minérales, surtout celles de Vals, ne vont pas d'organe en organe colporter la guérison ; mais que leur rôle plus large, plus fécond, nous allions dire plus noble, est de redonner la vigueur au grand *tenseur* de la vie, au système nerveux, ce qui a pour conséquence immédiate de ramener à leur état normal les actes essentiels et solidaires organiques : la digestion, la sanguification et les sécrétions, s'il n'existe pas de dégénérescence de tissus trop profonde.

Dès ce moment, l'organe lésé reçoit sa part d'influx nerveux ; il tend à la guérison, mais non point, comme on l'insinue, parce que l'eau minérale se prête à tous rôles et se comporte avec cet organe tout autrement qu'avec un autre.

Quant aux actions *électives*, elles dérivent de l'intervention de substances différentes de celles qui produisent l'action spéciale ou générale. Ajoutez de la magnésie ou du fer à l'eau carbo-sodique, elle devient laxative ou éminemment reconstituante.

Encore une fois, l'action est modifiée en raison des substances minéralisatrices, mais non en raison des maladies. Comme l'arme du faucheur abat ce qui est devant elle, de même l'eau minérale, sans faire acte d'intellect qui ne saurait lui appartenir, court droit à son but : le redressement des grandes fonctions. Les guérisons locales en dérivent. •

Pour les eaux alcalines gazeuses, nous avons admis : 1° une action commune, qui a pour effet la stimulation du système nerveux, et, en conséquence, l'amélioration de la nùtrition, de la respiration et de la circulation, une plus grande activité des organes sécrétoires et des fonctions de la peau. Cette *action spéciale*, avons-nous dit, n'est variable que d'intensité, dans chacune de nos sources d'eaux alcalines : 2° nous avons admis secondairement des *actions électives*, résultant de principes autres que le bicarbonate de soude et l'acide carbonique libre, mais produites aussi par une grande différence de proportion dans ces éléments communs ; à ce double point de vue et en raison de leur influence variable sur l'économie, nous avons divisé les eaux carbosodiques de Vals en catégories, sous les trois chefs suivants :

1° Eaux toniques, reconstituantes, très minéralisées, et contenant en plus grande proportion les éléments stimulants et reconfortants. Les eaux des sources *Rigolette* et *Magdeleine* en sont les types.

2° Eaux laxatives, qui contiennent de la magnésie, et qui, par leur effet purgatif, agissent d'une manière tout opposée aux précédentes ; elles coulent des sources *Désirée* et *Précieuse*.

3° Enfin les eaux tempérantes et sédatives, dont nous avons donné pour type l'eau de la source *Saint-Jean* (car elle contient des atomes d'arsenic), forment la troisième catégorie et se distinguent par leur faible minéralisation.

Nous avons peut-être insisté un peu plus qu'on ne l'avait fait jusqu'ici, sur le contingent d'influence modificatrice apporté à nos eaux alcalines gazeuses, dans leurs effets thérapeutiques, par le gaz carbonique, agissant sur l'innervation pendant toute la durée de la cure thermale, comme une sorte de courant électrique, et nous avons ainsi montré la véritable raison des guérisons inespérées que l'on voit en peu de jours s'effectuer à Vals, par l'emploi des eaux alcalines gazeuses.

Nous avons tâché de coordonner les effets directs de ces dernières avec leurs effets consécutifs, en faisant voir que leurs substances médicinales, une fois absorbées, n'avaient pas uniquement, dans leur sphère d'activité, les organes avec lesquels elles étaient d'abord mises en contact, mais qu'avant tout elles allaient presque instantanément s'attaquer à la cause première de la plupart des maladies chroniques, c'est-à-dire aux altérations atoniques des centres nerveux ou de leurs ramifications. Or, pour établir ce fait important, nous avons prouvé que par l'usage de nos eaux alcalines, l'innervation générale étant réveillée, les digestions deviennent meilleures, le sang à son tour devient tempérant et plus réparateur. Ce n'est, en effet, qu'en ce sens que l'on peut considérer ce dernier comme le modérateur des nerfs, car il en provoque, au contraire, les aberrations, et en excite les désordres, quand il est vicié ou appauvri.

Enfin, avons-nous dit, en excitant les nerfs au travail, à la manière d'une pile de Volta, représentée dans nos eaux par l'acide carbonique, celles-ci redonnent au système musculaire, à celui de la vie organique comme à celui de la vie de relation, une nouvelle vigueur, ce qui est pour le médecin physiologiste le véritable premier pas d'acheminement vers l'état de santé.

Cette manière d'expliquer l'action des eaux alcalines gazeuses agrandit le cadre nosologique déjà si vaste, que nos honorables confrères ont assigné à la thérapeutique des eaux carbo-sodiques de Vals, et permet à l'induction de prévoir tout ce que l'on peut espérer en obtenir dans le traitement des névropathies, source de tant d'autres maladies.

Elle fait encore comprendre comment la plupart des affections chroniques attaquées par nos eaux dans leurs manifestations locales, après l'avoir été dans leur origine, ont fourni à Vals, comme nous le disions plus haut, des exemples de guérisons promptes, inespérées, et pour ainsi dire la résurrection soudaine des forces vitales et organiques.

Quant à l'eau de la source *Dominique*, ses propriétés *reconstituantes* et *anti-périodiques*, mises au jour par la cure célèbre du Dominicain, il y a près de trois siècles, ont été, depuis cette époque, bien souvent constatées et sont connues aujourd'hui de tous les médecins. Sans négliger le rappel de ses effets toniques, nous avons insisté particulièrement sur les qualités *altérantes* et *sédatives* qu'elle doit à son arséniate de fer.

Cette précieuse prérogative d'agir à la manière des altérants, fera, de l'eau sulfo-ferro-arsenicale de Vals, un agent thérapeutique d'autant plus employé, que les dermatoses et les maladies produites par la présence d'infusoires ultra-microscopiques, ou d'autres substances anormales dans le sang et les tissus, seront mieux connues, c'est-à-dire à mesure que les moyens d'investigation seront plus perfectionnés, et répondront mieux à la légitime curiosité de l'ardente et studieuse jeunesse que nous avons précédée.

Si notre tâche n'a pas été suffisamment remplie, si, comme nous le craignons, le lecteur a rencontré nombre de lacunes et de *desiderata*, qu'il veuille bien se souvenir que, plaçant un jalon sur la voie qui mènera un jour à la véritable théorie des effets thérapeutiques de nos eaux minérales, nous avons nous-même, pour d'autres plus habiles ou plus heureux, réservé le champ de l'avenir, et que nous n'avons pas commencé ce modeste travail par l'*Exegi monumentumære perennius* d'Horace.

NOTE GÉOLOGIQUE ET PALÉONTOLOGIQUE

SUR

VALS ET SES ENVIRONS

PAR

M. LE DOCTEUR JOURDAN,

Directeur du Muséum d'histoire naturelle et Doyen de la Faculté des sciences
de Lyon.

Notre collègue et ancien condisciple, M. le docteur Clermont, nous ayant exprimé le désir d'avoir de nous une note géologique et paléontologique sur Vals et ses environs, nous la lui avons transmise avec plaisir; mais l'objet de son livre étant presque exclusivement médical, nous l'avons faite très succincte. Ce sont de simples indications que nous donnons, pour montrer tout l'intérêt que peut offrir ce petit bassin si pittoresque.

Les principales couches géologiques s'y trouvent: elles reposent sur les terrains les plus anciens, et dans plusieurs endroits elles sont couvertes par des épanchements volcaniques.

On y peut étudier le gneiss plus ou moins granitoïde, le terrain houiller, les grès et les argiles du trias; le lias avec presque tous ses étages; quelques traces de la grande oolite, l'oxfordien très développé, le néocomien, et enfin quelques couches des tertiaires moyen et supérieur, couches altérées sur plusieurs points par des coulées basaltiques qui sont venues les recouvrir.

17

Nous y avons recueilli des restes de nos plus grands vertébrés fossiles. Ils y ont été enfouis à diverses époques,
depuis les dépôts triasiques jusqu'aux dernières éruptions
volcaniques. Les coquilles fossiles y abondent dans les
couches liasiques, jurassiques et néocomiennes. Les plantes
fossiles, peu communes déjà dans le terrain houiller, n'ont
laissé que des traces difficiles à trouver dans les argiles du
trias, mais elles sont abondantes dans de petits dépôts tertiaires, où elles s'accompagnent d'empreintes de poissons
bien conservées.

Les indications que nous allons donner comprendront successivement: la topographie du bassin avec ses différentes
altitudes; ses dispositions géologiques générales; ses terrains
primitifs; ses terrains de transition ou paléozoïques; les terrains secondaires qui s'y trouvent avec leurs principales formations; les terrains tertiaires moyens et supérieurs; les
terrains quaternaires, les terrains volcaniques, et les divers
soulèvements.

A la suite des indications de terrains, nous signalerons les
principaux fossiles qu'ils renferment, soit animaux, soit végétaux. Ces fossiles viendront témoigner des changements
de climats que le pays a éprouvés depuis les premiers âges de
notre terre.

TOPOGRAPHIE.

En quittant Aubenas, soit qu'on avance à l'ouest pour
arriver à Vals, ou qu'on regarde au nord, le long de la
chaîne des Coirons, on se trouve en face de plusieurs
groupes de montagnes amoncelés les uns sur les autres. Il y
a au premier aspect une espèce de confusion; cependant on
ne tarde pas à distinguer plusieurs lignes qui viennent
converger vers l'endroit où l'on se trouve. Plus au loin apparaissent d'autres lignes plus élevées encore, qui encadrent
une espèce de bassin quadrilatère. Ce bassin est arrêté au

nord par la chaîne des Coirons, au midi par les montagnes du Tanargue, et au couchant par la grande chaîne centrale qui sépare les eaux de la Méditerranée des eaux de l'Océan, et où prennent leur source successivement, du midi au nord, l'Allier, l'Ardèche et la Loire. Ce quadrilatère s'ouvre au levant et au midi par la **vallée** de l'Ardèche, au-dessous d'Aubenas, et s'y termine **par** toute l'étendue de la vallée de l'Auzon.

Cette région, si remarquable par la beauté et la variété de ses sites, circonscrite, comme on vient de le rappeler, comprend à peine sept cent cinquante kilomètres carrés.

Elle est découpée cependant par sept vallées principales, vallées encaissées et profondes, que dominent des chaînons montagneux de cinq à six cents mètres d'élévation au-dessus des petites rivières qui coulent à leurs pieds.

Trois dérivent de la **chaîne** centrale ; ce sont, du midi au nord, la vallée de l'**Alignon**, entre le Tanargue et les montagnes de Bozon ; la vallée de l'Ardèche, entre le Bozon et les montagnes de Thueyts ; la vallée de la Fontaulière, entre les sommets de Thueyts et ceux du Coulet.

C'est dans la vallée de l'Alignon, et dans une petite vallée latérale, celle de la Salindre, que se trouve le bassin houiller de Prades, le **seul** gisement de houille de la contrée. Dans sa partie supérieure, à son origine et jusqu'au dessous de Mayres, la vallée de l'Ardèche ne présente rien de bien remarquable, mais dans les environs de Thueyts se trouvent accumulés tous les accidents de terrain, et tous les sites sauvages et étranges des montagnes primitives qu'ont bouleversées et brisées les soulèvements et les déchirures des grandes éruptions volcaniques. La vallée de la Fontaulière est très accidentée : elle se compose en réalité de deux vallées secondaires, que séparent les montagnes de Montaigu, entre les bourgs de Montpezat et de Burzet. La vallée de la Bourges est bien **plus** découpée et bien plus pittoresque que la Fontaulière. Elle commence au mont de Champ-Raphaël, au nœud que forment les Coirons en s'embranchant sur la grande chaîne. A sa naissance, elle n'est séparée des gorges de Sainte-Eulalie, où filtrent les sources de la Loire, que par le sommet dit des Carmes, d'une altitude au-dessus de la mer de 1534 mètres. C'est seulement 17 mètres de moins que le Gerbier de Jonc, dont les Carmes semblent une dépendance, et qui compte 1551 mètres de hauteur.

Nos trois vallées de l'Alignon, de l'Ardèche et de la Fontaulière se réunissent près du Pont de Labaume, au-dessus de Nuigles ou Naigles, pour ne plus former qu'une seule vallée, celle de l'Ardèche. Cette rencontre des trois vallées est sans contredit ce qu'il y a de plus curieux, de plus instructif et aussi de plus saisissant dant tout le Vivarais. *Qui n'a pas vu les gorges du Pont de Labaume*, vous disent naïvement les habitants des lieux, *n'a rien vu.* Ce dicton populaire, malgré tout ce qu'il peut présenter d'ambitieux, est fondé ; en visitant cette belle contrée on ne peut s'empêcher de le trouver légitime. Aujourd'hui ce sont trois rivières qui s'y réunissent; dans des temps géologiques déjà anciens, ce furent trois courants de laves brûlantes qui vinrent s'y confondre. La chaussée basaltique de Labaume qu'ils ont formée en s'y confondant, est certainement une des plus belles que l'on connaisse. Ces trois grandes coulées de laves ont été vomies par le cratère de Thueyts à l'Ouest, par celui si élevé de la Gravenne plus au nord, et par celui tout à fait au sud, appelé la coupe de Jaujac, parce qu'il a conservé encore béante la bouche d'où s'est échappée la lave en fusion.

Les quatre vallées qui dérivent des Coirons sont celles de la Volane, du Sanaron, du Luol et de l'Auzon. Nos premières vallées descendaient de l'Ouest à l'Est, celles-ci descendent régulièrement du Nord au Sud.

La Volane, comme la Fontaulière, comprend plusieurs vallées secondaires; à Antraigues elle a une triple bifurcation, et sous Asperjoc, elle reçoit la Bezorgues. Ces vallées secondaires, ces vallons, ces gorges se trouvent renfermés entre deux chaînons montagneux: les montagnes du Coulet à l'ouest et la longue croupe de Genestelle au levant. Antraigues et la coupe d'Aizac se trouvent au milieu de cette région.

Le village d'Antraigues est bâti sur un rocher de basalte que trois rivières rongent à sa base, comme si elles le menaçaient de ruine : la Bise, le Mas et la Volane. La coulée basaltique qui supporte Antraigues, se continue jusqu'à mi-chemin de la route qui mène à Vals. Elle s'y présente sous la forme de prismes alignés les uns à côté des autres, comme des constructions architecturales. Cette remarquable coulée a été vomie par le beau cratère dit de la coupe d'Aizac, au couchant et au-dessus d'Antraigues. C'est de tous les cratères du Vivarais celui qui se détache le mieux des terrains environnants et qui est aussi le plus élevé. Il atteint 914 mètres d'altitude au-dessus du niveau de la mer.

La Volane se réunit à la Bezorgues, on vient de le dire, au-dessous d'Asperjoc. La Bezorgues a ses deux berges très élevées ; elle côtoie au couchant la montagne de la chapelle de Sainte-Marguerite, haute de neuf cent quatre-vingt-six mètres, et plus au nord celle de Juvinas, qui en compte mille soixante-trois. C'est dans la gorge de la Bezorgues, auprès du village de la Bastide, que se trouve la cascade du Ray-Pic, remarquable par son volume et l'élévation de sa chute.

La vallée du Sanaron est une des moins accidentées de toute la contrée. Elle est étroite, longue et encaissée entre les chaînons de Genestelle et du Bourlenc. Au point où elle se détache de la croupe des Coirons, se trouve le sommet trachytique et phonolitique le plus oriental et le plus rapproché du Rhône.

C'est le long du versant Est de la vallée du Luol que se développe la route nationale de Privas à Aubenas, après avoir franchi le col de l'Escrinet à une hauteur de 793 mètres et avoir laissé derrière ce col, au lieu dit du Charray, un dépôt tertiaire d'eau douce, qu'on exploite comme minière de tripoli et qui est riche en poissons et en plantes fossiles. C'est à l'extrémité supérieure de cette même vallée que se trouve le dernier sommet des Coirons, dépassant mille mètres d'altitude, la montagne de Gourdon qui compte mille soixante-sept mètres d'élévation. Au levant de l'Escrinet, les parties les plus hautes des Coirons dépassent rarement huit cents mètres. La vallée de Luol intéresse le géologue par la nature de ses terrains; c'est, de toutes nos vallées, celle où ils sont les plus variés et où ils renferment les fossiles les plus divers et les plus nombreux.

La dernière de nos vallées est celle de l'Auzon; elle limite notre bassin au levant. On ne trouve plus dans son sein d'anciennes formations géologiques; ce sont principalement les terrains secondaires et volcaniques qui constituent son sol, avec quelques traces de terrains tertiaires supérieurs, renfermant les débris de plusieurs grands quadrupèdes. Elle se bifurque à Saint-Germain, et par suite donne naissance à la Claduègne, qui touche à Villeneuve-de-Berg et au Pradel, ce domaine du père de l'agriculture française, l'une de nos plus grandes célébrités nationales, le vieil Olivier de Serres. C'est en remontant la vallée de la Claduègne qu'on rencontre les Balmes de Montbrul, *les Baumes du Mont-Brulé*. Ces désignations disent assez qu'il s'agit ici de grandes excavations volcaniques, comme autant de bouches latérales des anciens volcans, dont les déjections constituent les principaux massifs de cette partie des Coirons.

Au point de vue de ses altitudes, le bassin de Vals et d'Aubenas, présente une uniformité remarquable par la manière dont se comportent les différentes chaînes de montagnes qui s'y trouvent et qui constituent les vallées que l'on a signalées.

La chaîne séparative des eaux de la Méditerranée et de l'Océan a des altitudes qui varient à peine de 200 mètres, de 1,250 à 1,450 mètres. Toutes les chaînes secondaires qui s'en détachent s'abaissent les unes et les autres suivant une même proportion, et elles se terminent par des sommets de 500 à 700 mètres.

. Le bassin, pris dans son ensemble, est dominé au nord-ouest par le groupe élevé de Mezenc. Le Mezenc lui-même a une hauteur de 1,754 mètres. Les sommets qui l'entourent, et qui, ainsi que lui, constituent nos plus anciennes éruptions volcaniques, celles des Trachytes et des Phonolithes, présentent des altitudes moins élevées, mais qui cependant s'en rapprochent. Au nord, c'est le Chaudeyrolles de 1,258 mètres de haut; à l'ouest, le mont d'Alambre de 1,693 mètres; au sud-ouest, le rocher de Tourte de 1,536 mètres; au sud, les sommets de la Chartreuse de 1,525 mètres, et de Taupernas de 1,608 mètres; au sud-ouest, le *Suc* de Tourou de 1,391 mètres. On le répète, ces sommets ne sont pas basaltiques, mais ils sont tous composés de trachyte et de phonolithe.

Le point le plus bas du bassin est l'embouchure de l'Auzon, dans l'Ardèche, à un niveau de 158 mètres seulement. Le nivellement du pont d'Aubenas est de 221 mètres; celui de la Bégude de 241. Vals se trouve à 260 mètres environ au-dessus de la Méditerranée.

Cet ensemble de montagnes et de vallées, avec tous les accidents de terrains et les variétés de paysages et de sites qui les accompagnent, a toujours fait regarder cette partie du Vivarais comme une Suisse au centre de la France. Il est bien à désirer que notre Suisse trouve un historien digne d'elle, qui veuille bien faire connaître ses richesses de toute nature.

Faujas Saint-Fond, Giraud Soulavie, Arthur Young, Herschell fils, de Valgorge, Dalmas, Lyelle, Berzélius lui-même, nous ont entretenus de ses beautés, chacun à son point de vue : ce qui nous manque, c'est un ouvrage qui réunisse le tout. Il comptera certainement parmi les livres les plus instructifs et les plus intéressants.

DISPOSITIONS GÉOLOGIQUES GÉNÉRALES.

Notre contrée si pittoresque sous le rapport de sa topographie, est d'une grande simplicité dans ses dispositions géologiques générales. Une ligne qui descend du col de l'Escrinet sur les Coirons, pour venir passer près du Pont de

la Bégude, entre Vals et Aubenas, sépare ses principales formations. Au nord-ouest de cette ligne, du côté des grandes
montagnes, se trouvent les formations les plus anciennes,
les terrains primaires et les terrains de transition ou paléozoïques ; au sud-est de la même ligne, la région des collines
et des plateaux plus ou moins élevés, sont les principaux
terrains secondaires, depuis les Marnes irrisées du Trias,
jusqu'aux couches néocomiennes qui servent de base aux
terrains crayeux.

Les terrains volcaniques sont disséminés dans les deux régions, de chaque côté de la ligne que l'on vient d'indiquer :
mais ils ne s'y montrent pas de la même manière. Ils apparaissent sur un plus grand nombre de points dans la première;
dans la seconde, ils sont surtout concentrés en une grande
masse qui fait partie des Coirons.

Les terrains tertiaires n'y sont qu'à l'état rudimentaire.
Au sommet de la ligne séparative, au col de l'Escrinet, se
trouvent des couches tertiaires d'un âge moyen ou miocéni-
que. De chaque côté de la ligne, sous les coulées basaltiques,
près d'Asperjoc sur les bords de la Volane d'une part, près
de Mirabel dans la vallée de la Claduègne d'autre part, se
rencontrent des terrains meubles et sous-volcaniques, le plus
souvent avec peu d'épaisseur, dans lesquels ont été recueillis
des ossements de mammifères qui les classent parmi les tertiaires supérieurs.

TERRAINS PRIMAIRES.

Dans les époques les plus reculées, notre terre, après avoir
longtemps parcouru l'espace à l'état de fusion incandes-
cente, se recouvrit d'une pellicule durcie par le refroidissement. Cette première roche fut le gneiss, auquel se joignit
plus tard le micaschiste.

C'est ainsi que se solidifièrent les premières et par cela
même les plus anciennes couches de notre globe. Dès le

principe leur épaisseur fut peu considérable et la matière en fusion qui s'agitait au-dessous d'elles dut souvent les soulever, les briser, et dans plusieurs endroits s'enchevêtrer avec elles. Telle fut l'origine de nos premiers granits à grains fins, occupant quelquefois des surfaces assez grandes et semblant presque toujours alterner avec les gneiss ou se confondre avec eux.

Pendant que ces phénomènes avaient lieu, l'eau restait suspendue dans notre épaisse atmosphère, à l'état de vapeur et surtout à l'état vésiculaire, sous forme de brouillard et de nuage, comme elle reste de nos jours au-dessus des plaques métalliques incandescentes. Cet état de choses dura tant que les gneiss et les micaschistes conservèrent une température supérieure à 150 ou 130 degrés. Mais lorsque, par suite d'un refroidissement continu, cette température fut descendue à 100 degrés, l'eau devint liquide et une immense couche aqueuse enveloppa notre terre, excepté cependant quelques points, que des soulèvements dus à la matière en fusion sous-jacente, avaient portés à des niveaux élevés. Ces lieux se trouvèrent dès le principe au-dessus des eaux, et celles-ci, pour la plupart du moins, ne les ont jamais recouverts.

Telle a été l'origine de nos terrains primaires, c'est-à-dire de nos gneiss, dans lesquels sont intercalés des filons et souvent de petits massifs de granit : telle a été aussi l'origine de quelques micaschistes et de quelques paléochistes qu'on observe surtout à la base de nos montagnes. Ces roches constituent non seulement la chaîne centrale qui sépare les eaux de l'Océan do celles de la Méditerranée, mais aussi toutes les chaînes qui en découlent, les chaînes du Tanargue, du Bozon, de Thueyts, de Montaigu, du Coulet, de la Viole d'Antraigues, de Genestelle et du Bourlenc.

TERRAINS DE TRANSITION OU PALÉOZOÏQUES.

Nous avons cru trouver au-dessous de Prades quelques traces de schistes avec empreintes d'encrines, mais dont les caractères seraient tellement effacés par l'altération métamorphique, que nous n'oserions affirmer la réalité de la découverte. Des recherches ultérieures, au même endroit et dans d'autres lieux, pourront nous dire s'il y a aux environs de Vals des terrains dévoniens ou carbonifères.

On ne peut donc signaler comme terrain de transition que le terrain houiller.

Le bassin houiller de Prades et Jaujac est dirigé de l'est à l'ouest; sa longueur totale est de onze à douze kilomètres, sa plus grande largeur, au couchant de Prades, n'en compte que trois. Il est encaissé dans les gneiss veinés de granit et couvert de quelques parties de micaschiste. Il occupe à l'ouest une partie de la vallée de l'Alignon ; dans son milieu, toute la petite vallée de la Salindre, et plus au nord-est, il entre dans la vallée de l'Ardèche, dont il franchit la rivière pour se rapprocher de Vals.

Les couches de houille et de schistes houillers sont régulièrement disposées ; elles ne sont nullement contournées. Elles sont presque verticales et dirigées dans le sens de la longueur du bassin. Ce terrain houiller n'est pas très riche en plantes fossiles, et ces plantes semblent lui assigner le même âge qu'aux couches inférieures du bassin d'Alais, ou qu'au *millestone grit* des Anglais.

Bien que les plantes n'y soient pas très abondantes, on peut cependant y recueillir dans les fougères, les genres nevropteris, sephenopteris (rare) et pecopteris; dans les lycopodiacés quelques traces de Lépidodendron. On y trouve des échantillons de calamites, et parmi les gymnospermés inférieurs, des astérophyllites et quelques sigillaires.

Ces fossiles, excepté les nevropteris, les calamites et les astérophyllites, sont mal conservés ; ce qu'on peut attribuer à la faible consistance du schiste argilo-bitumineux qui les renferme.

TERRAINS SECONDAIRES.

Lorsque nous avons signalé les dispositions géologiques générales, nous avons rappelé qu'une ligne qui descend des Coirons soit du Col de l'Escrinet et vient passer près du pont de la Bégude, entre Vals et Aubenas, sépare les formations anciennes des formations secondaires. Ces dernières se trouvent au sud-est de la ligne séparative, où elles forment des plateaux et des collines arrondies, dont les plus élevées ne dépassent pas huit cents mètres au-dessus de la mer.

Les trois grandes divisions des terrains secondaires sont représentées dans notre petit bassin : le trias, les formations jurassiques et la base des terrains crayeux. Les couches qui les représentent sont disposées assez régulièrement par bandes parallèles à la ligne de séparation dont nous venons de parler, et naturellement, elles se présentent successivement suivant leur âge. Les plus anciennes touchent aux terrains primaires à l'ouest, et les plus récentes se rencontrent à l'est à la limite du bassin, où elles forment la berge sud orientale de la vallée de l'Auzon.

La route nationale nº 102, du Puy à Viviers, coupe ces bandes de terrains presque perpendiculairement à leur direction. Le voyageur qui suit le tronçon de cette route, depuis la Bégude jusqu'à Villeneuve de Berg, traverse chacune de ces bandes, et prend ainsi une idée rigoureusement exacte de leur largeur. De la Bégude aux abords d'Aubenas, il traverse les couches triasiques. D'Aubenas à Saint-Didier sur l'Ardèche, il marche sur le Lias. De Saint-Didier au Pont-sur-l'Auzon, au delà de Villedieu, il franchit successivement les divers étages de l'Oolite, principalement l'étage oxfordien qui est ici le plus puissant. Du pont de l'Auzon à Villeneuve de Berg, il parcourt le terrain néocomien dans ses parties principales. Une course de seize à dix-sept kilomètres, ou de trois à quatre heures de marche, lui fait connaitre tous nos terrains secondaires.

Du trias. — Les couches de grès et d'argiles qui reposent sur les terrains primaires, n'ont pas été regardées par tous les géologues comme triasiques. Plusieurs n'ont voulu voir en elles que des couches infra-liasiques. Des études plus attentives et souvent renouvelées sont parvenues à fixer les opinions : ce sont bien des couches triasiques. Dans le plus grand nombre des lieux, il y a trois formations superposées. Inférieurement, un grès très quartzeux, renfermant des fragments de roches anciennes et alternant souvent avec des couches plus fines d'un sable micacé rougeâtre, qui contient des débris de végétaux très altérés, parmi lesquels on reconnaît cependant des restes de l'*Equisitum columnare*. Au-dessus se trouvent des couches d'un calcaire dolomitique plus ou moins jaunâtre et plus ou moins altéré, ayant les plus grands rapports avec les Cargneules. Le trias se termine par une alternance d'argiles vertes, rouges, violettes, dans lesquelles sont intercalés des bancs de grès quelquefois assez puissants. Dans ces argiles, nous avons pu remarquer, bien rarement, de faibles empreintes des feuilles de *Voltzia.*

Au nord d'Ailhon, près du hameau du Crouzet, en remontant le ruisseau, nous avons trouvé, intercalées dans les grès, quelques ébauches d'empreintes de *Cheirotherium.* Ce sont ces mêmes empreintes que nous avons recueillies, très bien conservées, aux abords de Lyon, au hameau de Létra, commune de Saint-Didier, au Mont-d'Or ; et d'autre part, près de Sennecey-le-Grand, dans les carrières de Vanzelle-Nanton. Ces empreintes appartenaient à d'étranges animaux : c'étaient des espèces de crapauds géants, aux mains composées, comme celles de l'homme, de cinq doigts arrondis. Leurs pattes de derrière étaient plus épaisses et plus larges que nos pieds. Une structure particulière de leurs dents leur a valu le nom de famille de *labyrinthodons.* On a indiqué aussi dans ces mêmes grès quelques dents de poissons du genre *Saurichthys ;* nous n'avons pas su les retrouver, mais nous y avons recueilli quelques moules de *myophoria,* coquilles voisines des *trigonies.*

Du Lias. — Le terrain liasique a sa plus grande étendue entre Aubenas et Saint-Didier-sur-Ardèche. Il se présente aussi sous forme d'îlots à Mercuer, au sud de Vals et à Saint-Julien-du-Serre, plus à l'est entre les vallées du Sanaron et du Luol.

Les trois étages du Lias s'y trouvent, mais à des degrés de développement bien différents. L'étage inférieur ou infralias, le Sinémurien de D'Orbigny, est le plus développé. On peut y étudier : 1° le grès liasique inférieur ; 2° la couche à *Pecten lugdunensis,* renfermant d'autres fossiles remarquables, tels que le *Pentacrinus Euthymœi,* le *Diademopsis nuda,* l'*Hinnites velatus,* la *Lima nodulosa,* le *Pecten securis,* la *Cypricardia ceryota,* une *Nucula* indéterminée d'Aubenas, et le *Turbo Albinatii.* Parmi les animaux subarticulés, la *terebratula Psilonoti.* Dans les animaux articulés, un crustacé dont une moitié de carapace a été trouvée dans les carrières près d'Aubenas, le *Glyphæa liasina ;* 3° la couche à *Gryphea arcuata,* qui renferme en outre un très grand nombre de fossiles, dont les principaux sont, parmi les mollusques, le *Plagiostoma giganteum,* la *Venus antiqua,* le *Pecten lens,* des *Pholadomyia :* un *Nautilus,* les Ammonites *Bucklandi* et *multi costatus,* les Belemnites *sulcatus* et *elongatus.* Les subarticulés comptent les *Terebratula elongata, bullata* et *digona* et le *Spiriferina Walcotii.* Nous avons recueilli, il y a déjà bien longtemps, dans ces couches de la Gryphée arquée, une vertèbre caudale de l'*Ichthyosaurus communis* à Mercuer, et deux enfants ainsi qu'un fragment de côte du même reptile dans les carrières des environs d'Aubenas.

Les *Ichthyosaures* étaient de grands Sauriens ou Lézards aquatiques de six à huit mètres de long, dont la poitrine dépassait, par son volume, celle d'un taureau. Leur col était court et leur tête massive. Leurs nageoires pectorales ressemblaient à celles des Marsouins et des Baleines. Mais leur queue, par les cartilages élevés qui venaient se fixer sur ses vertèbres, prenait la forme d'une queue de poisson très développée dans le sens vertical. Ces reptiles énormes étaient carnassiers ; on a trouvé dans leurs squelettes fossiles, au lieu qu'occupaient l'estomac et les intestins, de nombreux débris de poissons. Leurs yeux étaient conformés comme ceux des oiseaux de proie. Ils étaient entourés de plaques osseuses qui pouvaient glisser latéralement les unes sur les autres, et allonger par cela même, ou raccourcir le globe oculaire. Ils pouvaient ainsi voir leur proie très distinctement, suivant besoin, soit de près, soit de loin.

Le Lias moyen, l'étage liasien proprement dit de d'Orbigny, n'est pas représenté par les marnes abondantes qu'on trouve dans d'autres localités ; il l'est par quelques couches minces d'un calcaire à pâte fine, calcaire argileux qui renferme, sur plusieurs points, des empreintes de poissons des genres *Lepidotus* et *Dapédius*,

Le Lias supérieur, l'étage Toarcien de d'Orbigny, est représenté par la couche à *Possidonies* souvent peu apparente et remplacée par un calcaire très bitumineux qui mérite d'être étudié avec soin.

Oolite ou terrain jurassique proprement dit.—Les terrains jurassiques comprennent dans leur ensemble trois groupes de terrains : Les inférieurs, les moyens et les supérieurs.

Les inférieurs offrent deux étages. Le plus ancien se compose d'une lumachelle de l'Oolite inférieure, de marnes et du calcaire à *Entroques*. C'est l'étage Bajocien de D'Orbigny. Le moins ancien est caractérisé par la grande Oolite, le calcaire à *polypier*, le calcaire à *bucardes* et *pholadomies*; c'est le Bathonien. Ces terrains jurassiques inférieurs sont très peu développés dans les environs de Vals et d'Aubenas; ils n'y sont représentés que par quelques couches minces de calcaire à *Fucoides* et par les calcaires à *Entroques* superposés aux couches liasiques.

Les groupes moyens sont de beaucoup les plus considérables ; leurs trois étages Callovien, Oxfordien et Corallien y sont représentés. Le Corallien est peu développé, on le trouve au mont Charray, recouvrant les principaux bancs de l'Oxfordien. Ce sont donc les deux étages Callovien et Oxfordien de D'Orbigny qui composent nos masses jurassiques. Nous indiquerons sommairement leurs formations en désignant leurs principaux fossiles, et nous commencerons par les plus inférieures.

Les couches calloviennes sont : 1° des marnes feuilletées ; 2° des marnes plus compactes ; 3° une alternance de marnes et de couches calcaires plus ou moins ferrugineuses. C'est dans de semblables couches qu'est exploité le minerai de fer de La Voulte.

Dans ces couches calloviennes ou oxfordiennes inférieures, on trouve parmi les spongiaires une *Eudée* et une *Lymnorée*. On y a indiqué deux genres de Foraminifères, des *Cristellaires* et des *Rotalies*. Les Moluscelles ou briozoaires y comptent des *Bérénices*, des *Diastopores* et des espèces d'*Eschares*. Les Mollusques y sont nombreux. Plusieurs s'y font remarquer comme passage des faunes anciennes, aux faunes plus nouvelles, tels que les *Tellines*, les *Corbis*, les *Limopsis*, les *Isoarcas*, les *Lithophages*, les *Pileolus*, les *Bullées* et les *Fusus*. Les Céphalopodes ont quelques genres qui commencent à se montrer, comme les *Ancyloceras* et *Toxocéras*. Il y a plusieurs *Ammonites* et deux *Nautiles*.

Dans les couches supérieures de notre Callovien, on trouve assez abondamment des mâchoires de Céphalopodes que les auteurs ne rapportent à aucun genre connu, mâchoires ou becs auxquels on a donné le nom de *Rhynchoteuthis*. On ne peut les rapporter avec certitude ni aux Ammonites, ni aux Nautiles parce que souvent dans les gisements où les Nautiles et les Ammonites abondent on ne trouve pas un seul de ces becs, tandis qu'on peut en trouver assez abondamment, comme cela a lieu pour notre bassin, dans des couches où les Ammonites et les Nautiles sont rares. Après une étude prolongée, on se trouve placé entre les deux hypothèses suivantes : Ou, ces becs-mâchoires appartiennent à un type d'organisation qui nous est entièrement inconnu ; ou bien, ils ont appartenu à des Céphalopodes Acétabulifères, c'est-à-dire avec ventouses portées sur leurs bras, comme les Poulpes, les Calmars et les Sèches ; ce que nous croyons fermement.

Les trois grandes classes de Subarticulés se rencontrent dans notre étage oxfordien inférieur ou callovien, avec leurs principaux genres de cette époque : les *Polypiers Zoanthaires* ; les *Echinodermes* ; les *Brachiopodes*.

Parmi les Zoanthaires, on en distingue qui sont apores, comme les *Isastrées* et les *Dendrastrées* ; d'autres sont perforés, comme les *Alvéopores*.

Les trois ordres de la classe des Echinodermes y sont représentés par des *Encrines*, des *Astérides* assez rares et des *Oursins*.

Dans les Brachiopodes, les *Térebratules* et les *Rhynchonelles* sont les plus nombreux. On y a trouvé une Lingule, la *Lingula Oxfordiana* de D'Orbigny.

Les fossiles de ce terrain qui ont provoqué de notre part le plus de recherches, sont des corps, aiguillons ou dents, recouverts d'une couche d'émail, creux à l'intérieur, à bords latéraux très tranchants sans dentelures, à sommet très aigu et très piquant, d'une longueur de deux à trois centimètres sur une largeur d'un demi-centimètre à la partie moyenne. Ces aiguillons ou dents sont un peu infléchis et ondulés dans leur longueur ; leur face intérieure est convexe avec deux petites pressions longitudinales vers les bords pour les rendre plus tranchants ; leur face extérieure est moins convexe et les rainures latérales sont plus marquées et plus profondes, ce qui achève de donner au tranchant des bords plus de force et plus de finesse.

M. Agassi, dans son ouvrage sur les poissons fossiles, tome III, page 298, pl. 37, a décrit ces fossiles. Il les considère comme des dents plus ou moins semblables à celles des Lamnies et des Odontapsis. Voici la description qu'il en donne :

« Lamna (*Sphénodus*) *longidens*, Agassis. »

« C'est une dent très allongée, verticale et mince. La fac
» interne est légèrement bombée. La face externe, qui ordi-
» nairement est plane dans les vraies Lamna, est légèrement
» convexe. Les bords sont excessivement tranchants et ac-
» compagnés d'une légère rainure parallèle, qui en diminue
» encore l'épaisseur. Souvent ces bords sont échancrés ou
» entamés d'une manière quelconque ; mais il ne faut pas
» prendre ces brisures accidentelles pour des crénelures.
» Toutes les dents que j'ai vues ont la forme ondulée, en ce
« sens qu'elles sont légèrement recourbées en dehors près
» de leur base et se replient ensuite en dedans. La pointe a
» de nouveau une tendance à revenir en avant. La racine
» n'est point conservée, et c'est ce qui nous empêche d'établir
» positivement le genre *Sphénodus*.
    » L'original de la figure 24 se trouve dans la collection de
» M. Thurmann, et provient des marnes oxfordiennes du
» mont Vohaye. »
    M. Agassis n'établit pas son genre *Sphénodus*, parce que,
ainsi qu'il le dit lui-même avec raison, il manque du caractère essentiel pour l'établir, il ne connaît pas la base de la
dent, il n'en connaît pas la racine. Cependant il en fait une
espèce de Lamna, et le place dans la famille des Requins ou
Squales.
    Plusieurs circonstances nous faisaient attacher à l'étude de
ces corps une importance exceptionnelle: 1° Ils ressemblaient autant à des aiguillons ou même à des dents de Raies
qu'à des dents de Squales ou Requins; 2° on ne les avait
jamais recueillis avec leurs racines, ce qui les laissait indé-
terminés: 3° nous avions trouvé ces mêmes corps dans les
contreforts des Alpes, entre autres dans les rochers qui supportent les fortifications de Sisteron. Leur présence dans ces
couches calcaires alpines nous avait fait déterminer ces couches comme oxfordiennes. Nous avions ainsi assigné à ces
corps une signification géologique importante, nous les

avions regardés comme caractéristiques de l'oxfordien. Par suite de toutes ces circonstances, nous avons persisté à les rechercher avec le plus grand soin, et nous sommes enfin parvenu à en trouver deux avec leurs racines; l'un à Saint-Didier sur l'Ardèche et l'autre dans les couches à minerai de fer de La Voulte. Le premier s'est brisé, il ne nous reste que des fragments imparfaits; le second est presque entier, sa racine surtout est complète.

Cette racine ou plutôt cette base de la dent est large et aplatie; elle représente une espèce de carré aux angles arrondis, allongé transversalement et dont un des côtés latéraux est moins étendu que l'autre. Les dimensions des côtés sont: côté antérieur quatorze millimètres, côté postérieur onze millimètres, côté interne huit millimètres, côté externe six millimètres. L'épaisseur de cette base sur laquelle s'élève la dent est de un à deux millimètres seulement. Ce n'est pas du centre que s'élève le noyau de la dent, son origine est plus rapprochée du bord externe. La dent est fortement couchée sur sa base, elle fait par rapport à cette base un angle inférieur à quarante-cinq degrés. Tout semble dire que cette dent, ainsi constituée par sa racine ou base, a appartenu au côté gauche d'une mâchoire inférieure. Par sa base, elle a tous les caractères des dents de quelques espèces équatoriales de l'ordre des *Raies*, et surtout de l'*Uraptère bouclée* du Brésil. Elle s'éloigne beaucoup des dents de l'ordre des *Squales*, dont les racines sont allongées en continuation de leur fût, ou bien sont élargies triangulairement, la partie antérieure du triangle étant fortement évidée. Dans tous les cas leur base n'est jamais large et aplatie, et la dent n'est jamais aussi fortement couchée sur cette base. Si M. Agassis eût connu la racine de nos dents fossiles, il n'en eût pas fait des dents du *Lamna longidens*, ni proposé son genre *Sphénodus*. Prises isolément sans leurs racines, il est bien vrai néanmoins que ces dents, par la disposition de l'émail sur le noyau, ont beaucoup d'affinités avec celles de plusieurs Squales.

L'animal auquel notre dent fossile aurait appartenu aurait-il présenté, comme le genre *Squaloraya* de Riley trouvé dans le Lias, des caractères à la fois de l'ordre des Raies et de l'ordre des Squales.

Depuis notre découverte des dents avec leurs racines et les études qui l'ont suivie, nous avons toujours désigné ces dents de l'oxfordien inférieur sous le nom générique de *Centrodon*, de Κεντρον aiguillon et de οδους, οδοντος dent.

L'oxfordien supérieur, l'étage oxfordien proprement dit de d'Orbigny, est très développé dans notre région. Il présente trois couches; une inférieure qui est la plus puissante composée d'un calcaire d'une couleur plus claire, presque blanchâtre, et une supérieure d'un calcaire grisâtre à couches un peu irrégulières et moins compact que l'inférieur.

Dans ces trois couches se trouvent les fossiles ordinaires de l'oxfordien ; des *Spongiaires* en petit nombre; des Bivalves et des Univalves, également clair-semées : un *Ancyloceras*, les *Ammonites Perarmatus, Backeriæ, Biplex* et *Coronatus*; les *Belemnites Hastatus, Sauvanensis* et *Coquandus*.

Il y a dans les deux étages oxfordiens, le kellovien et l'oxfordien proprement dit, des fossiles qu'on ne sait à quels animaux rapporter. Ces fossiles sont assez abondants dans les deux étages ; ce sont les *Aptychus* de Herman, de Meyer ou les *Trigonellites* de Parkinson. Ce sont des corps d'une composition en partie calcaire et en partie cornée. On en fait trois groupes, les *Cornei*, les *Imbricati* et les *Cellulosi*. Pour nous, les derniers seraient mieux appelés du nom de *Tubipori*, parce que, sur une première couche calcaire très mince se sont déposés perpendiculairement des tubes cornés dont l'orifice à la surface extérieure fait un pointillé de petites ouvertures.

Les zoólogistes et les paléontologistes sont loin d'être d'accord sur les ordres d'animaux auxquels ont appartenu les *Aptychus*. Scheuzer et Knorr les attribuaient à des *Cirrhipèdes* voisins des *Anatifes*, et M. Pictet, de Genève, partage aujourd'hui leur opinion. Schloteim et Eudes Deslongchamps les regardaient comme des valves de *Tellines* et de *Soléna-*

cées. Pour Voltz, c'étaient des opercules d'Ammonites. Pour MM. Herman de Meyer et Coquand, ce sont des osselets ou coquilles intérieures de mollusques nus.

Nous avons recueilli un grand nombre d'*Aptychus* dans toutes nos couches oxfordiennes, et nous y avons trouvé en même temps un grand nombre de ces mâchoires ou becs de Céphalopodes, dont nous avons parlé plus haut assez longuement. En les trouvant ainsi abondamment les uns et les autres, dans les mêmes couches, avec certaines harmonies dans les espèces, nous avons été amené naturellement à nous demander s'il était impossible que ces deux natures de corps, inconnus jusqu'ici quant à leur parenté, eussent appartenu aux mêmes animaux ; et s'il n'était pas probable que les *Aptychus* avaient été les osselets intérieurs et dorsaux des Céphalopodes porteurs des becs ou mâchoires.

Plus nos recherches se sont multipliées, plus cette idée de rapprochement de ces deux corps a fait des progrès et est devenue persistante.

Nous considérons aujourd'hui les divers genres et les diverses espèces d'*Aptychus*, comme ayant appartenu à des genres et des espèces de Céphalopodes Acétabulifères, voisins des Calmars et surtout des Seiches, et porteurs des becs ou mâchoires nommés *Rhynchoteuthis*. Nous donnons aux uns et aux autres réunis, pour nom de famille, celui d'*Aptychoteuthis*.

Ce n'est pas seulement parce qu'on les trouve dans les mêmes couches et dans une certaine proportion de nombre, et une certaine harmonie d'espèce, que nous réunissons ces deux natures de corps. C'est encore parce que les *Aptychus*, excepté leur séparation en deux valves, ont plusieurs rapports d'organisation et de dispositions extérieures avec les osselets dorsaux d'Acétabulifères voisins ; tels, entre autres, que les osselets dorsaux du *Teudopsis Bollensis*, du *Beloteuthis Costata* et du *Belemnosepia flexuosa*. Ces trois genres auraient précédé le plus grand nombre des *Aptychoteuthis*; tous les trois appartiennent au lias supérieur.

Terrains de la craie, étage inférieur ou Néocomien.— Nous avons dit que le voyageur qui suivait la route nationale, n° 102, du Puy-en-Velay, à Viviers, parcourait la largeur de la zone néocomienne, depuis le pont de l'Auzon, sous Villedieu, jusqu'à Villeneuve-de-Berg, la limite sud-est de notre petit bassin.

Le terrain néocomien remplit la plus grande partie de la vallée de l'Auzon, et en constitue la berge sud-orientale. Il se compose de quatre séries de couches.

La première série comprend un calcaire considérable exploité sur plusieurs points, comme pierre de taille; des couches y sont nombreuses et très-régulières. On y trouve le *Cidaris coronata;* des *Spatangues;* des *Peignes;* pour la première fois des *Strombes* et des *Pyrules;* cinq ou six *Ammonites;* un *Crioceras* et un dernier *Toxoceras;* trois *Belemnites,* l'*Extinctorius,* le *Blainvillii* et l'*Honoratianus;* des *Aptychus* et des *Rynchoteuthis;* plusieurs terebratules. Aux couches de calcaire compacte sont superposées des marnes feuilletées, où se trouvent plusieurs fossiles animaux ainsi que quelques espèces de plantes.

La deuxième série néocomienne se compose presque exclusivement de marnes compactes et à bancs épais, qui renferment quelquefois de grandes espèces d'ammonites.

Un grand nombre de petites couches d'un calcaire marneux, gris bleuâtre constitue la troisième série, dans laquelle sont déposés des fossiles nombreux : des polypiers, des echinodermes, surtout le *Spantagus retusus,* plusieurs *Cidaris* et un *Hémicidaris.* Parmi les briozoaires, des *Tubulipores,* des *Apseudesies* et des *Spiropores ;* des bivalves appartenant aux genres *Hinnites, Exogyra; Plicatula, Gervillia, Pinna, Mytilus, Venus, Psammobia, Panopea et Teredina ;* parmi les univalves, des *Dentales,* des *Vermets,* des *Delphinules,* des *Ancyloceras;* des *Belemnites* et des *Rhynchoteuthis* accompagnés d'*Aptychus.*

Le calcaire à *chama ammonia* forme le quatrième étage néocomien et couvre les autres. Il correspond au terrain Urgonien de d'Orbigny. Ce calcaire supérieur renferme des foraminifères et des briozoaires ; les madrépores y sont assez nombreux ainsi que les coquilles bivalves.

TERRAINS TERTIAIRES.

Les terrains tertiaires comprennent sept étages, répartis en trois groupes. Chacun de ces sept étages est caractérisé par la dépouille fossile d'un ou de plusieurs grands mammifères ; et les groupes qu'ils forment sont désignés par leur ordre de superposition.

Tertiaires inférieurs. — Le premier étage des terrains tertiaires repose sur les couches crayeuses ou leurs représentants ; il se nomme *Hypéocène.* On y trouve le *Coryphodon* le plus ancien de nos pachydermes. L'*Eocène* proprement dit, placé au-dessus, renferme les débris des *Lophiodons..* C'est plus haut dans l'Epiocène que se trouvent les *Paléotheriums* et les *Anoplotheriums.* Ces trois premiers étages des terrains tertiaires ne paraissent pas avoir de représentant dans notre bassin de Vals et d'Aubenas ; mais on les trouve un peu plus au midi, sur les confins du département de l'Ardèche et du département du Gard, aux environs de Barjac.

Tertiaires moyens. — Deux étages composent ce second groupe : le *Mésocène* et le *Miocène.* Les terrains mésocéniques, qui sont les inférieurs, se font remarquer par les restes des *Anthracotheriums*; des *Amphytragulus,* et des derniers *Crocodiles* qui aient vécu dans nos contrées. Ils sont peu développés dans notre bassin. Ce n'est que vers ses confins nord-est qu'on en trouve quelques formations déposées dans de petits lacs anciennement creusés sur le plateau des Coirons; au Mont-Charray, à Pourchères, à Cresseilles et à Roche Sauve. Ce sont des couches assez minces d'une silice farineuse servant de tripoli.

Ces couches sont remplies de débris de végétaux dont plusieurs se retrouvent dans le gisement bien connu de Ménat en Auvergne.

Les plantes Apétales y donnent le *Liquidambar europeum*. Elles donnent dans la famille des Salicinéées ; les *Populus glandulifera, grosso-dentata, attenuata* et *basalmoïdes* ; le *Salix media*. Dans les Cupilifères, le *Carpinus grandis*, le *Corylus grosse-dentata*, le *Quercus argute-serrata*, le *Quercus Charpentieri*. Les Ulmacées n'offrent que le genre et l'espèce *Planera ungeri*, qui ressemble beaucoup au Fa-gus-dentata. Il y a dans les Morées, deux Ficus, le *Lancéolata* ou le *Morloti* et un *Cinamomum retusum*.

Les Monopétales n'y comptent qu'un seul genre de la famille des Ebénacées, le *Diospyros brachysepala*.

Ces dépôts foliacés sont plus riches en Polypétales : on y trouve un *Eucalyptus oceanica*, de la famille des Myrtiflo-rées ; deux Acérinées, l'*Acer trilobatum* et le *Sapindus falcifolius* : Les Juglandées y sont représentées par le *Pté-rocarya Denticulata*.

Nous n'indiquons ici que les plantes principales ; pour donner une idée plus complète de cette flore fossile, nous aurions besoin d'étudier de nouveau les gisements que nous avons désignés et d'y faire une plus ample moisson.

Ce que l'on peut dire avec les éléments que l'on possède, c'est que l'ensemble de ces plantes fossiles indique qu'à l'époque où elles vivaient, le climat de notre petit bassin était plus chaud que le climat actuel des côtes de la Provence.

Plusieurs de ces plantes fossiles, ont aujourd'hui leurs semblables dans le midi de l'Amérique du nord, dans le nord de l'Afrique, dans l'Inde et au Japon.

Les débris animaux sont rares dans nos dépôts d'eau douce du Mésocène ; et ils ne s'y trouvent que par places isolées, tandis que les végétaux y sont répartis presque partout d'une manière assez régulière.

Deux genres de poissons y vivaient, les *Smerdis* et les *Leuciscus*. Les Smerdis se rapprochaient des petites perches ; tandis que les Leuciscus appartiennent à la famille des Cy-prins.

On y a trouvé quelques fragments de tortues et des ossements d'oiseaux qui paraissent avoir appartenu les uns à un
Courlis, les autres à un *Harle*.

Les ossements des mammifères y sont très rares; on ne
pourrait citer jusqu'à présent, et encore avec doute, que des
restes de *Rongeurs* et d'*Amphytragulus*. Les Amphytragulus
étaient de petits ruminants voisins du Chevrotain portemusc,
qui habite aujourd'hui sur les plateaux de l'Asie centrale.

Ces terrains d'eau douce assez anciens, qui se trouvent,
comme on vient de le dire, sur la berge nord-est de notre
bassin, dans les anfractuosités et les collines du massif des
Coirons, n'ont pas été suffisamment étudiés. Ils seront, pour
celui qui pourra y consarer du temps, une source de découvertes, surtout en plantes fossiles.

On a plusieurs fois mentionné les couches mésocéniques
dont nous venons d'indiquer les fossiles, comme des calcaires d'eau douce : c'est là une grande erreur, qui n'a pu
provenir que d'une étude beaucoup trop incomplète. Ce ne
sont pas des couches calcaires, mais bien des *couches exclusivement siliceuses et exclusivement composées de
carapaces de végétaux microscopiques dits infusoires
fossiles.* Ces couches, d'un blanc assez pur et douces au toucher, ne donnent aucune effervescence par l'acide nitrique.
Plongées dans l'eau, elles surnagent jusqu'à ce qu'elles
aient absorbé une quantité d'eau assez considérable. Cette
absorption se fait rapidement. Il en est de même dans les
acides nitrique, sulfurique et chlorhydrique.

Les couches siliceuses que nous avons étudiées au point
de vue des carapaces de végétaux microscopiques dont elles
se composent, sont celles du Mont Charray, près du col de
l'Escrinet. Nous y avons trouvé très abondamment la *Gal-
lionella distans* ; abondamment une espèce d'*Arthrodesmus*
ou de *Dictyocha*, ainsi que les *Navicula gracilis*, *glans* et
trinodis ; assez abondamment les genres *Pyxidicula* et
Eunotia. Dans une proportion bien plus faible les genres
Cocconeis, *Gomphonema*, *Cocconema*, *Achnanthes*, *Fra-
gillaria*, *Actynocyclus*.

Les carapaces de ces divers végétaux microscopiques ont été décrites par le célèbre physiologiste de Berlin, M. Ehrenberg, comme ayant appartenu à des animaux infusoires de la famille des Bacillariées. Pour la plupart des autres physiologistes et pour nous, elles ont été les enveloppes de végétaux. Ces carapaces sont le plus souvent infiniment petites ; leur longueur moyenne varie d'un quatre-vingtième à un centième de ligne. Il y a des Gallionelles, comme la ferrugineuse, qui descendent à une petitesse telle, qu'elles n'occupent pour longueur que le trois-millième d'une ligne. La Gallionelle distante, qui est la plus nombreuse dans nos couches, varie en étendue d'un trois-centième à un six-centième de ligne. C'est par centaines de millions qu'on compte les carapaces contenues dans un centimètre cube de notre roche siliceuse.

Dès le début, en signalant cette formation, nous avons employé le mot de *tripoli*. C'est, en effet, un tripoli de très bonne nature, plus doux et plus fin que celui de Ménat. Il peut, par suite de ces deux qualités, donner un poli plus beau sans altérer autant les corps pour lesquels on l'emploierait. Nous l'avons déjà dit, il est d'un blanc assez pur ; plus que tout autre, il aurait mérité le nom de farine fossile. Nous nous sommes toujours étonné que l'industrie n'en fît pas un plus grand grand usage ; il serait si facile de l'exploiter en carrière, et par cela même il coûterait si peu. On ne l'emploie pas, parce qu'il n'est pas assez connu.

L'étage supérieur du groupe moyen des terrains tertiaires, ou le *Miocène*, ne se montre pas d'une manière assez précise dans le bassin de Vals et d'Aubenas pour qu'on pense devoir le signaler. Il a bien dans le bas du bassin quelques traces de molasse marine et d'argile d'eau douce paraissant appartenir à cet étage, mais le peu de fossiles qu'on y trouve et les études très incomplètes faites à cet égard ne permettent pas d'en donner une indication même sommaire. C'est à cet étage qu'appartiennent les *Dinotheriums* qui comptent parmi les plus anciens animaux de l'ordre des éléphants ; les *Anchitheriums* et les *Hippotheriums* qui ont précédé nos chevaux et les *Rhizoprions* dont les dents se rapprochaient de celles des phoques et qui par leurs évents appartenaient à la famille des souffleurs ou des véritables Cétacés. Tous les restes de ces animaux se rencontrent vers l'autre rive du Rhône, où le Miocène est développé sur un grand nombre de points, depuis et au-dessus de Lyon, presque jusqu'à l'embouchure du fleuve dans la Méditerranée.

Tertiaires supérieurs. — Ce groupe de terrains qui terminent les étages tertiaires, en comprend deux ; le *Pliocène* et le *Néocène.* Les couches pliocéniques, lorsque les séries sont complètes, reposent immédiatement sur les dernières formations du Miocène, et elles sont représentées, tantôt par des formations d'eau douce, tantôt par des formations marines.

Les *formations marines* se rencontrent dans le département de l'Ardèche au nord-est de notre bassin, près de l'ouverture de plusieurs petites vallées dans celles du Rhône ; telles que celles de la Payre au-dessous de Chomérac, de l'Ouvèze près du Pouzin, et de l'Erieux à St-Laurent-du-Pape et à Beaucastel. Dans ces dernières localités, ce sont des argiles bleues ou grisâtres qui constituent la formation marine du Pliocène. Ces argiles renferment des fossiles assez nombreux et bien conservés. Les Foraminifères y comptent les genres *Triloculine, Globigérine, Globuline et Textulaire.* Pour recueillir ces Foraminifères microscopiques, on délaye dans de l'eau les petites couches sablonneuses intercallées dans l'argile ; on passe à travers un linge ou un tamis fin, et l'on fait à la loupe le triage de ce qui est resté sur le tamis. Les Briozoaires y sont représentés par les *Eschares,* les *Rétépores,* et les *Cellépores,* les Mollusques bivalves, par les *Huîtres,* les *Peignes,* les *Vénus* et les *Cardites* ; les Univalves, par les grandes *Dentales,* les *Patelles,* les *Natices,* les *Troques* et surtout par les *Turritelles.* On y trouve les trois classes de Subarticulés, les Anthozoaires, les Echinodermes ; et les Brachiopodes. Les *Turbinolies,* les *Dendrophyllies* et les *Astrées,* rappellent les Anthozoaires, les *Echinolampes,* les *Oursins* et les *Clypéastres* représentent les Echinodermes ; et les Brachiopodes y montrent les

Thérébratulines et les *Thérébratules.* On y recueille aussi des *Balanes* et même des valves d'*Anatifes.* Les crustacés Décapodes y ont laissé des empreintes et quelques débris de *Platygarcins* et de *Grapses.*

Ce sont principalement *les couches d'eau douce et de détritus terrestres* qui constituent nos formations du Pliocène. Elles existent dans plusieurs endroits, mais elles ne se sont montrées que sur deux d'entre eux avec les ossements fossiles qui servent à les caractériser ; on pourrait même ajouter qu'un seul des deux gisements a donné de beaux restes des principaux mammifères qui vivaient aux époques Pliocéniques. Nos deux gisements reconnus jusqu'à ce jour occupent, le premier le milieu de la vallée de la Volane, entre Vals et Antraigues, et le second, qui est beaucoup plus important, la berge nord-ouest de la vallée secondaire de la Claduègne, bifurcation de la vallée principale de l'Auzon, sur le territoire des communes de Mirabel et de Darbres.

Dans la vallée de la Volane, à peu près sous la parallèle d'Asperjoc, de chaque côté de la route, on a trouvé, sous les bords de la belle coulée basaltique, des débris osseux peu considérables, mais d'une détermination facile, parce qu'il y avait au milieu d'eux quelques fragments de dent. Ces débris d'ossements avaient appartenu, les uns à un *Tapir*, d'autres à un *Rongeur*, quelques autres encore à un ruminant de la famille des cerfs.

Le gisement pliocénique de Mirabel, près Villeneuve-de-Berg, a donné des ossements fossiles, dont la découverte a eu dans la science un assez grand retentissement. On s'en est préoccupé à cause des espèces animales auxquelles ils appartenaient, et à cause de leur position sous-jacente aux coulées basaltiques, qui, sur ce point, couvrent le plateau des Coirons et les chaînons qui s'en détachent. Ces ossements fossiles ont fait dans notre bassin, comme de l'autre côté de la montagne aux environs du Puy : ils ont servi à établir l'époque géologique où s'étaient produites nos grandes éruptions basaltiques.

Les ossements trouvés à Mirabel ont été assez nombreux et

considérables. Il paraît que le squelette à peu près entier d'un *Mastodonte* a été mis à jour ; malheureusement ces beaux restes ont été dispersés, nous n'avons pu avoir entre les mains que des fragments d'humérus et de fémur et une magnifique dent, une sixième molaire inférieure gauche, dont l'original est aujourd'hui à Paris. La longueur de cette dent est de vingt-cinq centimètres, sa hauteur vers sa racine antérieure de douze centimètres, et la largeur moyenne de sa couronne de dix environ. Cette couronne offre six rangées complètes de gros mamelons, dont plusieurs sont excavés par l'usure. Mais nous reviendrons plus loin sur les Mastodontes. Nous devons nous hâter de dire qu'il a été trouvé dans ce gisement six genres de mammifères, les genres *Histrycotherium, Cerf, Cheval, Tapir, Mastodonte* et *Machaïrodus*. Nous dirons quelques mots de chacun de ces genres de mammifères fossiles, tous caractéristiques de l'époque où se sont déposées les couches du Pliocène.

L'*Histrycotherium* a été découvert par l'abbé Croizet, dans les couches sous-volcaniques des environs d'Issoire ; c'était un porc-épic de l'époque. Les porcs-épics habitent aujourd'hui les parties les plus méridionales de l'Italie, la Grèce, la Palestine, l'Inde et le Sénégal. Nos restes fossiles annoncent des porcs-épics de plus grande taille.

Les débris de *cerfs* trouvés à Mirabel semblent indiquer deux espèces, qui auraient eu beaucoup de rapport avec celles que nous avons recueillies à Vialette, près du Puy en Velay ; l'une avait la taille du chevreuil et l'autre celle de l'axis.

L'*Equus antiquus*, dont nous avons trouvé les restes dans plusieurs gisements du Pliocène, mais toujours en petite quantité, ne s'est révélé jusqu'à présent, à Mirabel, que par un seul canon de devant ou métacarpien, et quelques parties d'un fémur. C'est le premier cheval à un seul sabot, par conséquent le premier *solipède* qui se soit montré à la surface de notre terre.

La famille des Equidés fossiles comprend deux tribus : les Tridactyles, à trois sabots à chaque pied, et les Monodactyles, ou à un seul sabot. Les Tridactyles, dans les temps géologiques, ont précédé les Monodactyles. Les premiers comprennent quatre genres, qui sont dans leur ordre d'apparition : les Paléothériums, les Anchithériums, les Hippothériums et les Hipparions. Les seconds ou les solipèdes véritables ne sont représentés que par deux genres : les Paléhippus et les Equus.

Notre Equus Antiquus appartient au genre Paléhippus ; il diffère des chevaux ordinaires par ses dents, dont l'émail est moins festonné ; sa taille était moyenne et ses formes assez trapues. Nous l'avons recueilli sur plusieurs autres points, principalement sur le versant occidental de la chaîne centrale qui sépare notre bassin de celui de la Loire supérieure et de l'Allier. Nous l'avons trouvé aussi dans la Haute-Saône, à Autrey, aux environs de Gray ; et sur les collines qui dominent Marseille au-dessous de la Viste.

Aujourd'hui il n'y a de *tapirs* vivants que dans les régions équatoriales. En Orient, ils vivent sous l'équateur même, à l'extrémité de la presqu'île de Malacca et dans les grandes îles de Sumatra et de Bornéo. En Amérique, ils habitent sur les bords de l'Orénoque, de l'Amazone, de San-Francisco et du Parana, par conséquent, depuis le golfe des Antilles jusqu'au Paraguay. Ce sont ainsi essentiellement des animaux des régions les plus chaudes.

Nous avons trouvé à Mirabel trois dents de tapir, dont deux de la mâchoire inférieure et quelques fragments de vertèbres et d'os des membres. Ces restes fossiles semblent par leurs caractères, intermédiaires entre les deux espèces d'Amérique et l'espèce unique des grandes îles de l'Asie méridionale.

Dans nos recherches aux environs du Puy, de Brioude et d'Issoire, nous en avons recueilli abondamment, surtout à Vialette ; et nous les avons recueillis dans les mêmes conditions de gisement qu'à Mirabel, c'est-à-dire dans des couches sous-volcaniques, et au milieu de couches composées de débris d'éruption. A l'époque pliocénique, le *Tapir*, retiré aujourd'hui sous l'équateur, a vécu sur une grande surface de notre pays. C'est ainsi que nous avons aussi reconnu ses restes, dans toute l'étendue du bassin du Rhône ; à Autrey et à Arc, près de Gray ; à Fauvernay, près de Dijon ; à Lucenay, près de Lyon ; aux environs de la Tour-du-Pin ; sous la Viste, au-dessus de Marseille, et sous la citadelle de Montpellier.

Nous venons de signaler la belle dent de *Mastodon dissimilis* recueillie à Mirabel où elle faisait partie d'un squelette entier. Il y avait avec elle plusieurs fragments de dents d'une autre espèce de Mastodonte, le *Mastodon Borsoni*, que nous croyons la même espèce que le grand Mastodonte de l'Ohio, le *Mastodon Giganteum*, de Cuvier, le *Mammouth Ohioticum*, de Blumembach. Si ces grands animaux sont de la même espèce, il y a cependant cette différence importante, qu'en France, ils ont vécu à l'époque des formations du Pliocène, tandis qu'en Amérique, ils ont vécu à l'époque des alluvions relativement assez récentes, alluvions dans lesquelles leurs ossements sont ensevelis avec ceux des Bisons. C'est par suite de leur grande taille et de l'enfouissement commun de leurs ossements avec ceux des bisons, que les habitants de la Louisiane et du sud du Canada, les désignent sous le nom de *Père aux Bœufs*.

Les Mastodontes *Dissimilis* et *Borsoni* étaient très répandus dans notre bassin du Rhône, dans la Haute-Loire, le Puy-de-Dôme et l'Allier ; nous en comptons plus de quarante gisements. Le plus grand par sa taille était le Borsoni : nous en possédons un fémur qui a un mètre trente-trois centimètres de long. Cette dimension établit proportionnellement que l'animal doit avoir au garrot, soit du sol jusqu'au-dessus des épaules, près de douze pieds de hauteur ou près de quatre mètres. Nous avons trouvé à Vialette, près du Puy-en-Velay, par conséquent à l'ouest des montagnes qui limitent notre bassin, des ossements d'une taille plus grande encore, entre autres, un des os du pied de devant qui a plus de cinq fois le volume du même os d'un Eléphant ordinaire de l'Inde. Cet os, l'*unciforme droit*, a appartenu à un Mastodonte Borsoni qui avait plus de treize pieds, soit quatre mètres ving-cinq centimètres de hauteur au garrot, par conséquent non compris le cou et la tête.

Vers sa face interne, notre unciforme de l'Eléphant de l'Inde a en avant sept centimètres et en arrière huit centimètres neuf millimètres de hauteur. Notre unciforme du *Mastodonte Borsoni* de Vialette, a en avant onze centimètres de hauteur et treize centimètres neuf millimètres en arrière. Le volume des deux os a été mesuré comparativement et par la méthode la plus rigoureureuse, par la quantité d'eau qu'ils ont déplacée. L'unciforme de l'Eléphant a donné un volume de vingt-trois centilitres et celui du mastodonte *Borsoni*, un volume de cent vingt-huit centilitres, par conséquent un volume cinq fois et demi plus considérable. Ces études comparatives démontrent d'une manière bien évidente la taille gigantesque de notre animal fossile.

Il est sans doute inutile de rappeler que les Mastodontes, appartenaient, ainsi que les Dinothériums, à l'ordre des Eléphants ou des Proboscidiens, les animaux à trompe.

En même temps que les animaux que nous venons de signaler, on rencontre à Mirabel quelques débris de puissants carnassiers, espèces de *Tigre* ou de *Lynx* portant à la mâchoire supérieure de grandes canines aplaties, tranchantes, aux bords très acérés par de fines dentures comme celle des dents de plusieurs grandes espèces de Requins. Ces dents singulières faisaient saillie hors de la bouche et dépassaient la mâchoire inférieure qui, à l'état de repos, se trouvait enchassée entre elles. C'est cette forme et cette longueur de leurs canines qui ont fait donner à ces animaux le nom de *Machaïrodus, dent en forme de sabre*. Malgré la singurité de cette organisation, nous n'avons pas été surpris d'en trouver quelques traces à Mirabel, dès qu'on y trouvait les Mastodontes, le Tapir et l'Equus antiquus. Dans plusieurs gisements nous avions déjà trouvé le Machaïrodus réuni à ces animaux.

Sous les couches volcaniques du Pliocène et au milieu des débris volcaniques eux-mêmes, il n'est pas rare de rencontrer des *végétaux* plus ou moins à l'état charbonneux. Nous en avons recueilli sous les coulées basaltiques d'Antraigues, et nous en possédons qui ont été trouvés sur le flanc opposé du Mezenc, au hameau de Crouziols, commune de Monastier, entre Freycenet-Latour et Freycenet-Lacuche, dans une bifurcation de la vallée de la Gazelle. Dans cette localité les débris de végétaux sont assez abondants pour constituer des espèces de Lignites qu'on a voulu exploiter.

Le septième et dernier étage de nos terrains tertiaires, le second étage et le plus récent du groupe supérieur, le *Néocène*, n'a laissé des dépôts que dans la partie la plus orientale du bassin et dans le fond des vallées. Ils n'ont pas été suffisamment étudiés. On nous a indiqué une dent d'*Elephas antiquus* comme ayant été trouvée près de Vogüé, en amont de l'embouchure de l'Auzon dans l'Ardèche ; on l'aurait trouvée dans une fente ou dépression du calcaire oxfordien.

TERRAINS QUATERNAIRES

L'étude des terrains quaternaires a pris dans ces dernières années une grande importance, parce que c'est durant la formation de ces terrains que le genre humain s'est développé à la surface de la terre.

Les formations de ces terrains sont réunies en trois groupes correspondant à des temps successifs d'une grande durée ; les *temps Anthropocéniques*, ceux de l'origine de l'Homme ; les *temps Légendaires*, durant lesquels les divers peuples, même les plus anciens, n'ont point eu d'histoire, et ne se sont transmis les souvenirs de leur existence que par des légendes ; les *temps Historiques*, qui comptent depuis les histoires des peuples écrites régulièrement et sans interruption.

Les formations du *premier groupe* comprennent les Alluvions anciennes ; les dépôts de Lœss ou Lhem rougeâtre et argileux ; les dépôts avec ossements dans les grottes et les fentes de carrières ; les dépôts de gravier et de cailloux dans les vallées. A l'époque de ces formations, en même temps que l'Homme commençait à habiter la terre, vivaient encore à sa surface dans nos pays, des Eléphants, des Rhinocéros, de grands carnassiers, ayant le corps du Lion et une partie de l'agilité du Tigre ; des ours d'une grande taille habitant les cavernes, et enfin des chevaux et même des rennes, aujourd'hui relégués dans le nord de l'Europe et de l'Asie.

C'est au début des formations du *deuxième groupe* qu'ont été disséminées, sur plusieurs points de nos contrées, des preuves incontestables de l'existence de l'homme, des instruments d'un service journalier et des armes en silex, en os et autres matières dures. Tout fait croire que vers la fin de cette période, qui n'a fait que précéder immédiatement la nôtre, des instruments et des armes en bronze ont commencé à se montrer.

Il a été trouvé, à notre connaissance, dans notre bassin, et comme appartenant aux premières époques des *temps légendaires*, deux haches, l'une en serpentine et l'autre en roche volcanique ; on y a trouvé aussi une pointe de flèche et un poignard en silex. De cette pénurie d'objets trouvés, il ne faudrait pas conclure que notre contrée n'a été habitée que par quelques familles isolées de nos anciennes races. Il faut attendre que des études et des recherches, multipliées et suivies patiemment, nous aient fait découvrir toutes nos richesses : alors seulement nous saurons l'importance des deux premiers groupes de nos terrains quaternaires.

Les temps historiques de l'humanité remontent à près de six mille ans. Durant cette longue période de temps, quels changements topographiques sont survenus dans notre petit bassin ? quels peuples l'ont successivement habité ? La brièveté de cette note ne nous permet pas d'aborder ces graves questions malgré qu'elles soient palpitantes d'intérêt.

TERRAINS VOLCANIQUES.

On a longtemps cru que les éruptions volcaniques, même les plus anciennes, étaient relativement assez récentes ; ainsi, on admettait que les épanchements *des trachytes et des pho-nolithes* avaient à peine précédé nos principales alluvions, dont les débris forment le sol de nos grandes vallées. Aujourd'hui qu'un plus grand nombre de faits ont été recueillis et mieux observés, on reporte cette *éruption des trachytes et des phonolithes* jusqu'aux époques miocéniques des terrains tertiaires. Ainsi, c'est à cette époque qu'auraient eu lieu, pour notre bassin de Vals et d'Aubenas, les éruptions de Mezenc et des principaux sommets qui l'entourent, tels que ceux de Chaudeyrolles au nord, du mont d'Alambre et du rocher de Tourte à l'ouest, du Tourou à l'est, du mont de la Chartreuse et de Taupernas au sud, et enfin du Gerbier-de-Jonc au sud-ouest.

Ces éruptions phonolithiques et trachytiques ont eu lieu à une époque où la mer occupait une grande partie de la vallée du Rhône, jusqu'en amont de la ville de Lyon.

Les phonolithes sont tabulaires ou compactes. Elles offrent sur quelques points des cristaux de feldspath grisâtre se rapprochant de l'adulaire aplati.

Les trachytes sont, pour l'aspect, suivant l'ancienne expression, des granites porphyroïdes volcaniques. Leurs cristaux de feldspath sont vitreux. C'est ce que les Anglais appellent les *glassy feldspar*. Leur amphibole varie beaucoup, ainsi que leur mica. On trouve en eux du fer oligiste, mais surtout du sphène, le titane silico-calcaire.

Les éruptions basaltiques, bien plus considérables que les précédentes, ont eu lieu, plus tard, à l'époque des formations du Pliocène ; à cette époque où vivaient encore, dans notre contrée, les Mastodontes et les Tapirs ; à cette époque où, pour la première fois, un véritable cheval, un cheval à

un seul sabot à chaque pied, s'était montré à la surface de
notre sol. Dans ce temps-là, la mer avait abandonné les parties supérieures de la vallée du Rhône; elle se retirait insensiblement vers ses rives actuelles : cependant, elle était encore
à l'entrée de nos petites vallées de l'Ardèche.

Les éruptions basaltiques colomnaires ou prismatiques ont
été précédées d'éruptions de matière tufacée plus ou moins
ponceuse et suivies d'éruptions de lapillis et de scories.

Les coulées basaltiques sont avec pyroxènes, avec péridots
en général volumineux ou avec péridots granuleux. Ces trois
sortes de coulées paraissent d'âges différents. Celles à pyroxènes seraient les plus anciennes, et les moins anciennes
seraient celles à péridots granulaires.

Les prismes basaltiques sont en général à quatre ou cinq
pans ; mais il y en a qui n'en ont que trois et d'autres qui,
exceptionnellement, en ont jusqu'à neuf.

Au nord de Mirabel, sur la commune de Darbres on a
trouvé en 1801, une défense décrite à cette époque par Fau-
jas-Saint-Fond, comme défense d'éléphant, mais qui, par
sa nature et sa forme, parait avoir appartenu au *mastodon
dissimilis*. Cette défense fossile a été recueillie à 1 mètre
75 centimètres de profondeur, dans une couche de tuf volcanique mêlé de détritus terreux.

D'autres éruptions ont encore eu lieu dans des temps plus
rapprochés de la venue de l'homme, mais elles se sont limi-
tées à l'Auvergne et ne se sont pas fait jour sur le versant
méditerranéen de nos montagnes.

DES DIVERS SOULÈVEMENTS DU PAYS.

Les premiers soulèvements provoqués par des éruptions
granitiques ont eu lieu à l'époque primaire, avant même
que les eaux eussent pu se reposer à l'état liquide, sur la
surface du sol, par suite de sa chaleur trop élevée.

Les seconds soulèvements ont accompagné la formation

des terrains houillers. Ce sont des éruptions porphyriques, surtout du porphyre quartzifère, qui les ont déterminés. Ils se sont répétés souvent durant une période de temps assez longue.

Les troisièmes soulèvements ont fait retirer la mer jurassique et crayeuse.

Sont ensuite venus les soulèvements qui ont coïncidé avec les deux éruptions volcaniques : celle des Trachytes d'abord et ensuite celle des Basaltes.

Ces derniers mouvements du sol paraissent avoir agi sur de grandes surfaces. Insensiblement, sans doute, ils ont fait fuir la mer dans son lit actuel, mais pendant leur durée, ils ont donné lieu à des phénomènes d'une explication souvent assez difficile. Nous nous contenterons d'en rapporter un exemple.

Nous avons trouvé des débris de phonolite du Mezenc sur le plateau le plus élevé de la montagne de Saint-Restitut, rive gauche du Rhône, entre Saint-Paul-trois-Châteaux et Bollène, à une altitude de trois cents et quelques mètres. Comment les phonolites du Mezenc ont-elles pu franchir un espace de plus de quatre-vingt-dix kilomètres qui le sépare de Saint-Restitut, traverser la vallée du Rhône, dont l'altitude au-dessus de la mer est à peine, dans cette région, de cinquante mètres, pour remonter ensuite à plus de trois cents mètres et venir, avec d'autres cailloux et graviers, couvrir la petite plaine supérieure de Barri, le point le plus élevé, on le répète, de la montagne de Saint-Restitut.

Cela ne paraît pouvoir s'expliquer que par un soulèvement de la montagne de Saint-Restitut, après l'éruption des trachytes et des phonolites du Mezenc, et pendant l'éruption des basaltes des Coirons, ainsi que ceux des lieux voisins, tels que les basaltes d'Antraigues, de la Gravenne et de Jaujac.

Beaucoup de géologues admettent que les principales formations de terrains, qui constituent ce que nous connaissons de notre écorce terrestre, ont eu lieu chacune sous l'influence

d'un soulèvement particulier, ayant une direction toute spéciale. Ces soulèvements, réputés classiques, sont au moins
au nombre de vingt.

Les soulèvements que nous venons de faire connaître se
sont tous produits suivant une seule direction, la direction
nord-sud inclinant un peu du nord-est au sud-ouest. C'est
dans ce sens que se sont fracturés pour la première fois nos
Gneiss. Il semble que ces points de premières fractures sont
toujours restés les plus faibles: ils ont continué jusqu'aux
terrains les plus récents, jusqu'aux terrains quaternaires, à
se fracturer dans tous nos principaux bouleversements terrestres.

DES CHANGEMENTS DE CLIMATS QUE LE PAYS A ÉPROUVÉS

La température de nos pays a éprouvé de grands changements depuis la solidification des premières couches terrestres, mais ces changements tout en étant pour nous des changements locaux, ont été le résultat d'une cause générale qui
a fait sentir son action sur l'ensemble de notre globe. Il devient dès lors bien difficile d'apprécier à leur juste valeur
nos changements successifs de climats, sans tenir compte de
cette cause générale qui les a produits.

L'hypothèse que notre terre a d'abord été un globe fluide
par ignition et dont les couches superficielles se sont solidi-
fiées ultérieurement de manière à constituer l'écorce terrestre
n'est presque plus une hypothèse: elle est admise aujour-
d'hui par tous les hommes d'étude, comme une réalité non
controversable. L'aplatissement des pôles; le renflement à
l'équateur; les matières en fusion vomies du sein de la terre
par les volcans anciens et les modernes; les eaux thermales
d'autant plus chaudes qu'elles émergent de profondeurs
plus grandes; enfin la chaleur des couches de la terre qui va
régulièrement croissant, à raison d'un degré par 29 mètres

d'approfondissement, sont autant de preuves évidentes que l'hypothèse de la chaleur centrale est une réalité.

Aujourd'hui, *les climats* sont constitués par l'action plus ou moins perpendiculaire des rayons du soleil, et l'altitude plus ou moins grande au-dessus de la mer, des lieux observés. De là, leur très grande variété et les extrêmes qui séparent les climats des zones polaires ou glaciales, des climats des régions équatoriales au niveau de l'Océan. Au contraire, dans les premiers âges de notre globe, à partir de la première solidification de son écorce, lorsque sa surface était à peine assez refroidie pour y permettre que les eaux s'y reposassent à l'état liquide ; le climat était brûlant par le seul fait de la chaleur terrestre, et il était le même partout. Le soleil n'intervenait à peu près en rien dans la constitution d'un semblable climat.

L'action relative de la chaleur centrale et de la chaleur du soleil, pour la constitution des *climats* durant les cinq grandes périodes des formations géologiques, peut s'exprimer de la manière suivante :

1° *Période primaire :* gneiss micaschistes et paléoschistes. *Climats* dépendant presque exclusivement de la chaleur centrale, chaleur terrestre.

2° *Période de Transition ou* Paléozoïque : terrains cambriens Siluriens, Dévoniens et carbonifères. *Climats* déterminés pour une part presque égale par la chaleur terrestre et par la chaleur du soleil. Les climats n'ont pas présenté des différences bien grandes aux pôles et à l'équateur.

3° *Période secondaire :* terrains du Trias, du Lias, du Jurassique, et de la Craie. *Climats* dépendant davantage de la chaleur solaire, mais pour une part, encore assez sensible de la chaleur terrestre. Différences qui grandissent de plus en plus entre les climats suivant les latitudes et les altitudes au-dessus de la mer.

4° *Période Tertiaire :* Terrains Tertiaires inférieurs,

moyens et supérieurs. *Climats* dépendant presque exclusivement de la chaleur du soleil ; l'influence de la chaleur centrale étant devenue de moins en moins sensible à sa surface.

5° *Période Quaternaire* : Terrains Anthropocéniques, dont la formation correspond à l'origine de l'homme ; formations des Epoques légendaires et historiques.

Climats exclusivement dépendant de la chaleur du soleil. De là leurs grandes différences, suivant que les régions ont une altitude plus ou moins grande, ou sont plus ou moins éloignées de l'équateur.

Il est facile de faire l'application à notre bassin de Vals et d'Aubenas de ces principes généraux.

Le climat de ce bassin a été beaucoup plus brûlant qu'il n'est actuellement nulle part sur le globe, durant la formation des Micaschistes et des Paléoschistes.

Il a été aussi chaud qu'il l'est aujourd'hui sous l'équateur, pendant la formation houillière.

La chaleur s'est maintenue à un degré presque aussi élevé pendant toute la durée qu'ont mise à s'accumuler les nombreuses couches secondaires.

Notre climat a été celui de l'Inde et du nord de l'Afrique, pendant la formation des premiers étages tertiaires, et durant celle des derniers il a été encore plus chaud qu'il ne l'est de nos jours sur les côtes de la Provence : ce dont témoignent nos dernières plantes et nos derniers animaux fossiles appartenant à ces terrains.

Y a-t-il eu au commencement de nos terrains quaternaires, par suite d'une période glaciaire admise par presque tous les géologues, un climat plus froid, plus rigoureux que le climat actuel ? Nous ne le pensons pas.

Nous terminons ici cette note géologique et paléontologique. Ainsi que nous l'avons dit dès le début, ce sont de simples indications que nous avons données. Puissent-elles avoir montré tout l'intérêt que la science pourrait trouver dans une étude de notre petit bassin de Vals et d'Aubenas, étude faite sur des bases plus larges et plus complètes sous tous les rapports !

En écrivant cette note, nous avons regretté souvent d'être obligé de nous restreindre à un simple canevas, et de ne pouvoir y insérer beucoup de choses dignes d'intérêt que nos recherches nous ont fait trouver.

FIN.

TABLE DES MATIÈRES.

TROISIÈME PARTIE

De la source Dominique

CHAPITRE III

CHAPITRE IV

CHAPITRE V

CHAPITRE VI

PARIS. — IMP. V. GOUPY ET JOURDAN, RUE DE RENNES 71.

www.ingramcontent.com/pod-product-compliance
Lightning Source LLC
LaVergne TN
LVHW010230060726

842519LV00014B/482